# प्राणायाम और सुदर्शन क्रिया

# प्राणायाम और सुदर्शन क्रिया

नम्रता गोतिए
फ्रांस्वा गोतिए

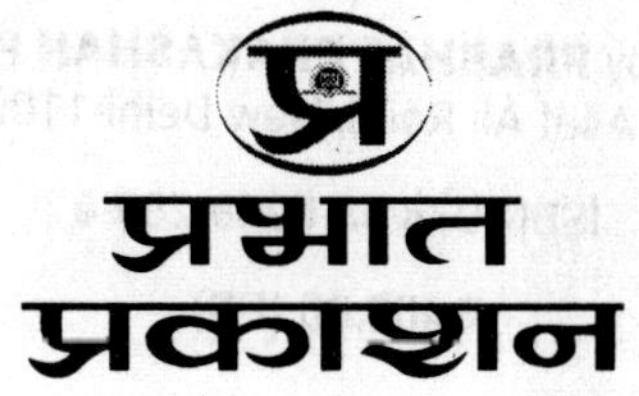

4/19 आसफ अली रोड, नई दिल्ली-110002
फोन : 011-23289777 • हेल्पलाइन नं. : 7827007777
इ-मेल : prabhatbooks@gmail.com ❖ वेब ठिकाना : www.prabhatbooks.com

*संस्करण*
2025



*पेपरबैक मूल्य*
चार सौ रुपए

*मुद्रक*
नरुला प्रिंटर्स, दिल्ली

———————— ★ ————————

**PRANAYAMA AUR SUDARSHAN KRIYA**
*by* Namrata Gautier and Francois Gautier

Published by **PRABHAT PRAKASHAN PVT. LTD.**
4/19 Asaf Ali Road, New Delhi-110002

ISBN 978-93-5048-289-6

₹ 400.00 (PB)

उनके लिए,
जिन्होंने हमारे
जीवन को
प्रेरित किया।

# प्रस्तावना

ब्राह्म मुहूर्त था, वह प्रहर—जब ईश्वर जाग्रत् अवस्था में होते हैं। बेंगलुरु के जक्कुर विमान क्षेत्र के विशाल विस्तार पर 30 लाख लोग बिलकुल मौन बैठे थे। इन लोगों के दिलो-दिमाग को किसी विशालकाय महाप्राणत्व की भाँति स्वार्गिक आनंद की ओर जाते हुए महसूस किया जा सकता है, जैसे समस्त मानवता की प्रार्थना अपने बंधन से स्वयं को मुक्त करने की इच्छुक हो।

20,000 स्वयंसेवकों द्वारा संचालित तीन दिवसीय आयोजन की व्यवस्था थी। विश्व के विशालतम मंच पर संत श्रीश्री रविशंकर के 'वसुधैव कुटुंबकम्' के संदेश को फैलाने के लिए 150 से अधिक देशों से आए करोड़ों लोगों की वजह से सीमाओं के बंधन भी टूट गए थे। दाईं तरफ लाल व पीले वस्त्रों में बैठे ताइवान, सिंगापुर और हांगकांग से आए प्रतिनिधि नजर आ रहे थे, जो चीन से आए अपने भाइयों के साथ इसमें सम्मिलित हुए थे। 'हरित पट्टी' पर इराकवासी अपने भीषण शत्रुओं—ईरानवासियों और उत्साह से भरे इजराइल के युवाओं के साथ हरे झंडे लिये बैठे थे। वह बहुत ही असाधारण दृश्य था।

ऐसा कैसे संभव है? तीसरी पंक्ति में बैठे एक व्यक्ति के मन में प्रश्न कौंधा—कैसे उन देशों से इतने लोग, जिनका सदियों से न सही, पर दशकों से एक-दूसरे के साथ झगड़ा है, एक मंच पर एक साथ हैं, और देखने से लगता है कि वे वास्तव में एक-दूसरे से प्यार करते हैं?

दूर मंच पर एक छोटी, फिर भी दुर्जेय दाढ़ीवाली आकृति बैठी थी। उनके चेहरे पर एक रहस्यमयी मुसकान थी। सब उम्मीद कर रहे थे कि श्रीश्री रविशंकर (आगे से उन्हें 'श्रीश्री' संबोधित करेंगे) कुछ बोलेंगे; पर उन्होंने एक शब्द भी नहीं कहा और फिर भी तीन दिनों के दौरान कोई भी असंतुष्ट नहीं रहा। नारंगी चोलों में स्वामी, सफेद चोगों में पादरी, अपनी टोपियों के साथ मौलवी, जैन व

बौद्ध साधु, पुरातनपंथी पुजारी, यहूदी नेता—सब वहाँ थे।

दूसरे दिन विशालतम ध्यान शिविर में केवल विश्व शांति के उद्देश्य से अपने मन को तल्लीन किए 20 लाख लोग आँखें बंद किए एकदम मौन बैठे थे। तीसरे दिन शाम के 5.45 बजे रोशन रविवार की शाम को, फिर से एक बार श्रीश्री के स्वयं सुदर्शन क्रिया करने के साथ मौन कई गुना व्याप्त हो गया। मात्र फुसफुसाहटों की भीड़ को जहाँ भी जगह मिली, खुशी से बैठ गई और निरंतर 'सोऽहम्-सोऽहम्' का उच्चारण करते हुए उस कठिन क्रिया को करने लगी। और पहली बार तीसरी पंक्ति में बैठे व्यक्ति को मौन रहने की शक्ति का एहसास हुआ।

आखिर में, मीडिया सहित सब लोग एक जगह एकत्र हो गए, कुछ आश्चर्यचकित थे तो कुछ की आँखों में आँसू थे। भारत के पूर्व राष्ट्रपति डॉ. ए.पी.जे. अब्दुल कलाम ने बहुत सही कहा था, "एक 'प्रबुद्ध समाज' का श्रीश्री का लक्ष्य वस्तुतः एक असाधारण स्वप्न है—एक मूल्य तंत्र के साथ शिक्षा प्रदान करना, ऐसे धर्म का प्रचार करना, जो सामाजिक रूपांतरण के लिए आध्यात्मिक व आर्थिक विकास में परिवर्तित हो जाए।"

यही वह समय था, जब तीसरी पंक्ति में बैठे उस व्यक्ति ने उस रहस्यमयी मुसकान के पीछे छिपे व्यक्ति के बारे में और अधिक जानने का निश्चय किया। वह मनुष्य की चेतना में ऐसा बदलाव कैसे ला सकता है, विशेषकर ऐसे समय में, जब चीजें बिलकुल धुँधली प्रतीत होती हैं?

# अनुक्रमणिका

# 1

# जीवन जीने की कला

मैं ही हूँ संशय करनेवाला वह पत्रकार, और मेरा नाम है फ्रांस्वा गोतिए। जब मैं इस यात्रा पर निकला तो सबसे पहला प्रश्न मैंने जो पूछा था, वह था—

"श्रीश्री कौन हैं?"

आज जब हम 21वीं सदी के दूसरे दशक में प्रवेश कर रहे हैं, मानवता मतभेदों, विरोधों और युद्ध में गहरे तक डूबी ऐसे चौराहे पर खड़ी है। फ्रांसीसी दार्शनिक एंद्रे मालरोक्स ने घोषणा की थी कि अगर इक्कीसवीं सदी को गुमनामी के अँधेरों में नहीं खोना है तो उसे आध्यात्मिक रूप से जीवित होना पड़ेगा। इसका अर्थ हुआ कि हमारे पास अपनी धरती को बचाने और प्रलय से बचने के लिए, जिसे कई लोग 'कलियुग' मानते हैं, लगभग 90 वर्ष हैं। पर 'आध्यात्मिक' इक्कीसवीं सदी कैसी होगी? बेंगलुरु में जब तीन दिनों के उत्सव के दौरान मुझे इसकी झलक दिखाई दी—विविध पृष्ठभूमियों, संस्कृतियों, विभिन्न भाषाओं से आए लोगों और जिस तरह से वे एक-दूसरे के साथ अपूर्व सामंजस्य कायम किए हुए थे, को देखना एक आश्चर्यजनक अनुभव था। उत्सव के आरंभ होने के लिए, श्रीश्री के मंच पर आने के लिए प्रतीक्षा करते हुए, कुछ लोगों ने कोने में 'ओम' का उच्चारण करना शुरू कर दिया था।

इसी बीच, क्योंकि यह उनकी शाम की प्रार्थना का समय था, मुसलमानों ने नमाज पढ़ने के लिए अपने आसन बिछा लिये थे। वह इतना भव्य क्षण था कि मुझे अपने को इस बात के लिए आश्वस्त करने के लिए कि कहीं मैं स्वप्न तो नहीं देख रहा, स्वयं को चिकोटी काटनी पड़ी। वस्तुत: वह 'विविधता में एकता' का पाठ था, इक्कीसवीं सदी को अध्यात्म की ओर ले जाने का पहला कदम। वह सदी, जिसमें

हम एक-दूसरे को स्वीकारना शुरू कर दें, जिसमें दुनिया के बच्चे अपनी स्वयं की सभ्यता व धर्म की अच्छाइयों को अपनाते हुए प्रत्येक धर्म, देश और संस्कृति की महानता के बारे में सीखें। ऐसी सदी, जिसमें दुनिया के धर्म यह मानें कि उनके ईश्वर, अवतार और पैगंबर अलग नहीं हैं, और यह कि प्रत्येक पूर्णता की राह पर मानवता की मदद करने के लिए एक निश्चित स्थान पर पैगंबर आते रहे हैं। वह युग, जो एक देखभाल करनेवाले विकसित देश की तरह विकास करे, जिसमें देश अपने विचारों या स्वयं को दूसरों पर थोपने की कोशिश न करे।

दु:ख की बात है कि हम आज जो देख रहे हैं, अधिकतर जगहों पर आज भी बच्चों को सिखाया जाता है कि उनकी परंपराएँ सबसे श्रेष्ठ हैं। और प्रत्यक्ष व अप्रत्यक्ष रूप से अन्य परंपराओं को निम्न मानने की शिक्षा दी जाती है। कई प्रमुख एकेश्वरवादी धर्म अभी यही मानते हैं कि उसके ईश्वर ही एकमात्र यथार्थ संगत हैं और वे छल-कपट या हिंसा के द्वारा अपने विश्वास को दूसरों पर थोपने में लगे हुए हैं, वैसे ही जैसे कि पश्चिमी देश तथाकथित विकासशील दुनिया को 'कोका कोला', 'मैकडोनॉल्ड्स' और 'एम.टी.वी. सभ्यता' को अपनाने के लिए बाध्य कर रहे हैं, जो उनकी अपनी सभ्यता के लिए विनाशकारी साबित हुए हैं।

दुनिया भर से आए प्रतिष्ठित व्यक्तियों से भरे और हर तरह के लोगों से घिरे मंच को देख मैंने सोचा कि कितना अच्छा होगा, अगर वहाँ उपस्थित विश्व के नेता अपने देश में सहमति, विश्वास और आत्मसातीकरण के संदेश को ले जाएँ तथा वास्तविक भाईचारे के युग की शुरुआत करने में मदद करें।

मानव-विकास की इस अगली अवस्था के लिए तब मानवता कितनी तैयार थी? कैसे कोई एक अच्छी जिंदगी जी सकता है? हम किस तरह एक-दूसरे को प्यार और बेहतर ढंग से एक-दूसरे को समझ सकते हैं? श्रीश्री के बेंगलुरु आश्रम के भोजन-कक्ष की ओर बढ़ते हुए मेरा दिमाग इन प्रश्नों में उलझा हुआ था कि अचानक किसी व्यक्ति से टकराने पर मुझे रुकना पड़ा। मैंने माफी माँगने के उद्‌देश्य से उस व्यक्ति को, उस विनम्र युवा व्यक्ति को देखा, जिसने मुसकराते हुए मुझ पर दृष्टि डाली। एक साथ भोजन-कक्ष की ओर जाते हुए मैंने जाना कि वह युवा व्यक्ति मुंबई से आया एक ड्राइवर है, जो एक बार एक क्लाइंट को मुंबई में श्रीश्री द्वारा संचालित योग व प्राणायाम शिविर में लाया था और तब भी उसने निश्चय किया था कि वह जमीन पर बैठी भीड़ के साथ बैठेगा, जहाँ उसे गुरुजी, जैसाकि आदर से श्रीश्री को बुलाया जाता है, की एक झलक देखने को मिली थी।

श्रीश्री और प्राणायाम अभ्यासों द्वारा तनाव दूर करने के उनके प्रवचन में ऐसा

कुछ था, जिसने मनोज को यह निर्णय लेने के लिए उकसाया, 'बढ़िया! मुझे इसी की जरूरत है, क्योंकि मुंबई में टैक्सी चलाने से ज्यादा अधिक तनावपूर्ण काम और कोई तो हो ही नहीं सकता है।' फिर उसने कोर्स किया, बाद में टीचर भी बन गया और अब मुंबई में टैक्सी व ऑटो-चालकों को अपना ज्ञान बाँटता है।

बिना किसी संशय के मानवता के आधार पर आध्यात्मिक होना जरूरी है। उसे धार्मिक से अध्यात्म की ओर जाना होगा, संकीर्ण विचारधारा से वैश्विक चेतना की ओर जाना होगा, ऐकांतिक से सम्मिलन की ओर जाना होगा और रेखीय से वृत्ताकार विचार की ओर जाना होगा, जहाँ शिखर को मापने के लिए व्यक्ति सारे दृष्टिकोणों से ऊपर उठ जाता है, जहाँ सारे सत्य एक हो जाते हैं। और इस आश्चर्यजनक बदलाव को लाने के लिए बेहतर उपाय क्या हो सकते हैं?

- प्राणायाम, वह प्राचीन व सटीक विज्ञान, जो हमें सिखाता है कि हम कैसे अपने ही अंदर व्याप्त सोने की खान—हमारे स्वयं के श्वास—से संपर्क स्थापित करें।
- ध्यान (मेडीटेशन), जो सारी आध्यात्मिक पद्धतियों में श्रेष्ठ है, जो स्नायु-तंत्र को आराम पहुँचाता है, विचार के अनंत-चक्र को स्थिर करता है और हमारी चेतना को ऊँचा उठाता है।
- अपनी व हमारी सीमित भौतिक दुनिया से परे के बारे में ज्ञान—आखिर जीवन क्यों है? मृत्यु क्यों होती है? क्यों दुःख-दर्द हैं, और हम कहाँ जा रहे हैं?

किसी समय में यह ज्ञान मेसोपोटामिया से यूनान, चीन से मिस्र और केल्ट जाति से हिंदुओं तक एक जीवंत सत्य था। पर आज यह गायब हो गया है, वैसे ही जैसे कि ये सभ्यताएँ अब केवल इतिहास बन चुकी हैं। केवल भारत ही एकमात्र ऐसा देश है, जो आज भी अपने भीतर उस गुप्त ज्ञान को समाहित किए हुए है, जिसने इस दिव्य विज्ञान को जीवित रखा है और अब दुनिया के सामने ला रहा है, जैसे कि वर्षों पहले स्वामी विवेकानंद और श्रीअरविंद ने उपदेश दिए थे। मानवता की इस आध्यात्मिकता के माध्यम क्या 'आर्ट ऑफ लिविंग' के संस्थापक श्रीश्री हो सकते हैं? मैंने स्वयं से पूछा।

## श्रीश्री कौन हैं?

श्रीश्री की औपचारिक जीवनी का वर्णन करने से पहले मैं संक्षिप्त रूप से यह बताना चाहता हूँ कि वह मेरे लिए क्या मायने रखते हैं। श्रीअरविंद ने एक बार कहा

था, ''अगर ईश्वर आपके सामने प्रकट भी हो जाए तो आप उसे पहचान नहीं पाएँगे।'' जो लोग भाग्यशाली हैं या अतींद्रियदर्शी, वे श्रीश्री के साथ अपनी पहली मुलाकात में ही भगवान् कृष्ण या शिव या ईसा मसीह को तुरंत पहचान लेते हैं। हालाँकि मेरे साथ ऐसा नहीं हुआ। मुझे न तो ईश्वर की तलाश थी, न ही गुरु की। मैं सिर्फ अपने श्वास व ऊर्जा के स्तरों को सुधारने के लिए प्राणायाम सीखना चाहता था। बस इतना ही। दूसरे, हालाँकि मैं कई वर्षों तक भारत में रहा था, मेरे अंदर गुरुओं के प्रति कुछ संशय पैदा हो गए थे और मैं इस लंबे बालों, दाढ़ीवाले एवं फूलों की माला से लदे व्यक्ति के बारे में सोचता था, जो आनंदातिरेक में भजन गाते शिष्यों पर गुलाब की पत्तियाँ बरसा रहा था। पर फिर भी, जैसे कि दिमाग सोचता है, आकलन व संशय करता है, जो आत्मा मुझे पहली बार यहाँ लाई थी, वह मेरे सामने दिव्य आत्मा को एकदम पहचान गई थी। इसलिए अपने सशंकित दिमाग के बावजूद मैं उनके पास बार-बार लौटा और दिमाग को स्थिर करने तथा स्वयं की खोज में भीतर तक जाने के लिए प्राणायाम एवं ध्यान की तकनीकें सीखीं। समय के साथ उनके चट्टान जैसे मजबूत धैर्य और असीमित ऊर्जा में निहित दिव्यता को मैंने पहचाना। कई बार समाधि की अवस्था में उसकी पूर्ण शक्ति मेरे सामने प्रकट भी हुई। ऐसा ही एक अवसर अक्तूबर-नवंबर में नवरात्र के उत्सव के दौरान मिला था। मैंने जाना कि वास्तव में वह 'धर्म के गुरु' कैसे थे, कैसे उनकी नजरों से कोई नहीं बच सकता है, कैसे हमारे भौतिक जीवन का कोई भी क्षेत्र उनकी नजरों के समक्ष अयोग्य नहीं है! सुबह 4 बजे से रात के 2 बजे तक वह हमेशा गतिमान रहते। उनका ध्यान चारों ओर रहता। उनकी चिंता असीमित थी, वह मुसकान-युक्त स्नेह लिये थे। वास्तव में, आर्ट ऑफ लिविंग के गुरु हमारे समय के गुरु हैं, इस क्षण के गुरु और हम शांति के एक सच्चे प्रचारक को उनमें देख सकते हैं।

जब आप श्रीश्री से यह पूछते हैं कि वह कौन हैं, तो वह हमेशा मुसकराते हुए उत्तर देते हैं, ''मैं वह बच्चा हूँ, जो कभी बड़ा नहीं होता।'' इस रहस्यमयी व्यक्तित्व का जन्म तमिलनाडु के पापनाशम में आचार्य वेंकटरत्नम और विशालाक्षी के यहाँ 13 मई, 1956 को हुआ था। उनके माता-पिता ने उनका नाम 'शंकर' रखा, क्योंकि वह आठवीं शताब्दी के हिंदू संत आदिशंकर के जन्म-नक्षत्र के दिन पैदा हुए थे। बचपन से ही यह आभास होने लगा था कि श्रीश्री एक आध्यात्मिक जीवन जीने के लिए ही जनमे हैं। बहुत छोटी उम्र से ही वह ध्यान लगाने और भगवद्गीता के श्लोकों का पाठ करने लगे थे। अपने युवा मित्रों को वह अकसर कहते, ''पूरी दुनिया के लोग मेरी प्रतीक्षा कर रहे हैं।''

उनकी आध्यात्मिक प्रवृत्ति को समझते हुए उनके माता-पिता ने इस बात का ध्यान रखा कि उन्हें आध्यात्मिक व सांसारिक दोनों तरह की शिक्षा प्राप्त हो। 17 वर्ष की उम्र तक वह विज्ञान व वैदिक साहित्य में अपनी शिक्षा प्राप्त कर चुके थे। उम्र बढ़ने के साथ उनकी मुलाकात कई प्रतिष्ठित आध्यात्मिक गुरुओं से हुई, जिनमें से एक महर्षि महेश योगी भी थे। वह 'ट्रैंसेंडेंटल मेडीटेशन मूवमेंट' (अनुभवातीत ध्यान अभियान) के संस्थापक थे, जिनके साथ उन्होंने ऋषिकेश में अनेक वर्ष बिताए। उनके प्रभाव व आध्यात्मिक अनुसंधान ने युवा रविशंकर को तपस्या के मार्ग पर चलने के लिए प्रेरित किया।

सन् 1982 में श्रीश्री कर्नाटक के शिमोगा में वापस लौट आए और दस दिन के लंबे मौन में चले गए। वह अपने मौन से सुदर्शन क्रिया के साथ वापस आए, एक प्रभावी, फिर भी सरल श्वास तकनीक, जो तनाव दूर करती है और व्यक्ति को शारीरिक व भावनात्मक रूप से ऊर्जावान् बनाती है। बाद में जब उन्होंने अपना पहला कोर्स (पाठ्यक्रम) सिखाया, शिमोगा के लोग यह जान गए थे कि एक महान् आध्यात्मिक गुरु उनके समक्ष बैठा है। जब उनसे बोलने के लिए कहा जाता है, गुरुजी बहुत प्यार से अपनी अंतर्दृष्टि और मौन को बाँटते हैं। इस तरह लोगों को स्वाभाविक उल्लास और कारगर ढंग से जीने की कला सिखाने के लिए उनका दुनिया भर में यात्रा करना शुरू हुआ। पहले कोर्स में पाँच लोग थे। अगले चार वर्षों तक श्रीश्री ने स्वयं इस कोर्स को सिखाया। 1986 में पहला टीचर्स ट्रेनिंग कोर्स संचालित किया गया और उनके ज्ञान को दुनिया भर में पहुँचाने के लिए सात अध्यापकों को प्रशिक्षित किया गया।

आज दुनिया भर में सुदर्शन क्रिया के 6,000 से अधिक प्रशिक्षक हैं। आर्ट ऑफ लिविंग फाउंडेशन, जो 140 से ज्यादा देशों में फैला हुआ है, जबकि 'इंटरनेशनल एसोसिएशन फॉर ह्यूमन वैल्यूज' (आई.ए.एच.वी.) का मुख्यालय जेनेवा में है और जो इराक, कोसोवो और अफगानिस्तान जैसे विभिन्न क्षेत्रों में शांति कार्य कर रहा है, द्वारा संचालित किए जानेवाले विभिन्न कार्यक्रमों की वजह से दुनिया भर के हजारों लोगों व समुदायों ने शारीरिक, मानसिक, भावनात्मक और आध्यात्मिक परिवर्तन का अनुभव किया है। विश्व भर की सरकारों द्वारा सम्मानित श्रीश्री एक प्रसन्नतादायक, स्वस्थ व तनाव-मुक्त जीवन जीने में लोगों की मदद कर रहे हैं। मतभेदों से भरे विश्व में श्रीश्री ने प्यार, सेवा और मानवीय मूल्यों को पुनर्जीवित करने के शाश्वत संदेश को लोगों तक पहुँचाया है। उन्होंने संयुक्त राष्ट्र व 'विश्व अर्थव्यवस्था मंच' जैसे विविध मंचों और विभिन्न संसदों, शैक्षिक व

सामाजिक संस्थाओं को संबोधित किया है।

फिर भी दिखाई देनेवाली इन उपलब्धियों से परे वह निजी स्पर्श प्रदान करनेवाले गुरु हैं। जैसाकि वह कहते हैं, ''हमारा उद्देश्य एक व्यक्ति को विकसित करना है, न कि किसी अभियान को।'' वह एक के हृदय में प्यार की ज्वाला प्रज्वलित करते हैं, जो बदले में और दस लोगों के हृदय को बदलता है, फिर जो अन्य सौ लोगों के हृदय को छूते हैं। दो दशकों में वह हर तरह के लोगों के लिए एक आदर्श बन चुके हैं। अपने से जुड़े हर एक व्यक्ति को नेतृत्व व सेवा करने के अवसर प्रदान कर रहे हैं। वस्तुतः उनके ज्ञान, प्यार, स्नेह और मृदुल हास्य ने आध्यात्मिकता को एक नया आयाम प्रदान किया है।

## जीवन जीने की कला क्या है?

मैं भारत में तीन दशकों से अधिक समय और लंबे समय तक ऑरोविले में रहा हूँ, वह अनोखा स्थान, जो असाधारण मातृ मंदिर के साथ मानव एकता के प्रयास में लगा है—मौन व सौंदर्य का स्वर्ग उसके केंद्र में है। भारत ने मुझे माँ के साथ संपर्क स्थापित करने, जिनसे मिलने का मुझे सौभाग्य प्राप्त हुआ और श्रीअरविंद के द्वारा, जो मेरे कार्य के पीछे निहित जीवित प्रेरणा हैं, व्यावसायिक रूप से, भावनात्मक रूप से और सबसे अधिक आध्यात्मिक रूप से बहुत कुछ दिया है।

और फिर भी जीवन जीने की कला को जानना ऐसा ही है, जैसे घर लौटना। इतने वर्षों बाद भी स्नेह, स्वागत और सेवा के प्रति समर्पण हमेशा मुझे आश्चर्यचकित करता है। श्रीश्री के शिष्य न सिर्फ उनके प्रति पूर्णतया समर्पित हैं, वरन् उनकी इच्छाओं को पूरा करने में भी कभी थकते नहीं हैं। निस्संदेह सब मनुष्यों के दो चेहरे होते हैं, जैसाकि हमें आर्ट ऑफ लिविंग कोर्स के पार्ट एक में सिखाया गया है। उनके अभियान ने ताकत के संघर्ष, अंत के टकरावों और समस्याओं को देखा है। हालाँकि श्रीश्री एक ज्ञान, एक शब्द के साथ बिना आवाज ऊँची किए चीजों को एकदम सहज कर देते हैं।

बेंगलुरु में श्रीश्री का आश्रम शांति, प्रकाश और ज्ञान का स्थान है। उनकी माँ की याद में बना मेडीटेशन हॉल 'विशालाक्षी मंडप' आश्चर्य और सौंदर्य की चीज है। आप वहाँ बैठें, आँखें बंद करें, दुनिया के शोरगुल को भुला दें और महसूस करें कि सारे तनाव, सारे दर्द को दूर कर शांति, स्थिरता व प्रसन्नता धीरे-धीरे आपके भीतर व्याप्त हो रही है। जीने की कला का अर्थ मेरे लिए यही है।

जब मैंने इस पुस्तक को लिखना शुरू किया था, मैं श्रीश्री की बड़ी बहन और

उनकी पहली शिष्या भानुमति नरसिम्हन के पीछे-पीछे हर जगह अपना टेपरिकॉर्डर लेकर घूमता था, ताकि आर्ट ऑफ लिविंग की शुरुआत के बारे में उनसे जानकारी हासिल कर सकूँ। भानु ने मुझे बताया कि व्यक्तिगत विकास और सामाजिक कल्याण की विभिन्न वैश्विक योजनाओं को कार्यान्वित व समन्वित करने के लिए श्रीश्री ने दो अंतरराष्ट्रीय संस्थानों की स्थापना की—1982 में बेंगलुरु स्थित 'आर्ट ऑफ लिविंग फाउंडेशन', जो तब से आत्म-विकास को बढ़ावा दे रही है और विश्व भर में शारीरिक, मानसिक व आध्यात्मिक स्वास्थ्य से संबंधित कार्यक्रमों को चला रही है और दूसरा 1997 में जेनेवा स्थित आई.ए.एच.वी. की स्थापना, जो सार्वभौमिक मानवीय मूल्यों को पुनर्जीवित करने के तरीकों व साधनों पर केंद्रित है। आज आर्ट ऑफ लिविंग फाउंडेशन व आई.ए.एच.वी. दोनों को 'संयुक्त राष्ट्र आर्थिक व सामाजिक परिषद्' द्वारा विशेष सलाहकार का स्तर प्राप्त है और न्यूयॉर्क, जेनेवा एवं वियना में संयुक्त राष्ट्र के दोनों स्थायी प्रतिनिधि हैं।

भानु दी ने बताया कि भारत में 'वेद विज्ञान महाविद्यापीठ' (वी.वी.एम.) के तत्त्वावधान में आर्ट ऑफ लिविंग कोर्स सिखाए जाते हैं, जिसे 1981 में श्रीश्री ने स्थापित किया था। वह याद करते हुए बताती हैं कि कैसे इसकी शुरुआत बेंगलुरु में जयनगर के एक घर में हुई थी, जो अब 'ज्ञान मंदिर' के नाम से जाना जाता है, जहाँ श्रीश्री ने अपने पहले 'वैदिक स्कूल' की शुरुआत की थी। आज भी यह वैदिक स्कूल प्राचीन आध्यात्मिक धरोहर की आधुनिक वैज्ञानिक सोच के साथ समन्वय करते हुए मूल्य आधारित शिक्षा प्रदान कर रहा है। बेंगलुरु स्थित मनोवैज्ञानिक शंकर राम के अनुसार, अध्ययन दरशाते हैं कि जिन छात्रों ने वेदों को पढ़ा है, उनकी स्मरण-शक्ति उनकी तुलना में कई गुना बेहतर है, जिन्होंने आम स्कूलों से शिक्षा ग्रहण की है। 'ज्ञान मंदिर' वह जगह थी, जहाँ पहले आर्ट ऑफ लिविंग कोर्स सिखाए गए थे। वहाँ नम्रता एवं मैंने एक मित्र के कहने पर पार्ट 1 कोर्स किया था। इसी समय मैंने इस संगठन की ओर पहली बार आकर्षण महसूस किया था।

मुझे हमेशा ही यह देखकर आश्चर्य होता है कि कैसे हर क्षेत्र और समुदाय के लोग आर्ट ऑफ लिविंग कोर्स के दौरान अपने पीछे दैनिक जीवन के संघर्षों को छोड़कर परस्पर एकता के साथ रहते हैं! जब आर्ट ऑफ लिविंग के वरिष्ठ प्रशिक्षकों में से एक राजश्री पटेल ने मुझे बताया कि कैसे आज विविध सामाजिक, सांस्कृतिक एवं पारंपरिक पृष्ठभूमि के करोड़ों लोग इस कोर्स को स्वीकार कर रहे हैं, तो मुझे यह सुनकर जरा भी हैरानी नहीं हुई।

भानु दी ने यह भी बताया कि कैसे कोर्स की फीस से संगठन द्वारा चलाए जा

रहे 'श्रीश्री विद्या मंदिर स्कूलों' को मदद मिली, जो पूरे भारत में आदिवासी व ग्रामीण क्षेत्रों में स्वास्थ्य कल्याण एवं व्यावसायिक शिक्षा प्रदान करते हैं। भानु दी, जो निकटता से शिक्षा से जुड़ी हैं, ने बहुत भावुकता से उस स्कूल के बारे में बताया, जो श्रीश्री के बेंगलुरु आश्रम के निकट स्थापित किया गया था, ताकि आस-पास के गाँवों के हजारों बच्चों को होलिस्टिक (साकल्यवादी) शिक्षा प्रदान की जा सके। अगले दिन वह मुझे उस स्कूल में ले गईं।

स्कूल में अपने दिन की शुरुआत करने के लिए बस से उतरते हँसते हुए चेहरों को देखना मेरे हृदय को खुश करने के लिए काफी था। फ्रांस में स्कूल के साथियों की यादों से ये बच्चे कितने भिन्न लग रहे थे! लगभग आठ वर्ष की लड़की मीना बहुत आत्मविश्वास के साथ मेरे पास आई और मेरा नाम तथा यह पूछा कि मैं किस देश का हूँ, एक ऐसा प्रश्न, जो अकसर भारत में बातचीत आरंभ करने के लिए मुझसे पूछा जाता है। मैं उस नन्ही बच्ची के आत्मविश्वास को देखकर दंग रह गया, क्योंकि वह बहुत सहजता से मुझे बता रही थी कि कैसे वह घर में अपने छोटे भाई-बहनों की देखभाल व घर का काम करने के लिए रहती थी और उसके माता-पिता अपनी दैनिक मजदूरी कमाने बाहर जाते थे। यह सब तब बदला, जब आर्ट ऑफ लिविंग के स्वयंसेवक उसके घर गए और उसके माता-पिता को प्रोत्साहित किया कि वे अपनी दोनों बेटियों को स्कूल भेजें। शुरू-शुरू में मीना के माता-पिता अनिश्चय की स्थिति में थे, क्योंकि उनके पास दोनों बच्चों को पढ़ाने के साधन नहीं थे; पर यह जानकर कि स्कूल में खाना मिलेगा, किताबें, यूनिफॉर्म के साथ स्वास्थ्य सुविधाएँ भी मिलेंगी, वे खुशी से मीना और उसकी बहन को स्कूल भेजने के लिए तैयार हो गए थे। आज पूरे भारत में अठारह से अधिक राज्यों में लगभग 15,000 बच्चे ऐसे 100 से अधिक 'श्री श्री रविशंकर विद्या मंदिर' स्कूलों का लाभ उठा रहे हैं।

श्रीश्री अकसर कहते हैं, "शिक्षा का उद्देश्य है जानकारी बढ़ाना और चीजों को समझने के लिए अपने व्यवहार, अपने दृष्टिकोण और क्षमता को परिष्कृत करना।" इन स्कूलों के अध्यापकों से बात करना मेरे लिए आँखें खुलने जैसा था। उनकी मुसकान सबकुछ कह देती है। उनके चेहरे से उन अध्यापकों जैसा किसी तरह का तनाव नहीं झलकता, जिन्होंने मुझे इतने वर्षों तक पढ़ाया था। उन्हें देखकर मुझे छात्रों के प्रति उनके सौम्य प्यार व चिंता का भान हुआ और यह भी कि किस तरह से वे स्वयं के जीवन में मानवीय मूल्यों को उतारकर उनके सामने मूल्यों के उदाहरण स्थापित कर रहे हैं।

इस समय 'आर्ट ऑफ लिविंग फाउंडेशन' द्वारा संचालित उच्च शिक्षा के 78 शहरी स्कूल और 8 संस्थाएँ हैं, जिसमें 'श्रीश्री सेंटर फॉर मीडिया स्टडीज' भी है, जो प्रिंट व विजुअल (मुद्रण व दृश्य संचार) मीडिया, दोनों में प्रतियोगी पाठ्यक्रम चलाता है। जैसाकि उसके निदेशक विनोद मेनन कहते हैं—

> यह अति आवश्यक है कि हम भारतीय पत्रकारों की संपूर्ण नई पीढ़ी को प्रशिक्षित करें। जैसाकि आप जानते हैं, आज जिस सबसे बड़ी समस्या का हम सामना कर रहे हैं, वह यह है कि भारतीय पत्रकार अपनी खुद की संस्कृति और जड़ों से अकसर अनभिज्ञ रहते हैं, इसलिए भारत के प्रति उनका दृष्टिकोण नकारात्मक होता है, इसकी वजह से यहाँ नियुक्त विदेशी संवाददाताओं पर असर पड़ता है। 'श्रीश्री सेंटर फॉर मीडिया स्टडीज' में हम भारतीय इतिहास, पत्रकारिता के आदर्श तथा बेसिक कोर्स पार्ट 2 के साथ प्रिंट व इलेक्ट्रॉनिक पत्रकारिता के बारे में पढ़ाते हैं, ताकि प्राणायाम और ध्यान का प्राचीन भारतीय विज्ञान महत्त्वाकांक्षी पत्रकारों के दिमागों को परिष्कृत कर सके।

भारतीय परंपरा में ऊर्जा या शक्ति को स्त्रियोचित माना गया है, जिसके बिना कुछ भी पाया नहीं जा सकता है। श्रीश्री के शब्दों में—"स्त्रियाँ स्वाभाविक रूप से ताकतवर होती हैं, केवल उन्हें इस बात को समझने की जरूरत है।" इसी सोच ने उनके पिता को ग्रामीण महिलाओं के लिए व्यावसायिक केंद्र (वोकेशनल सेंटर) 'विस्टा' खोलने के लिए प्रेरित किया, जहाँ महिलाओं को सिलाई, चित्रकला, अगरबत्ती बनाना, जूट बैग तथा अन्य हस्तशिल्प की वस्तुएँ बनाना सिखाया जाता है। पिछले दो दशकों से 'विस्टा' ने बेंगलुरु व आस-पास के तीस से भी अधिक गाँवों की हजारों महिलाओं व लड़कियों के जीवन को बदल दिया है। श्रीश्री के शब्दों में, "जब आप एक महिला को प्रशिक्षित करते हैं, आप एक परिवार, समाज व राष्ट्र की मदद करते हैं।"

श्रीश्री ने हमेशा इस बात पर जोर दिया है कि ग्रामीण विकास का उद्देश्य लोगों को सशक्त बनाना तथा उन्हें जिम्मेदारी उठाने व अपने पर्यावरण की देखभाल करने के लिए प्रोत्साहित करना है। जैसे कि गुजरात की एक युवा स्वयंसेवी निराली, जो ग्रामीण विकास कार्य से जुड़ी हुई हैं, बताती हैं—

> विकास कार्य से जुड़े सारे स्वयंसेवक ऐसे युवा पुरुष व महिलाओं की पहचान

करने के लिए गाँवों में जाते हैं, जिनमें नेतृत्व करने के गुण होते हैं। फिर उन्हें 'यूथ लीडरशिप ट्रेनिंग प्रोग्राम' (वाई.एल.टी.पी.) करना होता है, जिसमें योग, ध्यान व प्राणायाम की पारंपरिक तकनीकों के साथ संप्रेषण में निपुणता, नेतृत्व व उद्यमी बनने का प्रशिक्षण दिया जाता है। एक बार जब उनका प्रशिक्षण पूरा हो जाता है, तो ये युवा 'आचार्य' अपने समुदायों में बदलाव के संवाहक बन जाते हैं।

युवा नेता '5 एच कार्यक्रमों' के द्वारा परिवर्तन करते हैं, जो स्वास्थ्य, स्वच्छता, घरों, मानवीय मूल्यों व विभिन्नता में एकता पर आधारित होता है। इन कार्यक्रमों का उद्देश्य है—व्यक्ति, समुदाय और सामाजिक स्तर पर आर्थिक व सामाजिक आत्मनिर्भरता। 'योग इन एक्शन', 'एडवेंचर इन सर्विस' लक्ष्य को कार्यान्वित करने के लिए 50,000 से अधिक युवाओं को प्रशिक्षित किया गया है, ताकि वे बदलाव के मजबूत व प्रभावी नेता बन सकें। '5 एच कार्यक्रम' को अंतरराष्ट्रीय स्तर पर पहचान मिली है। अब आई.ए.एच.वी. के तत्त्वावधान में उसे दक्षिण अफ्रीका, पोलैंड, कोसोवो, अफगानिस्तान, इराक, ईरान, अमेरिका, दक्षिण अमेरिका और इंडोनेशिया में भी लागू किया गया है।

श्रीश्री ने युवाओं के लिए भी एक पाठ्यक्रम तैयार किया है, जिसे 'यूथ इंपावरमेंट सेमीनार' (वाई.ई.एस.) कहा जाता है; क्योंकि उनके अनुसार युवाओं की प्रचुर ऊर्जा को सृजनात्मक गतिविधियों में लगाना समय की माँग है। 'वाई.ई.एस.' (येस) कोर्स में शरीर के व्यायाम, श्वास की तकनीकें तथा वे प्रक्रियाएँ सम्मिलित की गई हैं, जिन्हें युवाओं के जीवन से जोड़ना आसान है। सम्मिलित होनेवालों को देखना, करने व बाँटने, मित्रता निर्मित करने और चाहे जो भी धर्म, संस्कृति या पृष्ठभूमि हो—सबके बीच, सबके साथ रहने तथा ऐसी कल्याण योजनाओं का बीड़ा उठाने के लिए प्रोत्साहित किया जाता है, जिससे समाज को कुछ योगदान दिया जा सके। 'उत्कृष्टता में संपूर्ण प्रशिक्षण' (ऑल राउंड ट्रेनिंग इन एक्सीलेंस—ए.आर.टी. एक्सेल) श्रीश्री का ऐसे बच्चों को उपहार है, जिनकी आयु 8 से 14 वर्ष के बीच है। यह कोर्स, जिसमें सीखने के साथ मस्ती भी शामिल है, योग व प्राणायाम का मिश्रण है। इसमें खेल, संगीत व नृत्य जैसी गतिविधियाँ शामिल हैं, जो रचनात्मकता का पोषण करती हैं और बच्चों में आत्मविश्वास जाग्रत् करने तथा सकारात्मक ढंग से चुनौतियों व दबावों का सामना करने में मदद करती हैं। ''जीतने या हारने के बजाय मौज-मस्ती ज्यादा मायने रखती है'', मुंबई के अजय हँसते हुए कहते हैं। ''यह एक ऊर्जा की छड़ी है'', अमेरिका की दस वर्षीया रेबेका भावुक स्वर में कहती है।

'दिव्य समाज निर्माण' (डी.एस.एन.) कोर्स एक बेहतर व अधिक शांतिपूर्ण समाज बनाने में योगदान देने के लिए लोगों को समर्थ बनाता है, जबकि एपेक्स (APEX) कोर्स का लक्ष्य है—कॉरपोरेट की दुनिया को आध्यात्मिक मूल्यों के बारे में बताना और एक संगठन में ज्यादा प्रभावी ढंग से कार्य करने के लिए तनाव प्रबंधन उपायों को सम्मिलित करना। फिर 'नव चेतना शिविर' या ब्रेथ वॉटर साउंड (बी.डब्ल्यू.एस.) वर्कशॉप होती है, जो गंदी बस्तियों में रहनेवालों, मजदूरों व गाँव के लोगों को समर्थ बनाती है। आई.ए.एच.वी. ऐसी कार्यशालाएँ चलाता है, जिन्हें तनाव दूर करने के लिए तैयार किया गया है। विश्व भर के धर्मों के 4 करोड़ से अधिक लोगों ने इसके फायदों को अनुभव किया है। इसके अलावा, ऐसे भी विशेष आर्ट ऑफ लिविंग कोर्स हैं, जिन्हें एच.आई.वी. एड्स और कैंसर पीड़ित लोगों तथा अनुचित व्यवहार झेल रहे लोगों के लिए तैयार किया गया है। दिल्ली में 'नवज्योति नशा-मुक्ति केंद्र' में हुए अध्ययनों से पता चला है कि आर्ट ऑफ लिविंग का कोर्स करने के बाद मरीज की नशा करने की आदत बहुत कम हो गई और मरीजों की सोच में भी असाधारण बदलाव देखा गया, जो अत्यधिक शांत हो गए थे और अपने क्रोध को बेहतर ढंग से नियंत्रित कर पा रहे थे तथा शरीर व दिमाग से हलका महसूस करने लगे थे। उन्होंने यह भी बताया कि उन्होंने अपने शरीर में एक प्रकार की शांति महसूस की और यह कि उनके दर्द गायब हो गए।

फिर उन पुलिस और सैन्यबलों के लिए आर्ट ऑफ लिविंग कोर्सेस भी हैं, जिन्होंने दुनिया भर की जेलों में वालंटियर का काम किया है। तिहाड़ जेल, नई दिल्ली के निदेशक अजय अग्रवाल कहते हैं, ''आर्ट ऑफ लिविंग कोर्स ने उन कैदियों को भी एक सकारात्मक दिशा दिखाई है, जो उच्च सुरक्षा जोखिम वर्ग के अंतर्गत आते हैं। इसने उन्हें अपनी भीतरी शक्ति को बाहर लाने में मदद की, जो उनके बाहरी जीवन में भी प्रदर्शित होती है।''

बेंगलुरु के आश्रम में 'रंगभूमि' (एंफीथिएटर) की दिशा से आती उत्तेजना भरी आवाजों को सुन मैं हैरान रह गया। इराक व ईरानियों के बीच फुटबॉल का मैच खेलते देख मुझे अपनी आँखों पर विश्वास नहीं हुआ, जो आश्रम में मुसलमान देशों के लिए विशेष रूप से चलाए जानेवाले कोर्स में हिस्सा लेने आए थे। मैं भी खुशी से खेल में शामिल हो गया और जब वह खत्म हो गया, हम सब थकावट दूर करने के लिए कैफेटेरिया में चले आए। इराक से आए फराद ने मुझे बताया कि इस कोर्स ने उसकी जिंदगी बदल दी है—

मैं उदास, हताश और दुनिया से नाराज रहता था। मैं हमेशा भयातुर रहता था और सपनों में भी चैन की नींद नहीं सो पाता था। मुझे गोला-बारूद और घायलों या मरनेवालों की दर्दनाक चीखें सुनाई पड़ती थीं। केवल पाँच दिनों के बाद, अब मैं सो पाया हूँ और दुनिया के प्रति शांति महसूस कर रहा हूँ, और जब मैं यहाँ आया था, उससे कहीं ज्यादा खुश हूँ। मेरे जीवन को फिर से अर्थ मिल गया है।

यह हादसों के शिकार लोगों की संवेदनाओं की आवाज है, चाहे अफगानिस्तान में हो या इराक, बोस्निया या सर्बिया में, क्योंकि सुनामी, बाढ़ या भूकंप में बचे लोग हों या 9/11 के आतंकी हमले या नवंबर 2008 में मुंबई में हुए आतंकी हमले के शिकार लोग, सभी जरूरत के समय आर्ट ऑफ लिविंग के स्वयंसेवकों द्वारा की गई देखभाल से अभिभूत हैं। ये सेवा कार्यकर्ता न केवल पीड़ितों की देखभाल या उन्हें पुनः बसाने का काम करते हैं, उन्हें भोजन, आश्रय व दवाइयाँ उपलब्ध कराते हैं, वरन् उनकी भावनात्मक व मनोवैज्ञानिक जरूरतों का भी खयाल रखते हैं। जैसाकि श्रीश्री अकसर कहते हैं, ''शांति आपकी स्वाभाविक प्रवृत्ति है। वह आपसे दूर नहीं जा सकती है।'' आर्ट ऑफ लिविंग द्वारा संचालित कई कार्यक्रमों ने शांति की उस स्वाभाविक समझ व तनाव, बीमारी और दुर्घटनाओं द्वारा खोए संतुलन को पुनः प्राप्त करने में मदद की है। यहाँ तक कि ये क्रोध, विवशता और अन्य ऐसी नकारात्मक भावनाओं को सकारात्मक ऊर्जा में भी बदलने में सहायता करते हैं। इसका लक्ष्य है—कदम-दर-कदम, व्यक्ति-दर-व्यक्ति, देश-दर-देश शांति लाना।

## क्या आप सही ढंग से श्वास ले रहे हैं?

श्वास हमारे शरीर, मन और आत्मा के बीच की कड़ी है। हमारे शरीर में 90 प्रतिशत से अधिक विषाक्त कण हमारे श्वास के द्वारा बाहर निकलते हैं। यद्यपि चिकित्सीय अध्ययन बताते हैं कि औसत व्यक्ति केवल अपने फेफड़े का एक अंश मात्र प्रयोग करता है। चूँकि हमारे फेफड़े हमारे तंत्रों में ऑक्सीजन की मात्रा को निर्धारित करते हैं, विषाक्त कणों को हटाने की मात्रा व गुणवत्ता की अगर बात न करें तो भी, सही ढंग से श्वास न लेना, अन्य बातों सहित स्वास्थ्य पर गहरा असर डालता है। यह देखें कि आप सही ढंग से श्वास ले रहे हैं या नहीं अथवा आपके नजदीकी आर्ट ऑफ लिविंग प्रशिक्षक सही ढंग से सिखा रहे हैं या नहीं?

## परीक्षण 1–छाती श्वासी

स्थिति में आ जाएँ–

1. अपनी पीठ के बल लेटें।
2. अपनी छाती के ऊपरी ओर एक हाथ रखें और दूसरा पेट पर।

**परीक्षण**—

जब आप श्वास लेते हैं तो क्या छाती पर रखा हाथ हिलता है और पेट पर रखा गतिहीन रहता है? अगर हाँ, तो आप छाती श्वासी हैं। यह अपर्याप्त श्वास की निशानी है कि श्वास लेते हुए जब छाती की हलके से ज्यादा गति हो।

## परीक्षण 2–हलका श्वासी

स्थिति में आ जाएँ–

1. अपनी पीठ के बल लेटें।
2. अपनी निचली पसलियों के चारों ओर अपने हाथ रखें।

**परीक्षण**—

जब आप श्वास लेते हैं तो आपकी पसलियाँ गतिहीन रहती हैं? जब आप अंदर की ओर श्वास लेते हैं तो क्या निचली पसलियाँ आसानी से फैलती हैं और जब बाहर की ओर श्वास छोड़ते हैं तो क्या उनमें हलका सा संकुचन होता है? अगर नहीं तो संभावना है कि आप हलके श्वासी हैं—चाहे आपका पेट हिले और श्वास लेने के लिए बेशक अपने फेफड़ों की पूरी क्षमता का इस्तेमाल न कर रहे हों!

## परीक्षण 3–अतिरेक श्वासी

जैसाकि यह सुनने में लगता है, उसके विपरीत अतिरेक श्वास लेना वास्तव में श्वास प्रक्रिया के लिए ज्यादा उपयोगी है। एक सामान्य श्वास-चक्र में अंत:श्वसन की अपेक्षा लंबा उच्छ्वसन होता है। इस प्रक्रिया को उलटा करने पर श्वास द्वारा विषाक्त कण निकालने की प्रक्रिया को बाधित कर देता है। आप यह जाँचने के लिए इन परीक्षणों को आजमाएँ—

स्थिति में आ जाएँ—

1. लेटें और कुछ मिनटों के लिए अपने शरीर को बिलकुल ढीला छोड़ दें।
2. जब तक आपकी श्वास स्वाभाविक व समान न हो जाए, प्रतीक्षा करें।

**परीक्षण—**

अपने उच्छ्वसन (श्वास छोड़ना) की लंबाई को गिनें और अगले अंत:श्वसन (श्वास लेना) की लंबाई से उसकी तुलना करें। श्वास छोड़ना थोड़ा ज्यादा लंबा होना चाहिए। अगर ऐसा नहीं होता तो आप अतिरेक श्वासी हैं। दूसरे परीक्षण के तौर पर अपने श्वास छोड़ने की तुलना में अपने श्वास लेने को छोटा करने की कोशिश करें और देखें कि क्या इससे आपको असुविधा महसूस होती है?

## परीक्षण 4—श्वास रोकनेवाला

श्वास लेने के बाद अपने श्वास को रोके रखना संभवत: श्वास लेने की सबसे खराब आदत है। यह अभ्यास के बाद विशेष तौर पर पता चलता है। यह जाँचने के लिए कि यह आपकी आदत है, श्वास लेते व छोड़ते समय होने वाले बदलाव पर ध्यान दें। श्वास रोकनेवाला आमतौर पर एक 'पकड़' महसूस करता है और श्वास छोड़ने के लिए प्रयत्न कर सकता है। श्वास छोड़ते समय अपने पेट को ढीला छोड़ें, इससे 'श्वास रोकने' के काम में मदद मिलेगी।

## परीक्षण 5—उलटा श्वासी

उलटा श्वासी तब होता है जब साँस लेते समय मध्य पेट छाती में खिंचता है और श्वास छोड़ते समय पेट पर गिरता है। आप उलटे श्वासी हैं कि नहीं, यह जानने के लिए इस परीक्षण को आजमाएँ—

स्थिति में आ जाएँ—

1. पीठ के बल लेटें।
2. अपने हाथों को अपने पेट पर रखें।

**परीक्षण—**

देखें कि जब आप श्वास छोड़ते हैं तो क्या आपका पेट धीरे से सपाट हो जाता है और श्वास लेते समय हलके से ऊपर उठ जाता है? अगर इसके विपरीत होता है तो आप उलटे श्वासी हैं।

अगर आप नहीं हैं (और अगर आप हैं भी) तो आप आर्ट ऑफ लिविंग के पार्ट 1 कोर्स के लिए तैयार हैं।

आर्ट ऑफ लिविंग के दोनों कोर्स पार्ट 1 और पार्ट 2 सरल श्वास तकनीकों के द्वारा रोजमर्रा के जीवन से तनाव दूर करने में मदद करते हैं। लोग अपने तनाव के

स्तर को कम करने तथा अपने जीवन में ऊर्जा व स्पष्टता लाने के लिए इन कोर्सों को करते हैं। प्राणायाम, ध्यान व योग के अलावा यह कोर्स सरल प्रक्रियाओं द्वारा हमारी चेतना में आधारभूत मानवीय मूल्यों को पुनः स्थापित करता है। इस कोर्स का मुख्य आधार है—सुदर्शन क्रिया।

□

2

# उपचार की कला (आर्ट ऑफ हीलिंग)

आज न सिर्फ हमें जीने की कला वरन् शरीर व मन दोनों के लिए उपचार की कला की आवश्यकता है। गलत तरीके से सोचने की वजह से तनाव व विभिन्न प्रकार की बीमारियाँ पैदा होती हैं। काम व अर्थहीन प्रतियोगिता ने हमारे शरीर को बुरी तरह से प्रभावित किया है। जब मन बीमार, नाखुश और घृणा-युक्त हो तो शरीर पर उसका असर पड़ता है, जिसकी वजह से उसके अंदर तरह-तरह के रोग घर बना लेते हैं।

जब आर्ट ऑफ लिविंग सीखते हैं तो कृपा का उपचारक (हीलिंग) हाथ स्वतः ही आपके सिर पर रखा जाता है, जैसाकि इस पुस्तक में वर्णित अनेक उदाहरणों से आपको ज्ञात होगा। जीवन जीने की कला श्वास के विज्ञान पर आधारित है, इसलिए श्वास की महत्ता को देखते हुए इसकी शुरुआत करते हैं।

श्वास दो कारकों से आवश्यक है। शरीर को ऑक्सीजन की आपूर्ति करने का यही एकमात्र साधन है, जो जीने के लिए अति आवश्यक है। श्वास का दूसरा कार्य है कि यह शरीर से विजातीय पदार्थों और विषाक्त कणों से छुटकारा दिलाती है।

## ऑक्सीजन इतना अनिवार्य क्यों है?

ऑक्सीजन हमारे शरीर के लिए पोषण प्राप्त करने का सबसे महत्त्वपूर्ण स्रोत है। यह मस्तिष्क, स्नायु, ग्रंथियों और भीतरी अवयवों के कार्य करने के लिए अनिवार्य है। हम हफ्तों तक बिना भोजन के, कई दिनों तक बिना पानी के रह सकते हैं; पर कुछ क्षणों के लिए भी ऑक्सीजन के बिना नहीं रह सकते हैं। ऑक्सीजन की

उचित मात्रा में आपूर्ति में कमी होने पर शरीर के सारे महत्त्वपूर्ण अवयवों का ह्रास हो सकता है।

किसी अन्य अवयव की अपेक्षा मस्तिष्क को अधिक ऑक्सीजन चाहिए। अगर उसे पर्याप्त ऑक्सीजन नहीं मिलती तो परिणामस्वरूप मानसिक दुर्बलता, नकारात्मक विचार व निराशा हो जाती है और धीरे-धीरे देखने व सुनने में भी दिक्कत आने लगती है। जैसे-जैसे हमारी उम्र बढ़ती है, शरीर के सारे भागों में ऑक्सीजन की आपूर्ति कम होती जाती है, विशेषकर अगर हम खराब जीवन-शैली जीते हैं। रक्त-संचार में अवरोध होने की वजह से हृदय को ऑक्सीजन नहीं मिल पाती तो हार्ट अटैक (हृदयाघात) हो जाता है। अगर ऐसा मस्तिष्क के साथ होता है तो आघात हो जाता है।

ऑक्सीजन की कमी हृदय रोग, आघात व कैंसर का मुख्य व प्रमाणित कारण है। सन् 1947 में जर्मनी में किए गए चिकित्सीय अनुसंधान बताते हैं कि जब ऑक्सीजन नहीं होती है तो शरीर की सामान्य कोशिकाएँ कैंसरजनित हो जाती हैं, जबकि संयुक्त राज्य अमेरिका की बैचलर यूनिवर्सिटी में किए गए अनुसंधान ने यह प्रमाणित किया है कि बंदरों की रोगग्रस्त धमनियों में ऑक्सीजन डालकर धमनीय रोग को ठीक कर सकते हैं।

इस प्रकार, हमारे स्वास्थ्य के लिए ऑक्सीजन आवश्यक है और शरीर, विशेषकर मस्तिष्क में इसकी आपूर्ति को बढ़ाने के लिए किया गया कोई भी प्रयास लाभदायक सिद्ध होगा। योगियों ने ऑक्सीजन की पर्याप्त आपूर्ति की महत्ता को बरसों पहले समझ लिया था और इसी कारण विभिन्न श्वास तकनीकों को विकसित व परिष्कृत किया। ये श्वास अभ्यास विशेषकर उन लोगों के लिए महत्त्वपूर्ण हैं, जिनको बैठे-बैठे काम करना होता है। उनके मस्तिष्क में ऑक्सीजन की कमी होती है और उनका शरीर सिर्फ चल रहा होता है। वे थकावट, घबराहट, चिड़चिड़ापन महसूस करने के साथ काम भी ठीक से नहीं कर पाते हैं, जिसकी वजह से वे रात को ठीक से सो नहीं पाते हैं, जिससे दिन की शुरुआत ठीक ढंग से नहीं होती, और इस तरह एक न रुकनेवाला चक्र चलता रहता है। यह स्थिति उनके रोग-प्रतिरोधक तंत्र को भी कमजोर कर देती है, जिसकी वजह से वे आसानी से सर्दी, फ्लू या अन्य कीटाणुओं के शिकार हो जाते हैं।

## ऑक्सीजन रक्त-प्रवाह को साफ करता है

ऊर्जा व शक्ति बने रहने का एक मुख्य रहस्य है साफ रक्त-प्रवाह। रक्त-

प्रवाह को साफ करने का सबसे आसान और सबसे कारगर तरीका है कि जिस हवा को हम अंदर लेते हैं, उससे ऑक्सीजन की अतिरिक्त आपूर्ति प्राप्त करना। शरीर की बैटरियों, यानी कि सौर चालक (सोलर-प्लेक्सेस) को पुनर्जीवित व ऊर्जावान् बनाने के अतिरिक्त ऑक्सीजन शरीर से विषाक्त कणों (टॉक्सिन) को भी दूर करती है। वस्तुत:, हमारी ऊर्जा की अधिकतम जरूरत भोजन से नहीं, वरन् जो हम साँस लेते हैं, उससे पूरी होती है। रक्त-प्रवाह का शुद्धीकरण करने से शरीर व मन का हर भाग ऊर्जावान् हो जाता है।

## चिकित्सा विज्ञान ऑक्सीजन की महत्ता की पुष्टि करता है

वैज्ञानिकों ने यह पता लगाया है कि शरीर में ऊर्जा उत्पादन का रासायनिक आधार एडेनोसिन टी फॉस्फेट (ए.टी.पी.) नामक रसायन है। अगर ए.टी.पी. के बनने में कुछ बाधा आती है तो इससे ऊर्जा में कमी आ जाती है, बीमारी व असमय बुढ़ापा आने लगता है। वैज्ञानिकों ने यह भी पता लगाया है कि ऑक्सीजन ए.टी.पी. के बनने के लिए अत्यंत आवश्यक है, वस्तुत: वह सबसे अनिवार्य तत्त्व है।

योग और प्राणायाम हमें इस आवश्यक पोषक को पाने में मदद करते हैं। इस बात की पुष्टि कोर्स करनेवाली ऑस्ट्रेलिया की मार्ग एल. नेल्सन के अनुभव द्वारा होती है—

> मैं ऐसा क्या बताऊँ, जो गलत न लगे? 64 वर्ष की आयु में मैं हृदय के कमजोर हो जाने से परेशान थी और आघात भी झेल चुकी थी। कहने की जरूरत नहीं कि इससे जुड़ी हर समस्या मुझे थी। मुझे इस बात को लेकर संशय था कि यह कोर्स मेरे लिए कुछ कर पाएगा? क्योंकि डॉक्टर भी बहुत प्रयत्न कर चुके थे। हालाँकि जैसे-जैसे दिन बीतते गए और हम श्वास के अभ्यास सीखते व उन्हें करते गए, मैंने पाया कि मेरी स्मरण-शक्ति व एकाग्रता में सुधार आया है, मेरी भावनाओं में अब उतार-चढ़ाव की स्थिति शेष नहीं रही है। मैं बहुत चैन से सोई और (मेरे पति ने एक मित्र को बताया कि मैं वास्तव में सोई थी) ज्यादा ऊर्जावान् महसूस करने लगी। मेरे साथ जो हो रहा था, वह मुझे अच्छा लग रहा था। पहले दिन से ही मेरे अंदर सुधार आने लगा, जबकि कुछ दिनों में मेरे स्वास्थ्य में सुधार आ गया। अब मैं फिट हूँ, अधिक आत्मविश्वास से ओत-प्रोत हूँ और उत्साह से भरी हूँ। 40 दिनों तक लगातार अभ्यास करने के बाद मैं जवान महसूस करने लगी हूँ, पहले की भाँति थकती नहीं हूँ, लचीलापन आ गया है, विशेषकर एड़ियों में—और पहले की अपेक्षा

कहीं अधिक सजग हो गई हूँ। मेरे आत्मविश्वास में सुधार हुआ है और इस बार गरमियों में मैं स्विमिंग करने की सोच रही हूँ, जिसे मैं पिछले दो दशकों से नहीं कर पाई हूँ। मेरे डॉक्टर बहुत हैरान हैं और मेरे स्वास्थ्य व फिटनेस में आए इन बदलावों को देख इन पर निगरानी भी रखे हुए हैं। हालाँकि वे इस बात के लिए तैयार हैं कि अगर अगले तीन महीनों में अपने सुधरे हुए स्वास्थ्य को कायम रखने में मैं सफल हो जाती हूँ तो वे मेरी चिकित्सा में बदलाव अवश्य करेंगे।

मैं बहुत उत्साहित हूँ, क्योंकि इससे पहले मेरी दवाइयों में हमेशा बढ़ोतरी होती रही या उनमें कमी नहीं आई थी। मेरा रूपांतरण निश्चित रूप से आरंभ हो गया है।

## स्वस्थ श्वास लेने की महत्ता

हम जानते हैं कि कैसे साँस लेना है, क्योंकि यह वह चीज है, जो हम स्वत: और स्वाभाविक ढंग से करते हैं। हम तब भी साँस लेते हैं जब हमें इसके बारे में पता नहीं होता है। इसलिए यह सोचना मूर्खता है कि किसी को यह सिखाने की जरूरत है कि साँस कैसे ली जाती है। यह सही है कि व्यक्ति का श्वास कई तरीकों से संशोधित व बाधित हो सकता है, लेकिन क्षणिक रूप से नहीं, बल्कि आदतन हम अनजाने में गलत आदतें विकसित कर लेते हैं। हम चलने-बैठने की गलत स्थितियों को अपना लेते हैं, जो फेफड़े की क्षमता को खत्म कर देती है और छोटे-छोटे श्वास लेते हैं। हम ऐसी स्थितियों में भी रहते हैं या ऐसी आदतों को अपना लेते हैं, जो हमारे श्वसन तंत्र के तंदुरुस्त रहने में बाधक होती हैं।

जैसाकि पहले भी बताया है, वैज्ञानिक बहुत पहले से यह जानते थे कि श्वसन और मानसिक क्षमता के बीच मजबूत संबंध है। अनुचित श्वसन मानसिक क्षमता को क्षीण कर देता है। इसका उलटा भी सही है—सब जानते हैं कि मानसिक तनाव बाधित श्वसन का कारण होता है।

आमतौर पर जब बैठे-बैठे काम करनेवाले व्यक्ति को जटिल परेशानियों का सामना करना पड़ता है तो वह आगे की ओर झुकता है, अपने दोनों हाथों को मिलाता है और अपने सिर को झुकाता है—ऐसी मुद्राएँ, जो फेफड़े की क्षमता को घटाती हैं। एकाग्रता जितनी अधिक तीव्र होगी, उतनी ही अधिक मांसपेशी तन जाएगी। बाँहों, गरदन व छाती की मांसपेशियाँ सिकुड़ जाती हैं, जबकि वे मांसपेशियाँ, जो वक्ष को चलाती हैं और श्वास लेने व मांसपेशी तनाव को नियंत्रित करती हैं, जकड़ जाती हैं तथा श्वास बाहर छोड़ने में बाधा उत्पन्न करती हैं। श्वास छोटी और छोटी होती

चली जाती है। तीव्र एकाग्रता के एक लंबे समय के बाद पूरा तंत्र एक निश्चित मुद्रा में अकड़ा प्रतीत होता है। चूँकि शरीर लगभग साँस लेना बंद ही कर देता है, हम रक्त के घटते प्रवाह के कारण थकावट महसूस करते हैं और रक्त के लिए ऑक्सीजन की उपलब्धता में भी कमी आ जाती है। जैसे-जैसे हमारे कर्तव्य, हमारी जिम्मेदारियाँ और अपने से जुड़े लोगों की समस्याएँ ज्यादा तीव्र होती जाती हैं, हममें साँस लेना भूलने की आदत विकसित हो जाती है।

## हम जिस ढंग से साँस लेते हैं, उसमें गलत क्या है?

पशु, जो धीरे-धीरे साँस लेते हैं, लंबे समय तक जीवित रहते हैं। इसका सबसे सटीक उदाहरण हाथी है। हमारी साँस कभी-कभी बहुत हलकी और कभी बहुत तेज होती है। शरीर के लिए अधिक धीमे व गहरे साँस लेने की जरूरत है। तेज, हलके श्वसन से ऑक्सीजन में कमी आ जाती है, जिसका अर्थ है कि हम न तो पर्याप्त ऑक्सीजन भीतर ले पाते हैं और न ही पर्याप्त कार्बन डाइ-ऑक्साइड बाहर छोड़ पाते हैं, जिससे विषाक्त कण बनते रहते हैं। इसकी वजह से ऊर्जा व ताकत में कमी आ जाती है, असमय बुढ़ापा आ जाता है, रोग-प्रतिरोधक क्षमता कमजोर हो जाती है और भिन्न-भिन्न प्रकार की अन्य समस्याएँ घेर लेती हैं। शरीर की प्रत्येक कोशिका को ऑक्सीजन की जरूरत होती है; हमारी ऊर्जा का स्तर और कुछ नहीं, वरन् सारी कोशिकाओं के स्वास्थ्य का सार है। हलके श्वसन से फेफड़ों का व्यायाम पर्याप्त ढंग से नहीं होता है, इसलिए वे अपना कार्य नहीं कर पाते, जिसके कारण ऊर्जा में और कमी आ जाती है।

## हमारा श्वास तेज व हलका क्यों होता है?

हलके श्वास के कई कारण हैं। मुख्य हैं—

- हम अधिकतर समय जल्दी में होते हैं और हमारी गति में साँस इस तरीके का अनुसरण करती है।
- आधुनिक जीवन का बढ़ता तनाव हमें बहुत जल्दी तथा कम गहराई से साँस लेने के लिए मजबूर करता है।
- हम बहुत जल्दी बहुत भावुक, बहुत उत्तेजित और बहुत क्रोधित हो जाते हैं। ये नकारात्मक व भावनात्मक अवस्थाएँ श्वास की दर को प्रभावित करती हैं, जिसकी वजह से वह तेज और हलकी हो जाती है।
- आधुनिक तकनीक और मशीनों ने हमारी शारीरिक गतिविधि की जरूरत

को घटा दिया है। हम अकसर अंदर रहकर ही काम करते हैं, जिसका अर्थ है कि गहरी साँसें लेने की जरूरत कम होती है। समय के साथ शरीर उसी हलके श्वसन के तरीके को अपना लेता है, जैसाकि वह पहले करता था। जैसे-जैसे जीवन आगे बढ़ता है, ये गलत श्वसन की आदतें हमारी जीवन-शैली का एक हिस्सा बन जाती हैं। अगर हम इन आदतों को बदलने के लिए कुछ नहीं करते, तो स्थायी समस्याएँ बने रहने का जोखिम बना रहता है। अच्छी बात यह है कि ये आदतें बदली जा सकती हैं, यद्यपि उन्हें बदलने से पहले हमें यह समझना व स्वीकारना जरूरी है कि बदलाव की जरूरत है, और फिर अपने लिए अच्छी श्वसन तकनीकों के लाभ खुद देखें!

## हलके श्वसन का असर

हलके श्वसन के असर हैं—

- स्फूर्ति में कमी, चूँकि ऑक्सीजन शरीर में ऊर्जा के उत्पादन के लिए अनिवार्य है।
- रोग-प्रतिरोधक क्षमता निम्न—चूँकि ऑक्सीजन स्वस्थ कोशिकाओं के लिए अनिवार्य है, हलका श्वसन बीमारियों के प्रति हमारे प्रतिरोध को घटा देता है। हमें जल्दी-जल्दी सर्दी-जुकाम हो जाता है और आसानी से अन्य बीमारियाँ हो जाती हैं। कोशिकाओं तक पहुँचनेवाली पर्याप्त ऑक्सीजन में कमी को कैंसर, हृदय रोग और आघातों में बढ़ोतरी करने का मुख्य कारण माना जाता है।
- सामान्यतया बैठे-बैठे अपने काम करने के ढंग से हम अपने फेफड़े की कुल क्षमता का केवल दसवाँ हिस्सा इस्तेमाल करते हैं। यह जीवित रहने के लिए पर्याप्त है, पर उच्च ऊर्जा स्तर, बीमारियों के प्रति अत्यधिक प्रतिरोधन व लंबी उम्र के लिए पर्याप्त नहीं है।
- प्राचीन योगी सही श्वसन की महत्ता को जानते थे; इसलिए न सिर्फ उन्होंने स्वास्थ्य व जीवनकाल को बढ़ाने के लिए तकनीकों को विकसित किया, बल्कि परम सचेतन अवस्था को पाने के लिए भी इन्हें विकसित किया। चार सप्ताहों में प्राणायाम अभ्यास के बाद ऐसा ही स्टीव ने अनुभव किया। उसने पाया कि दिन के समय उसे बिलकुल भी थकावट नहीं हो रही है; उसने कई गुना ज्यादा अपने को फिट महसूस किया—

ऐसा लगता है कि मेरी रोग प्रतिरोधक क्षमता में सुधार हुआ है, क्योंकि जब से कोर्स शुरू हुआ, मुझे जुकाम नहीं हुआ है। मैं ज्यादा बेहतर ढंग से तनाव का सामना कर पा रहा हूँ और कहीं अधिक खुश व चिंता-मुक्त हूँ। लगता है, जैसे तनाव कहीं भाग गया है! इसी तरह मैं इसके बारे में बता सकता हूँ। मैं प्रतिदिन श्वसन व्यायाम कर रहा हूँ, और प्रतिदिन और अधिक बेहतर महसूस करता हूँ। मुझे लगता है कि मैंने अपने सार को पा लिया है।

## चिकित्सीय दृष्टिकोण

हलके श्वसन के विषय पर आधुनिक विज्ञान प्राचीन योगियों से सहमत है। 'रॉयल सोसाइटी ऑफ मेडिसिन' नामक पत्रिका के संपादकीय में लिखा था कि तेज व हलके श्वसन से थकावट, अनिद्रा, चिंता, पेट खराब रहना, छाती में जलन, गैस, मांसपेशियों में बल आना, देखने में कष्ट होना, छाती में दर्द व तेजी से दिल धड़कने की समस्या हो सकती है। वैज्ञानिकों ने यह भी पता लगाया है कि बहुत से लोग, जो यह मानते हैं कि उन्हें हृदय रोग है, वास्तव में वे अनुचित श्वसन के शिकार होते हैं।

## नाक से श्वास लेने की महत्ता

सही साँस लेने का पहला नियम है कि हम नाक से साँस लें। ऐसा करना बेशक सामान्य लगे, पर वास्तव में कई लोग मुँह से साँस लेते हैं। मुँह से साँस लेना थॉयराइड ग्रंथि के विकास पर बुरा प्रभाव डाल सकता है, और यहाँ तक कि बच्चों के मानसिक विकास को अवरुद्ध कर सकता है।

गंदगी व शरीर में अत्यधिक ठंडी हवा को रोकने के लिए नाक में विभिन्न बचाव तंत्र होते हैं। नाक के प्रवेश पर बालों का परदा धूल, नन्हे कीड़ों व अन्य कणों को रोक लेता है, जो फेफड़ों को नुकसान पहुँचा सकते हैं। नाक के प्रवेश के बाद एक लंबा व घुमावदार रास्ता होता है, जिसके साथ श्लेष्मा झिल्ली लगी होती है, जहाँ अत्यधिक ठंडी हवा गरम हो जाती है और बहुत ही बारीक धूल के कण, जो बालों के परदे से भी निकल आते हैं, पकड़ में आ जाते हैं। फिर अंदर के नथनों में ऐसी ग्रंथियाँ होती हैं, जो किसी भी प्रकार अंडाणुओं, जो कीटाणुओं से बनते हैं, को खत्म कर देती हैं, जो अन्य बचाव तंत्रों से बचकर अंदर आ गए हों। अंदर के नथनों में घ्राणेंद्रिय विषयक अवयव भी निहित होता है, जो सूँघने में मदद करता है और विषाक्त गैसों को भी ढूँढ़ता है, जो हमारे स्वास्थ्य के लिए हानिकारक हो सकती हैं।

मुँह ऐसे बचाव तंत्रों से वंचित है।

योगी मानते हैं कि घ्राणेंद्रिय का एक और भी कार्य है, यानी कि हवा से प्राण को ग्रहण करना। अगर हर समय अपने मुँह से साँस लेते रहेंगे, जैसा कि बहुत से लोग करते हैं, आप इस मुफ्त ऊर्जा से स्वयं को वंचित कर रहे हैं और यह बीमारी से बचाने की क्षमता को घटाने का एक मुख्य कारण हो सकता है, जो आपकी अनिवार्य ग्रंथियों व स्नायु-तंत्र को क्षति पहुँचा सकता है। यह भी सही है कि मुँह के जरिए रोगजनक कीटाणु फेफड़ों में घुस सकते हैं और यह तो स्पष्ट है कि अगर आप मुँह से साँस लेते हैं तो स्वस्थ रहना असंभव है।

अपने मुँह को बंद रखते हुए मुँह से साँस लेने की आदत को बंद किया जा सकता है और तब आप स्वत: ही नाक से साँस लेने लगेंगे।

## गहरे श्वसन के फायदे

गहरे श्वसन के फायदों के बारे में बात करते हैं—

- फेफड़ों में बढ़ी हुई ऑक्सीजन की मात्रा के कारण रक्त की गुणवत्ता में सुधार, हमारे तंत्र से विषाक्त तत्त्वों को निकालने में सहायक।
- **पचाने व भोजन के परिपाचन में सुधार :** पाचन अवयव ज्यादा ऑक्सीजन प्राप्त करते हैं और इसलिए ज्यादा कुशलता से काम करते हैं। पाचन इसलिए भी अच्छा हो जाता है, क्योंकि भोजन में अधिक ऑक्सीजन भर जाती है।
- **मस्तिष्क, रीढ़ की हड्डी, स्नायु-केंद्र व स्नायुओं सहित स्नायु-तंत्र के स्वास्थ्य में सुधार :** ऑक्सीकरण में सुधार और इस प्रकार स्नायु-तंत्र को प्राप्त पोषण से पूरे शरीर के स्वास्थ्य में सुधार आ जाता है, क्योंकि स्नायु-तंत्र शरीर के सारे हिस्सों को जोड़ता है।
- **ग्रंथियों का नवीनीकरण, विशेषकर पीयूष (पिट्युटरी) व शंकु रूप (पाइनियल) ग्रंथियाँ :** मस्तिष्क का ऑक्सीजन के साथ विशेष संबंध होता है और उसे बाकी शरीर से तीन गुना अधिक ऑक्सीजन की जरूरत होती है। इसका हमारी तंदुरुस्ती पर व्यापक असर पड़ता है।
- **त्वचा का नवीनीकरण :** त्वचा सौम्य हो जाती है और चेहरे की झुर्रियों में काफी कमी आ जाती है।
- **पेट व अन्य अवयवों के स्वास्थ्य में सुधार :** गहरे श्वसन के दौरान मध्य पट का हिलना पेट, छोटी आँत, जिगर और अग्नाशय (पैंक्रियाज) जैसे

पेट से जुड़े अवयवों की मसाज करता है और सारे अवयवों में रक्त-प्रवाह को उत्प्रेरित करता है। फेफड़े स्वस्थ व ताकतवर हो जाते हैं और श्वास संबंधी समस्याओं के विरुद्ध एक अच्छे रक्षक का काम करते हैं। गहरा, हलका योग श्वसन भी हृदय के कार्यभार को कम करता है। सबसे पहले गहरी साँस लेने से फेफड़े ज्यादा सक्षम हो जाते हैं, जिसका अर्थ है कि हृदय द्वारा फेफड़ों को भेजे जानेवाले रक्त के साथ अधिक ऑक्सीजन मिलती है, जिससे हृदय को ऊतकों में ऑक्सीजन भेजने के लिए अधिक मेहनत नहीं करनी पड़ती है। दूसरे, गहरे श्वसन से फेफड़ों में अत्यधिक दबाव पड़ता है, जिससे रक्त-प्रवाह में वृद्धि होती है और हृदय को थोड़ा आराम मिलता है। इसका परिणाम ज्यादा अच्छा होता है, यानी हृदय ताकतवर हो जाता है, जो ठीक ढंग से काम करता है और लंबे समय तक चलता है। इसका अर्थ रक्तचाप का सही होना और हृदय रोग होने की कम संभावना होना भी हुआ।

- **वजन पर नियंत्रण :** अगर आपका वजन अधिक है तो अतिरिक्त ऑक्सीजन ज्यादा कुशलता से अतिरिक्त वसा को खत्म करने में मदद करती है। अगर आपका वजन बहुत कम है तो अतिरिक्त ऑक्सीजन भूखे ऊतकों व ग्रंथियों का पोषण करती है। दूसरे शब्दों में, योग सही वजन कायम रखने, शारीरिक व मानसिक दोनों रूपों से स्वस्थ महसूस करने में आपकी मदद करता है।
- **मन व शरीर का रिलैक्सेशन :** धीमे, गहरे, लयात्मक श्वसन से सहानुकंपी स्नायु-तंत्र का प्रतिक्रियात्मक उद्दीपन होता है, जिससे हृदय कंपन दर में कमी आती है और मांसपेशियों में तनाव नहीं रहता। ये दोनों कारण मन को प्रतिक्रियात्मक रिलैक्सेशन देते हैं, क्योंकि मन व शरीर दोनों एक-दूसरे पर निर्भर हैं। इसके अतिरिक्त दिमाग का ऑक्सीकरण मस्तिष्क के कार्य को सामान्य व उत्तेजना के स्तर को कम करता है।
- **साँस लेने की क्षमता को बढ़ाता है :** गहरे श्वसन व्यायाम फेफड़ों व पसलियों के लचीलेपन को बढ़ाते हैं, जिससे न सिर्फ व्यायाम के समय के दौरान वरन् सारे दिन श्वसन क्षमता में बढ़ोतरी बनी रहती है। इसका अर्थ है कि हम सारे दिन गहरे श्वसन व्यायामों का लाभ उठाते हैं।

आर्ट ऑफ लिविंग कोर्स के हिस्से के रूप में सिखाई जानेवाली प्राणायाम

तकनीकें हमें श्वास व जीने का सही ढंग, दोनों का मार्ग दिखाती हैं।

## श्वास की ताकत : सुदर्शन क्रिया

नींद में हम थकावट से छुटकारा पाते हैं, पर गहरे तनाव तो हमारे शरीर में कायम रहते हैं। सुदर्शन क्रिया गहराई से हमारे तंत्र की सफाई करती है। श्वास में गहरे रहस्य छिपे हैं।

**—श्रीश्री रविशंकर**

सुदर्शन क्रिया के अनगिनत स्वास्थ्य निहितार्थ समझने के लिए सबसे पहले साँस, मन, भावनाओं और शरीर के बीच के संबंध को समझना आवश्यक है। क्रिया मन व शरीर तंत्र को श्वास से एक विशिष्ट ढंग से जोड़ता है, जिससे तंत्र में एकत्रित तनाव व विषाक्त तत्त्व बाहर निकल जाते हैं, नकारात्मक भावनाओं का उत्सर्जन होकर शरीर का नवीनीकरण हो जाता है। दुनिया भर में दो करोड़ से अधिक लोग 'आर्ट ऑफ लिविंग कोर्स' और 'सुदर्शन क्रिया तंत्र' से लाभान्वित हुए हैं।

हॉकी में स्वर्ण पदक विजेता डेनमार्क के हेनरिक जेरिंग कहते हैं, "आर्ट ऑफ लिविंग की श्वास तकनीकों का प्रशिक्षण प्राप्त करने की वजह से मैं अपनी क्षमताओं का अधिक-से-अधिक फायदा उठाने में सक्षम हो पाया। अब स्थिरता और उच्च गुणवत्ता मेरे कार्य का आधार हैं।" कोर्स में हिस्सा लेनेवाले अधिकांश लोगों ने अपने निजी संबंधों में भी राहत व प्रसन्नता का अनुभव किया। "यह मेरे लिए बहुत ही फायदेमंद व उपचारक साबित हुआ। मैं बहुत शांति महसूस कर रहा हूँ। सारे मानव प्राणियों के लिए मेरा हृदय अगाध प्रसन्नता से भरा है।" कृतज्ञतापूर्ण स्वर में मार्टिन ने बताया। कोर्स के बाद यह भावना का अतिरेक था। एक और प्रशिक्षार्थी ने बताया कि कैसे बहुत कुछ प्राप्त करने की भावना ने उसके अंदर दुनिया के प्रति एकात्मकता की भावना भर दी है और किस तरह वह दूसरों तक इस ज्ञान को पहुँचाने के लिए इच्छुक है, ताकि उन्हें भी इससे फायदा हो सके।

आज वैज्ञानिक अनुसंधानों ने प्राणायाम के व्यापक फायदों की यह कहते हुए पुष्टि कर दी है, जिसमें तनाव दूर होना, रोग-प्रतिरोधक क्षमता बढ़ना, अधिक कुशल मानसिक गतिविधि व संपूर्ण तंदुरुस्ती शामिल है कि सुदर्शन क्रिया कैंसर व हृदय रोग सहित कई बीमारियों से बचाव कर सकती है।

'हीलिंग' श्वास आपको पूरी तरह से रिलैक्स कर देता है। आपका जीवन अधिक पूर्ण व संतुष्टिदायक बन जाता है, क्योंकि श्वसन तकनीक आपके व्यक्तित्व

के विभिन्न पहलुओं को एक साथ होने में मदद करती है। हीलिंग श्वसन व मेडीटेशन करें। ये अभ्यास पूर्णतया आपको बदल देंगे और आपके भीतर तक प्यार का सोता बहने लगेगा। श्रीश्री रविशंकर के ये शब्द, जो सुदर्शन क्रिया का परिचय देते हैं, ने कई लोगों को श्वांस से जुड़े ऊर्जा के समुद्र में छलाँग लगाने के लिए प्रेरित किया है। क्रिया के पश्चात् कोर्स करनेवाले प्रशिक्षार्थियों द्वारा व्यक्त की गई भावनाएँ यहाँ दी जा रही हैं—

'पहली क्रिया के बाद मेरे शरीर की हर कोशिका पुनर्जीवित हो गई और मुझे लगा जैसे मैं किसी दैवी चमक में नहाया हूँ।'

'मुझे लगा, मैं बह रहा हूँ। ऐसी तीव्र ऊर्जा! इतनी ताकत! मैं कुछ भी कर सकता हूँ का एहसास! इतना अधिक प्रेम!'

'कोर्स के बाद मैंने अपने भीतर सामंजस्य की भावना का अनुभव किया। मैं अपने अस्तित्व के साथ सामंजस्य कर पा रहा था।'

'क्रिया के बाद जब मैं लेटा हुआ था तो मुझे लगा कि किसी ने मेरा हाथ पकड़ा हुआ है। मुझे लगा कि मैं ईश्वर का हाथ पकड़े हुए हूँ।'

आर्ट ऑफ लिविंग के साथ अपने जुड़ाव के लंबे वर्षों के दौरान मैं जिन लोगों से मिला, उनके भिन्न-भिन्न अनुभवों का कोई अंत नहीं है। और फिर भी मन उन चीजों के बारे में जानने के लिए हमेशा लगा रहता है, जो समझ नहीं आई हैं।

जैसाकि पहले भी बताया है कि सुदर्शन क्रिया में श्वसन के विभिन्न तरीकों को दोहराया जाता है। इसका न केवल वैज्ञानिक आधार (जिसके बारे में हम आगे बात करेंगे), बल्कि श्रीश्री की कृपा और अकथनीय, अतुलनीय, अनंत की कृपा भी है—जो हमारी समझ से परे है। हममें से जिन लोगों ने सुदर्शन क्रिया की है, वे जानते हैं कि यह कितनी स्पष्ट, सूक्ष्म व कारगर है और किस तरह प्राण की शक्ति प्रत्येक स्तर पर हमारे अंदर काम करती है। यही सुदर्शन क्रिया का चमत्कार है और इसमें सम्मिलित होनेवाले, जिनका रूपांतरण—शारीरिक, मानसिक व आध्यात्मिक हर स्तर पर होना शुरू हो जाता है, वे अपने साथ क्या ले जाते हैं!

## सुदर्शन क्रिया की चिकित्सीय व्याख्या

व्यक्तिगत शांति, समाज में शांति, सामूहिक शांति…
हम कहाँ हैं, उससे शुरू होती है…

हममें से प्रत्येक अपने भीतर से इस शांति को निर्मित कर सकता है।

**—श्रीश्री रविशंकर**

विज्ञान द्वारा यह पहले ही प्रमाणित हो चुका है कि शरीर व मन के बीच एक सीधा संबंध है। इसका अर्थ है कि हमारी भावनात्मक स्थिति व विचार प्रक्रियाएँ न सिर्फ हमारे मस्तिष्क को प्रभावित करती हैं, बल्कि अन्य तंत्रों को भी—विशेषकर अंत:स्रावी तंत्र, हार्मोंस और रोग प्रतिरोधक तंत्र को, जो हमें कई बीमारियों से बचाता है। हममें से प्रत्येक ने तनावपूर्ण स्थितियों और घबराहट भरी स्थिति के असर को मन व शरीर पर महसूस किया है। जब मन में डर जागता है, चाहे वह वास्तविक हो या काल्पनिक, तो नाड़ी-स्पंदन की गति बढ़ जाती है, दिल जोर-जोर से धड़कने लगता है, पसीना आने लगता है और शरीर ठंडा व जकड़न महसूस होने लगती है। ऐसा अंत:स्रावी ग्रंथियों से रसायनों व हार्मोंस के स्राव होने—कॉर्टीसोल और एड्रेनेलाइन हार्मोंस सहित और सफेद रक्त कोशिकाओं की वजह से होता है, जो प्रतिरक्षा करती हैं। शरीर में इतनी क्षमता होती है कि वह कुछ तनावपूर्ण स्थितियों का मुकाबला कर सके। यद्यपि जब तनाव अत्यंत विकट हो जाता है, शारीरिक बदलाव ऐसे हो जाते हैं, जिन्हें ठीक करना संभव नहीं होता और हम उच्च रक्तचाप, दमा, मधुमेह जैसी बीमारियों के शिकार हो जाते हैं। तनाव के प्रति हमारी प्रतिक्रिया में सुधार करने के लिए कई रिलैक्सेशन तकनीकों को विकसित किया गया है।

आज विज्ञान चेतना तक शरीर, मन संबंध से परे जाने को तैयार है, जो हमारी संवेदनाओं, विचारों और शरीर का महत्त्वपूर्ण स्रोत है। तनाव तभी व्याप्त होता है जब चेतना बाहर की ओर प्रवाहित होती है और अनुभूति मन व भावनाएँ बाहरी दुनिया तथा वातावरण से जुड़े होते हैं। यद्यपि जब चेतना भीतर की ओर प्रवाहित होती है और बाद में अनुभूति, विचार एवं संवेदनाएँ चेतना के साथ एकात्म (शुद्ध चेतना की स्थिति) हो जाती हैं तो हमारे परिवेश के बावजूद तनाव व्याप्त नहीं होता है। इस अवस्था को महसूस और अनुभव करने के बाद ही अपनी सोच, विचार प्रक्रिया, भावनाओं व शरीर में परिवर्तन लाया जा सकता है। तब जो विचार पैदा होता है, वह है कि कैसे इस अवस्था का अनुभव किया जा सकता है? यहीं पर प्राणायाम और सुदर्शन क्रिया काम आते हैं।

प्राणायाम के तंत्रिका जीव विज्ञान के बारे में संक्षिप्त रूप से जानने से पहले एक क्षण के लिए इस शब्द के अर्थ व महत्त्व को समझना उपयोगी होगा।

'प्राणायाम' का शाब्दिक अर्थ है—'प्राण या ऊर्जा का ज्वार-भाटा'। यह संभवत: एक ऊर्जित समाकलित प्रवाह की एक व्यापक अवधारणा का प्रतिनिधित्व करता है, जो प्रकृति से जीवन को चुनता है। यह हमारे श्वास के वायु-प्रवाह में है, वैसे ही जैसे यह अरबों स्नायु-कोशिकाओं को असंख्य अक्ष तंतुओं और द्रुमाश्यों के द्वारा जैव-विद्युत् के प्रवाह में होता है, जो हमें ऊर्जित व एकीकृत करते हैं। 'जीवन' नामक अद्‍भुत चमत्कार को उत्पन्न करने के लिए कोशिका परिधियों, ऊतकों और अवयव तंत्रों के भीतर व पार एकीकृत हजारों-हजार बराबर जैव-रासायनिक क्रियाओं की ऊर्जा में हैं। इस प्रकार शब्द 'प्राणायाम' इस जीवन देने वाली ऊर्जा के ज्वार-भाटे का प्रतिनिधित्व करता है।

क्योंकि ऑक्सीजन अंदर लेना और कार्बन डाइ-ऑक्साइड बाहर छोड़ना श्वसन की प्रक्रिया के मुख्य भाग हैं यह समझना जरूरी है कि इस प्रक्रिया के उतने ही महत्त्वपूर्ण अन्य तंत्रिका जीव विज्ञान के आयाम भी हैं—लयात्मक श्वसन ऊर्जस्विता, जो जालीदार बनावट में मस्तिष्क की नली के हृद्‌श्वसन केंद्र से आती है और रसायन-विद्युत् प्रभाव, जो उससे ऊपर थे, निकलते हैं और जो सारे प्रांतस्था (कॉटिकल) एवं उप-कॉटिकल तंत्रिकीय ढाँचों से टकराते हैं, जो 'मानव चेतना' के साथ संगति लिये हुए होते हैं। आज हम जानते हैं कि किसी भी दैहिक गतिविधि की ओर चेतन रूप से केंद्रित करने से मस्तिष्क के उस भाग में रक्त-आपूर्ति व मेटाबॉलिक (उपापचयी) क्रिया को बढ़ा देती है, जो उस क्रिया को नियंत्रित करता है। इस तथ्य के आधार पर यह निष्कर्ष निकाला जा सकता है कि लयात्मक श्वसन व उसके प्रकार प्रक्रिया के पूर्णतया केंद्रित चेतना के साथ जिंदा विभिन्न प्राणायाम पद्धतियों में निर्धारित है, तंत्रिका जीव वैज्ञानिक ढंग से मस्तिष्क की नली की जालीदार बनावट व संबंधित मस्तिष्क क्रिया, जो समग्रता से मानव चेतना को विस्तृत करने में संलग्न है, उसे प्रभावित करती है। हम अब उन विस्तृत तरीकों के बारे में भी जानते हैं, जिसमें मन-मस्तिष्क की जालीदार बनावट मानव चेतना के सारे मुख्य तथ्यों से टकराती है। तंत्रिका जीवन विज्ञान के श्वसन के संबंध व मानव चेतना के तंत्रिकीय तंत्र के साथ इसके संयोजन की जानकारियों के प्रकाश में यह समझना आसान है कि प्राणायाम पद्धतियाँ आध्यात्मिक साधना के अभ्यासों में कैसे मुख्य तत्त्व हैं, जो मानव चेतना के स्वाभाविक विस्तार के लिए निर्धारित की गई हैं।

कुछ वर्षों से इन तकनीकों का अभ्यास करनेवाले निरंतर बढ़ती रहनेवाली लोगों की संख्या में चूँकि आम स्वास्थ्य व तंदुरुस्ती में सुधार आने लगा, वैज्ञानिक

यह देखने में जुट गए कि आखिर ये किस तरह काम करती हैं! सुदर्शन क्रिया के फ़ायदों पर 'ऑल इंडिया इंस्टीट्यूट ऑफ मेडिकल साइंसेज' (AIIMS), नई दिल्ली और बेंगलुरु के 'नेशनल इंस्टीट्यूट फॉर मेंटल हेल्थ ऐंड न्यूरोलॉजिकल साइंसेज' (NIMHANS) के 'मेडिकल ऑनकोलॉजी' के प्रमुख विनोद कोयुपिल्लै द्वारा वैज्ञानिक अनुसंधान किया गया। ऑर्ट ऑफ लिविंग के प्रशिक्षार्थियों ने तनाव, दमा, मधुमेह, रक्तचाप और कैंसर जैसी स्थितियों के उपचार का जो अनुभव किया, उस पर अंतरराष्ट्रीय संगोष्ठी आयोजित की गई।

नई दिल्ली के एम्स (AIIMS) में सुदर्शन क्रिया पर पहली अंतरराष्ट्रीय संगोष्ठी के दौरान बायोटेक्नोलॉजी के एसोसिएटेड प्रोफेसर डॉ. सत्यम एन. दास ने प्रतिरोध मापदंडों में परिवर्तनों को दरशाया कि कैसे उन लोगों की तुलना में, जिनका कैंसर का इलाज किया जा रहा है, सुदर्शन क्रिया का अभ्यास करनेवालों की स्वाभाविक मारक कोशिकाएँ अत्यधिक ज्यादा थीं। तंत्रिका विशेषज्ञ डॉ. मनवीर भाटिया ने मस्तिष्क के बढ़े हुए अल्फा, बीटा और थीटा क्रिया पर एक अनुसंधान किया, जिसमें यह बात सामने आई कि सुदर्शन क्रिया का अभ्यास करनेवालों के रक्त लवण के स्तर में अत्यधिक कमी पाई गई और उनमें बढ़ा हुआ एंटीऑक्सीडेंट प्रतिरोधक देखने को मिला। बेंगलुरु मेडिकल कॉलेज में डॉ. गीता द्वारा किए गए अनुसंधान ने सीरम कोलेस्टरॉल में गिरावट तथा कम घनत्ववाला लिपोप्रोटीन दरशाया और यह भी कि सुदर्शन क्रिया का नियमित अभ्यास करने से हृदय रोग से बचाव भी हो सकता है। निम्हांस, बेंगलुरु में हुए व्यापक अनुसंधान ने तनावग्रस्त स्थितियों के इलाज में सुदर्शन क्रिया के फायदों को दरशाया गया। अगर आर्ट ऑफ लिविंग के उद्देश्य को परिभाषित किया जाए तो यह कहा जाएगा कि मानवीय मूल्यों को पुनर्जीवित करना इसका उद्देश्य है। इस बहुमूल्य ज्ञान के प्रयोग (सुदर्शन क्रिया व्यक्ति की तंदुरुस्ती को कायम रखने में मदद करती है) में व्यक्ति, परिवार, समुदाय का स्वास्थ्य सुधारने और वैश्विक शांति में योगदान देने की क्षमता है।

## चमत्कार क्या है?

आपने देकार्ते के बारे में सुना है? रेने देकार्ते का जन्म 31 मार्च, 1596 को ला हेये (अब देकार्ते), टूरेन, फ्रांस में हुआ था। प्राचीन साहित्य तार्किक शास्त्र एवं अरस्तू के दर्शन का अध्ययन करने के बाद वह इस निष्कर्ष पर पहुँचा कि केवल गणित ही एकमात्र ऐसा विषय है, जो संतुष्टिदायक है। यह विचार उनके सोचने के तरीके का आधार बन गया और उनके सारे कार्यों का मूल तत्त्व भी। उन्होंने सन्

1637 में 'डिसकोस द ला मेथोड' (द डिस्कॉस ऑफ द मेथड) नाम से विज्ञान पर एक शोध-प्रबंध लिखा, जिसमें वह प्रसिद्ध शोध 'वोगिटो एग्गो सम' या 'मैं सोचता हूँ, इसलिए मैं हूँ' (आई थिंक, देयरफॉर आई एम) का प्रतिपादन किया। यह कथन बाद के दार्शनिक अभियानों जैसे बुद्धिवाद के लिए नींव का पत्थर बन गया, जो तर्क को ही ज्ञान का स्रोत मानने पर जोर देता है। यद्यपि उनके कई गणितीय सिद्धांत आज गलत साबित हुए हैं। देकोर्ते ने यूरोपवासियों की विचारधारा पर, विशेषकर फ्रांस में, बहुत गहरा प्रभाव डाला था। फिर भी, 'मैं सोचता हूँ, इसलिए मैं हूँ' बोध से अधिक और कुछ अवास्तविकता नहीं है। युगों से भारतीय दर्शन मानता आ रहा है कि मानव विचारणीय मानव नहीं है, वरन् चेतना या सत्-चित् आनंद है। दुःख की बात है कि उसका दिमाग ही सबकुछ है, कि वह हर चीज को समझता है। मानव अपने दिगाम का इस्तेमाल करते हुए हर चीज की व्याख्या करना चाहता है। अपनी अज्ञानता में वह यह भी सोचता है कि वह हर उस मुसीबत के लिए जिम्मेदार है, जो उसे झेलनी पड़ती है, जैसे ग्लोबल वार्मिंग पर; हमारी पृथ्वी की लंबे और उतार-चढ़ाव वाले इतिहास में ग्लोबल वार्मिंग की ऐसी और भी तो घटनाएँ होंगी, जिनका संबंध प्रदूषण से नहीं था, वरन् जो प्रकृति में आए व्यापक बदलाव की वजह से घटी थीं।

फिर दिमाग ईश्वरीय शक्ति को कैसे परिभाषित कर सकता है? वह उसके बहुत दूर है। कई लोगों के प्रश्नातुर दिमाग सुदर्शन क्रिया की वैज्ञानिक व्याख्या से अवश्य ही संतुष्ट हो जाएँगे।

मैं जिस ढंग से देखता हूँ, जीवन एक चमत्कार है। हमारा श्वास और वह जिस ढंग से कार्य करता है, एक चमत्कार है। वास्तविकता तो यह है कि इस एक व्यक्ति श्रीश्री रविशंकर ने, जिसने हजारों स्वयंसेवकों को प्रेरित किया कि वे सूडान, इराक, बोस्निया और अफगानिस्तान जैसे देशों में जाकर मानसिक आघात से पीड़ित उन लोगों को राहत पहुँचाएँ, जिनके खुद के अपनों ने उनका साथ छोड़ दिया है, वह क्या किसी चमत्कार से कम है?

ढाका, बँगलादेश के 32 वर्षीय पत्रकार व टी.वी. एंकर रफी हुसैन का ही उदाहरण देखें। कुछ वर्षों पहले, टूटे हुए संबंध के कारण मानसिक आघात झेलने के कारण रफी एक होलिस्टिक स्पर्श चिकित्सा रेकी की ओर उन्मुख हुए। वह अपनी रेकी टीचर अमीना अहमद की प्रशंसा करते नहीं थकते, इसलिए कि उसने उन्हें यह सिखाया कि कैसे स्वयं अपने मित्रों का उपचार करो, वरन् इसलिए भी, क्योंकि उसने उनका आर्ट ऑफ लिविंग कोर्स से परिचय कराया। रफी ने ढाका में उसके

पार्ट 1 कोर्स को आयोजित करने में अमीना की मदद की। इस कोर्स में 45 लोगों ने हिस्सा लिया। रफी याद करते हुए बताता है कि कोर्स शुरू होने के एकदम बाद एक आश्चर्यजनक बात हुई। कोलकाता के टीचर पार्थो बेनर्वो, जिनसे मैं पहले कभी नहीं मिला था, मेरे पास आए और मुझे गले से लगाते हुए बोले, ''तुम बँगलादेश से पहले आर्ट ऑफ लिविंग टीचर होगे।'' मैं तो आश्चर्यचकित रह गया और सोचने लगा, 'उनका इस बात से आशय क्या है?'

सबसे पहली सुदर्शन क्रिया में रफी को आश्चर्यजनक रूप से महसूस हुआ कि कोई व्यक्ति उसके आस-पास घूम रहा है। 'ऐसा, जिसके कपड़े मुझे छू रहे थे!' रफी कहता है, ''कुछ समय बाद वह व्यक्ति मेरे पास आया और बोला, 'तुम अपनी समस्याओं से बाहर आ जाओगे।' मैं अभिभूत हो गया।'' अपने अनुभव बताते हुए रफी ने अपने शिक्षक पार्थो से पूछा, ''आप मेरे आस-पास इतना क्यों घूम रहे थे?'' पार्थो ने जवाब दिया, ''मैं तो बिलकुल भी नहीं घूमा-फिरा, बल्कि सारी प्रक्रियाओं को चुपचाप बैठा देख रहा था।'' रफी आश्चर्यचकित रह गया।

उसे कोर्स इतना फायदेमंद लगा कि उसी महीने के अंत में, यानी फरवरी 2001 में वह अपनी रेकी टीचर अमीना और उनकी बहन के साथ आर्ट ऑफ लिविंग द्वारा भारत के ऋषिकेश में होनेवाला एडवांस कोर्स करने चला गया।

''कहाँ गए थे तुम?'' श्रीश्री ने प्यार से रफी से पूछा, जैसे कि वे बरसों से बिछड़े भक्त से पूछ रहे हों! रफी पूरी तरह से उलझन में था, क्योंकि वह कभी भी श्रीश्री से नहीं मिला था। फिर भी, श्रीश्री से भेंट और एडवांस कोर्स ने रफी को भारत में रहने के लिए प्रेरित किया। दो या तीन महीनों बाद डी.एस.एन. (दिव्य समाज निर्माण) कोर्स में उसने हिस्सा लिया और 2002 में अपना 'टीचर्स ट्रेनिंग कोर्स' पार्ट 1 (टी.टी.सी.1) किया, जिसने एक बार फिर से उसे गुरुजी से मिलने का अवसर दिया। रफी कहता है, ''वह मुझसे बहुत प्यार से मिले और उसे कई बार टीचर्स ट्रेनिंग कोर्स के दूसरे भाग (टी.टी.सी. 2) को करने के लिए आमंत्रित किया। पर वह केवल अप्रैल 2005 में ही जा पाया। आप यकीन नहीं करेंगे कि भारत भाई (टी.टी.सी. 2 शिक्षक) ने सबसे पहली बात मुझसे क्या कही, जिनसे मैं पहले कभी नहीं मिला था। मुझे देखकर वह बोले, रफी ने बताया।

मैंने मजाकिया ढंग से पूछा, ''कहाँ गए थे तुम?''

''बिलकुल सही'', हँसते हुए रफी ने कहा।

मेरा शंकित मन फिर सिर उठाने लगा, पर मैं चुप रहा।

कुछ दिनों के बाद 'विशालाक्षी मंडप' में हुए सत्संग में मैंने श्रीश्री को रफी को मंच पर बुलाते देखा। उन्होंने हर्षोल्लास से भरे दर्शकों से उसका परिचय कराते हुए कहा, ''बँगलादेश में हमारे पहले आर्ट ऑफ लिविंग टीचर से मिलें।'' मैं मुसकराए बिना नहीं रह पाया।

वह क्या है, जो ये चमत्कार करते हैं? वह थोड़ा अतिरिक्त तत्त्व क्या है, जो चिकित्सीय अवधारणा के परे है या जो चमत्कार पैदा करने के लिए चिकित्सीय अवधारणा का इस्तेमाल करता है? इनसान यही मानता है कि चमत्कार अचानक हो जानेवाला, समझाया न जा सकनेवाला और रहस्यात्मक अवधारणा है। पर श्रीअरविंद लिखते हैं—''पर ईश्वर अपने सारे चमत्कार गुप्त संभावनाओं की उत्पत्ति द्वारा करते हैं, जिन्हें तैयार करने में बहुत समय लगता है, कम-से-कम उनके तत्त्वों को और अंत में बहुत तीव्रता से सारे तत्त्वों को एक साथ मिलाकर उनकी उत्पत्ति की जाती है, ताकि उनके मिश्रण से वे एक नया आकार व चीजों के नए नाम उत्पन्न कर सकें और एक नई चेतना को प्रकट कर सकें। अकसर एक निर्णायक मोड़ से पहले एक स्पष्ट भाव आता है और चीजों को उनके उत्कर्ष तक ले जाता है, जो बहुत ही विरोधाभासी लगता है, अत्यधिक जटिल लगता है : नए सिद्धांतों व नए सृजन से एकदम विपरीत!''

फिर चमत्कार क्या केवल शक्तियों को पुनः क्रम में लगाना है, उन तत्त्वों में सामंजस्य बिठाना है, जो असंगत हो गए हैं?

□

# 3

# शरीर का उपचार (हीलिंग) करना

## आयुर्वेद

भारत के प्राचीन ऋषि-मुनि जानते थे कि शरीर की बीमारियाँ अकसर मन की बीमारियों के कारण होती हैं। मुझे बताया गया है कि इसी तरह आयुर्वेद उपचार से 'होलिस्टिक विज्ञान' का जन्म हुआ था। यह विचार कि स्वास्थ्य की प्रवृत्ति जैविक है, भारत में प्राचीन समय में विकसित हुआ था। वेद आत्मा व शरीर के जैविक व होलिस्टिक (साकल्यवादी) तादात्म्य को वास्तविक स्वास्थ्य की स्थिति बताते हैं। सौ वर्षों तक स्वस्थ ढंग से लंबा व पूर्ण जीवन जीना वैदिक पद्धति की आधारशिला है। यजुर्वेद में एक मंत्र में प्रार्थना करनेवाला दैहिक शरीर की आध्यात्मिक तंदुरुस्ती की प्रार्थना करता है, जिसका पोषण सारे अवयवों व अंगों के स्वस्थ होने के द्वारा हो, जिससे जीवन भर शरीर स्थिर रहे। दीर्घायु और उत्तम स्वास्थ्य के रहस्यों से वैदिक ऋषि परिचित थे और अमरता की खोज का यह उनका महत्त्वपूर्ण हिस्सा थे। वैदिक पद्धति में चेतना की सार्वभौमिकता के दबाव को सहन करने की शरीर की क्षमता को एक अजेय तत्त्व माना जाता था। यही कारण है कि चिकित्सा की प्राचीन भारतीय पद्धति को 'आयुर्वेद' या 'जीवन का विज्ञान' कहा गया और शारीरिक, मानसिक व आध्यात्मिक संतुलन उसका पहला सिद्धांत था।

इस प्रकार स्वास्थ्य की आयुर्वेदिक धारणा दैवी व होलिस्टिक है और उस खुशी पर विशेष जोर देती है, जो भौतिक खुशी को अनुभवातीत बना देती है। इसकी पद्धति जड़ी-बूटियों, आकार, जीवन-शैली, योग, प्राचीन ज्योतिष, रंग चिकित्सा, ऊर्जा बिंदु (दबाव, छेदन, ताप व तेल का इस्तेमाल करते हुए), एरोमाथैरेपी, रत्न,

वास्तुशास्त्र और 'सुखम' या तंदुरुस्ती को बढ़ावा देनेवाली अन्य विभिन्न चिकित्सीय पद्धतियों का इस्तेमाल करती है।

"हमारे शरीर, मस्तिष्क व इंद्रियों की अनोखी संरचना और उनका जटिल आपसी संबंध, जिसके साथ हम जन्म लेते हैं, अनुपयुक्त आहार एवं जीवन-शैली के संतुलित न होने के साथ ही अनसुलझी भावनाओं के कारण असंतुलित हो जाता है।" ऐसा कहना है श्रीश्री का। धीरे-धीरे ये असंतुलन एक बीमारी में बदल जाते हैं। आयुर्वेद की दवाइयाँ पारंपरिक सात अवस्था के रोग-जनन को पहचानकर उसका उपचार करती हैं, जिसमें से केवल आखिरी दो अवस्थाओं में बीमारी व विकृति आमतौर पर दवाइयों द्वारा ठीक की जाती है।

'मेरु चिकित्सा' एक प्राचीन हीलिंग पद्धति है, जिसे पुनः श्रीश्री द्वारा जीवित व स्थापित किया गया है। यह रीढ़ को तनाव से मुक्त करने का प्रयास करती है, जो ग्रीवा और सेक्रमी भागों में निर्मित होती है। यह चार मेरुदंडीय उप-तंत्रों को एक साथ लाकर रीढ़ के तनाव को दूर करने का काम करती है। यह इस तरह अनोखी है कि तुरंत ठीक करनेवाले समाधान की तरह बीमारी पर असर नहीं करती है, वरन् व्यक्ति को प्राकृतिक ढंग से स्वयं को तंदुरुस्त करने में समर्थ बनाती है। ये पद्धतियाँ समय के साथ खरी उतरी हैं और सुरक्षित, प्राकृतिक व कारगर हैं। यह थैरैपी न सिर्फ बीमारी को ठीक करती है, वरन् व्यक्ति को शारीरिक व भावनात्मक, दोनों रूप में पूरी तरह से ठीक भी करती है। यह शरीर के विकारग्रस्त भाग पर काम करने के बजाय सामान्य शरीर विज्ञान पर कार्य करती है और स्वयं ठीक करने के लिए शरीर व मन को ताकतवर बनाती है। जुकाम, स्लिप्ड डिस्क, माइग्रेन, दमा, मिरगी और यहाँ तक कि कैंसर जैसी बीमारियों के मरीजों पर भी असाधारण परिणाम देखने को मिले।

बेंगलुरु में पारंपरिक ढंग से निर्मित 'श्रीश्री आयुर्वेदिक ट्रीटमेंट सेंटर' घने नारियल के बागों के बीच में स्थित है, जो शांति व सौंदर्य का स्वर्ग है। यह वह स्थान भी है, जिसने बहुत से लोगों की ठीक होने में भी मदद की है। वहाँ की एक फिजीशियन डॉ. नीना से मिलने के लिए जब मैं प्रतीक्षा कर रहा था तो मैं चार्टर्ड अकाउंटेंट सुरेश कीनी से बात करने लगा, जो कई वर्षों से गरदन के दर्द व सिरदर्द के शिकार थे। अपने अनुभवों को याद करते हुए उन्होंने बताया—

दर्द इतना तीव्र हुआ करता था कि मैं काम पर भी नहीं जा पाता था। मैंने अलग-अलग तरह की दवाइयाँ आजमाईं और दर्द से राहत पाने के लिए योग भी किया, पर कोई फायदा नहीं हुआ। यहाँ कुछ समय पहले अपने एडवांस कोर्स के

दौरान मैंने 'मेरु' चिकित्सा सत्रों को करने का निश्चय किया। अब मुझे इतना आराम है कि मैं बिना किसी तरह के दर्द या असुविधा के 300 कि.मी. तक की यात्रा कर सकता हूँ। सबसे आश्चर्यजनक बात तो यह है कि मैं कोई दर्द-निवारक गोली नहीं ले रहा हूँ। अब बिना दवाइयों के मैं एक बेहतरीन जीवन जी पा रहा हूँ। पहले मैं एक उपचार के रूप में अपने दर्द से राहत पाने के लिए मेरु चिकित्सा लिया करता था, पर अब मैं उसे आनंद के लिए करता हूँ।

अब डॉक्टर से मिलने की मेरी बारी आ गई थी। पिछले 20 वर्षों से बैठे-बैठे काम करने तथा लगातार यात्रा करते रहने के कारण मुझे भी पीठ में दर्द था। मैं देखना चाहता था कि आयुर्वेदिक मालिशों से क्या मुझे कुछ आराम मिल सकता है या नहीं? मैं अंदर गया तो अपने हाथ में पकड़े पत्र से सिर उठाकर उन्होंने मुझे देखा। वह पत्र सॉफ्टवेयर इंजीनियर आदेश गोयल का था, जिसका स्लिप डिस्क की वजह से कमर के निचले हिस्से में हुए दर्द का इलाज किया गया था।

''प्रिय डॉ. नीना,

आप कैसी हैं? मैं आपके साथ मेरु चिकित्सा के अपने अनुभव को बाँटना चाहता था और मुझे लगा कि आज इस बारे में बताने और इस पत्र को भेजने का अच्छा दिन है।

जैसाकि आप जानती हैं, 1991 के आरंभ में मैं कमर के भ्रंश डिस्क से पीड़ित हुआ था और तब से मुझे यह तंग करती रही। मुझे गरदन में भी समस्या थी। जब यह परेशानी होती थी तो यह कई हफ्तों तक चलती थी। मैंने इसके एलोपैथिक एवं होम्योपैथिक दोनों इलाज किए और कम-से-कम तीन बार कर्षण भी कराया।

जैसाकि आप जानती हैं, मैंने हफ्ते में तीन बार अपना ट्रीटमेंट और 'क्रेनियो' (कपाल मसाज) हफ्ते में एक बार कराना शुरू किया और उसने चमत्कार की तरह काम किया। तीन सत्रों में ही मेरे दर्द का एक बड़ा भाग और असुविधा गायब हो गई। मैं पूरे दिन अपना काम करने में सक्षम हो गया। वे बहुत व्यस्तता भरे दिन भी थे, क्योंकि मैं तीन से चार हफ्तों से काम पर नहीं गया था। मैं इतना 'सामान्य' व अच्छा महसूस कर रहा था कि मैंने आपसे पूछा कि नवंबर में गुरुजी के साथ दीवाली मनाने के लिए क्या मैं ऋषिकेश जा सकता हूँ? जैसाकि आपको पता है कि वह गुड़गाँव, जहाँ मैं रहता हूँ, उससे 275 कि.मी. दूर है। आपने कहा कि मैं जा सकता हूँ। मैं वहाँ गया और यात्रा एकदम सुखद रही। बिलकुल भी दर्द नहीं हुआ। और जैसे ही मैं वहाँ

पहुँचा, मैं गुरुजी से मिलने में सफल हो गया। आप जानती हैं कि क्या हुआ? उन्होंने हलके से मेरे गालों को दबाते हुए पूछा, 'अब तुम्हारा पीठ का दर्द कैसा है?' मैं उनके स्नेह से अभिभूत हो गया।

अन्य जो चीज मैंने देखी, वह अलौकिक थी। काम करना, जो पहले मुझमें निराशा और क्रोध भर देता था, अब उसे करने में मुझे आनंद आने लगा था। आपसे इस बारे में बात करने पर आपने बताया कि यह ट्रीटमेंट व्यक्ति को शांतप्रिय बनाने में भी मदद करता है। इस पूरी थैरेपी ने न सिर्फ मेरे पीठ के दर्द को ठीक करने में मदद की, वरन् मुझे कहीं अधिक शांत, तनाव-मुक्त और काम के प्रति ज्यादा केंद्रित और इस तरह ज्यादा उत्पादक बना दिया।

हालाँकि मैं सामान्य महसूस कर रहा था, लेकिन अपने डॉक्टर की सलाह पर मैंने दो महीने से अधिक तक अपने ट्रीटमेंट को जारी रखा और एक्सरसाइज भी करता रहा। तब से मैं अच्छा महसूस कर रहा हूँ। मेरे पीठ दर्द ने मुझे दुबारा परेशान नहीं किया और राहत व तनाव-रहित महसूस कर रहा हूँ।

अब मैं जब भी ऐसे व्यक्तियों से मिलता हूँ, जो इस दर्द से पीड़ित हैं, मैं उन्हें मेरु चिकित्सा लेने की सलाह देता हूँ। यह बहुत आसान व सौम्य है। मैं यह भी बताना चाहता हूँ कि आपके सेंटर में चिकित्सक बहुत दयालु हैं और उनमें मरीजों के प्रति वास्तविक चिंता है, और बाद में अच्छा महसूस करने के साथ-साथ ट्रीटमेंट से पहले एवं बाद में एकदम रिलैक्स महसूस करने लगते हैं।

आपने मेरे और मेरे जैसे अन्य लोगों की जो अभूतपूर्व सेवा की है, उसके लिए धन्यवाद।

आदर सहित
आदेश''

आपने ठीक ही अनुमान लगाया, मैंने ट्रीटमेंट लिया और मेरी पीठ लगता है कि अब कंप्यूटर व यात्रा दोनों का तनाव झेल पा रही है।

कई क्षण आते हैं जब हम सब उस तथ्य, जिसे हम जीवन कहते हैं, के तारतम्य को महसूस कर पाते हैं। ये अनुभवातीत या 'उच्चतम' अनुभव होते हैं, जिनमें न सिर्फ हम अपने आपको एक वस्तु की तरह भूल जाएँ, बल्कि दुनिया को भी एक वस्तु की तरह भूल जाएँ और अनुभव के साथ एक हो जाएँ। ये पल उत्कृष्ट जागरूकता के होते हैं।

ये अनुभव स्वास्थ्य के भी होते हैं, यानी कि वे उचित सामंजस्य के अनुभव

होते हैं। फिर भी ऐसे अनुभवों का बदलना अनिवार्य है और जब वे बदलते हैं, वे हमें आनेवाली अ-तारतम्य घटनाओं की ओर वापस ले जाते हैं। इन विघटनकारी घटनाओं के साथ हम 'बीमारी' शब्द जोड़ देते हैं।

सेहत एक अमूल्य धरोहर है, जो शरीर के पास अवश्य होनी चाहिए। प्रत्येक समाज में सेहत को दी जाने वाली महत्ता को एक स्वाभाविक पहचान दी जाती है। सेहत हमारी तीक्ष्ण और कायम रहनेवाले ध्यान को बढ़ाती है, क्योंकि बिना स्वस्थ शरीर के हमारे जीवन की क्षमताएँ पूरी तरह से विकसित नहीं हो सकती हैं। अच्छे स्वास्थ्य की कुंजी है जागरूकता। यह पता होना चाहिए कि कब संतुलन की यह सुसंगत स्थिति बिगड़ जाती है और उसकी जगह थकावट के चिह्न उभरने लगते हैं। सतर्क बने रहकर तुरंत चीजों को व्यवस्थित कर लेना चाहिए।

हमारी श्वास यही भूमिका निभाती है। हम सबने इस बात पर गौर किया है कि जब हम स्वस्थ नहीं होते हैं तो किस तरह हमारी श्वास का रुख बदल जाता है। श्वास के साथ संतुलन बनाए रखते हुए व्यक्ति शरीर व उसके क्रियाकलापों के प्रति ज्यादा अंतर्ज्ञानी हो जाता है। इससे उसे अपने शरीर, उसकी आम प्रवृत्तियों, उसकी कमजोरियों और ताकत को जानने में मदद मिलती है, साथ ही उन विशिष्ट तरीकों का भी ज्ञान होता है, जिनके द्वारा उसे पुनः सुव्यवस्थित किया जा सके। व्यक्ति को अपनी सेहत के प्रति स्वयं जिम्मेदार होना चाहिए। अपने शरीर के प्रति निजी उत्तरदायित्व का ज्यादा महत्त्व होता है और अधिक दवाइयों, अधिक अस्पतालों एवं चिकित्सकों की बजाय ऐसा करने से ही स्वास्थ्य प्रबंधन की समस्याओं का सही समाधान ढूँढ़ा जा सकता है।

## आयुर्वेद और हीलिंग (उपचार)

जीवन की चार विशेषताएँ हैं—उसका अस्तित्व, विकास, अभिव्यक्तियाँ और समापन। आपके अस्तित्व, विकास, अभिव्यक्ति व समापन के लिए वह पाँच तत्त्वों पर निर्भर है—पृथ्वी, जल, वायु, आकाश व अग्नि। आयुर्वेद के अनुसार जीवन कठोर कक्षों की शृंखला नहीं है, वरन् एक सुसंगत प्रवाह है। यहाँ तक कि ये पाँच तत्त्व, जिनसे संपूर्ण सार्वभौम निर्मित है, वे भी परिभाषित वस्तुओं के कठोर कक्ष नहीं हैं—वे एक-दूसरे में प्रवाहित होते हैं, प्रत्येक तत्त्व में बाकी चार समाहित हैं। इसलिए आयुर्वेद का जीवन के प्रति दृष्टिकोण होलिस्टिक है। इसी तरह इसका आकलन किया जाता है। हममें सबसे शाश्वत तत्त्व है अंतरिक्ष, जिससे मस्तिष्क बना है और आधारभूत तत्त्व है पृथ्वी, जिससे हमारी हड्डियाँ व मज्जा, ढाँचा व

त्वचा बनी है। इस आकाश (अंतरिक्ष) को तीन दोषों में बाँटा जा सकता है—वात्त, पित्त और कफ या शरीर विज्ञान, उसकी विशेषताओं और उसका मस्तिष्क पर पड़नेवाले प्रभाव के समझने के ढंग।

जब बीमारी होती है तो वह सबसे पहले दिमाग में होती है और फिर शरीर पर स्वयं को प्रकट करती है। तरल रूप में सामान्य लक्षण उभरते हैं, जिन्हें दूर किया जा सकता है और फिर बीमारी अधिक ठोस रूप, यानी शरीर पर प्रकट होती है। वहाँ उसे दवाई की जरूरत होती है। आप कलर थेरैपी और अरोमाथेरैपी के बारे में जानते ही होंगे। अरोमाथेरैपी में खुशबू के द्वारा बीमारी का उपचार किया जाता है। वह अधिकतर बचाव उपायों पर केंद्रित होती है। यहाँ तक कि बीमारी अपना सिर उठाए, उससे पहले ही उसे दबोच लिया जाता है। ऐसा गंध, खुशबू और व्यक्ति के श्वास का उपयोग करके किया जा सकता है।

आयुर्वेद की होलिस्टिक पद्धति में अभ्यास, श्वसन व ध्यान निहित हैं। श्वास व शरीर के विभिन्न दोषों—वात्त, पित्त और कफ के बीच संबंध को पहचानना बहुत ही दिलचस्प है। ये तीन दोष शरीर के कुछ भागों को अन्य की अपेक्षा ज्यादा प्रभावित करते हैं। उदाहरणतया, वात दोष धड़ के निचले हिस्से, पेट के चारों ओर व आँतों आदि में ज्यादा प्रबल होता है। गैस की समस्याएँ व जोड़ों के दर्द जैसी बीमारियाँ वात में असंतुलन होने से होती हैं। कफ दोष धड़ के मध्य भाग में प्रबल होता है। बलगम कफ के असंतुलन की वजह से ही बनता है। पित्त शरीर के ऊपरी हिस्से यानी सिर को प्रभावित करता है। उदाहरणतया, क्रोध पर काबू न कर पाना पित्त का लक्षण है। इसलिए वात, पित्त और कफ शरीर के तीन विभिन्न भागों में प्रबल होते हैं।

योग और श्वसन तकनीकों में तीन-स्तरीय प्राणायाम का इन तीन दोषों पर असर होता है। प्राणायाम और अन्य श्वसन तकनीकों में शरीर के निचले, मध्य और ऊपरी हिस्से के लिए निश्चित श्वसन व्यायाम हैं। अगर आपने तीन-स्तरीय प्राणायाम कर लिया है तो अवश्य ही गौर किया होगा कि प्राणायाम करने के बाद आपको महसूस हुआ होगा कि आपके शरीर के दोष सुधर गए हैं, शरीर में कुछ बदलाव आया है। आप पहले जैसा अनुभव नहीं करते हैं। आप कुछ अलग और संतुलित महसूस करते हैं। प्राणायाम ही है, जो हमारे शरीर में संतुलन लाता है।

हमने यह जाना कि तीन दोष शरीर के विशिष्ट भागों से जुड़े हुए हैं। सुसंगत लय या श्वसन के तरीके इन दोषों को ठीक करते हैं और शरीर के उन भागों में संतुलन लाते हैं। उसी तरह, हम तीनों दोषों और हमारी नस के अंतिम भाग को

अपनी अंगुलियों में पा सकते हैं, जैसे तर्जनी अंगुली कफ है, मध्यमा अंगुली वात है और अनामिका पित्त है। जब आप किसी की अंगुलियों को देखते हैं तो अंगुलियों की बनावट कैसी है, यह सब देखते हैं, आप शरीर में दौड़ते दोषों को देख सकते हैं। मुद्रा प्राणायाम का अभ्यास, यानी कि अंगुली के पोरों पर हलके हाथों से नाप के अंतिम भाग को दबाना और 'उज्जई' श्वास के साथ साँस लेना भी शरीर में दोषों को संतुलित करता है। कोई भी अपने शरीर को बेहतर स्वास्थ्य प्रदान कैसे कर सकता है? सबसे पहले आकाश या मस्तिष्क तत्त्व पर ध्यान देते हैं। मस्तिष्क को शांत करना प्रथम निदान है, जो सृजन के सबसे उत्कृष्ट पहलू आकाश से आता है। और फिर वायु तत्त्व, श्वास, जिसका एक हिस्सा अरोमाथैरेपी भी है। फिर प्रकाश, जिसका भाग कलर थैरेपी है। शरीर पर बीमारी के प्रकट होने से पहले आप व्यक्ति के प्रभामंडल में उसे देख सकते हैं। आजकल प्रभामंडल फोटोग्राफी की तकनीक बहुत प्रचलित हो रही है। कुछ चिकित्सकों ने इस तकनीक पर अनुसंधान किया है, विशेषकर अल्सर, कैंसर और मधुमेह पर, जिसके लिए उन्होंने प्रभामंडल के फोटोग्राफ लिये और पाया कि वे छह महीने पहले ही शरीर पर बीमारी की तरह प्रकट हो गए थे। योग हमारे तंत्र को प्राण, जीवन ऊर्जा या श्वास से ऊर्जित करता है, जिससे प्रभामंडल साफ हो जाता है और बीमारी से पहले ही बचाव हो जाता है। योग का उद्देश्य है—दुःख उभरने से पहले ही उसे रोक दिया जाए, बीमारी के अंकुर को प्रस्फुटित होने से पहले ही जला दिया जाए।

फिर आता है जल तत्त्व। जल के साथ उपवास करने से हमारे तंत्र में बहुत अधिक संतुलन आ सकता है। निस्संदेह अंतिम संसाधन विभिन्न जड़ी-बूटियाँ, दवाइयाँ व शल्य-चिकित्सा है। ये सब अंतिम चरण में आते हैं, जब बाकी सब निष्फल हो जाता है या जब हम इन अन्य उपायों की अवहेलना कर देते हैं। हमारे दिमाग की प्रत्येक संवेदना के लिए श्वास में एक अनुकूल लय होती है और प्रत्येक लय शरीर के कुछ भागों पर असर डालती है। उसे महसूस करने के लिए आपको उस पर ध्यान देने की जरूरत है। संवेदना व शरीर और दिमाग की मनोस्थितियों के बीच अत्यधिक परस्परता है मेडीटेशन। इस पर ध्यान देना, इसे सीखना मेडीटेशन है।

जब आप खुश होते हैं तो क्या आपने एक अनुभूति का अनुभव किया है? आप फैलाव की भावना को महसूस करते हैं और जब आप परेशान होते हैं तो सिकुड़ने की भावना का एहसास होता है। आप जकड़न महसूस करते हैं, जिसका अर्थ है कि आप कहीं जकड़े हुए, भीतर से तनाव-युक्त महसूस कर रहे हैं। एक

संकुचन होता है, चेतना सिकुड़ती है। वह परेशानी है, दु:ख है। ज्ञान यह जानना है कि जो शरीर में इस 'कुछ' को फैलाता है, जो फैलता व संकुचित होता है, खुश और दु:खी होता है, विकसित होता है और घटनाओं को पार कर आगे बढ़ जाता है। यह ज्ञान, यह अन्वेषण चेतना, जीवन, प्राण, आयुर्वेद का अध्ययन है।

योग ऐसी चीज है, जिसे हर किसी ने बचपन में किया था। आपने एक छह महीने के बच्चे को पीठ के बल अपने पाँव ऊपर करके लेटे देखा है? वह अपने पैरों को झटकता है और सिर को ऊपर उठाता है, वैसे ही जैसे हम पेट के व्यायाम करते हैं और फिर बच्चा कोबरा मुद्रा में आ जाता है, जो योगासन में दूसरी मुद्रा है। अन्य मुद्रा वह होती है जब एक बच्चा झुककर त्रिकोणी मुद्रा में मुड़ जाता है और एक हाथ उठाते हुए दूसरे हाथ को धरती पर टिका देता है। अगर सोते हुए बच्चे को देखें तो पाएँगे कि उसके हाथ स्वत: विभिन्न मुद्राएँ बनाते हैं, जो उस समय उसकी वृद्धि के अनुकूल होती हैं। पूरी दुनिया में बच्चे, चाहे अफ्रीका हो, ऑस्ट्रेलिया, अमेरिका या एशिया, ऐसा ही करते हैं; क्योंकि ये चीजें शरीर, मन व श्वास को समन्वित करती हैं।

जब आप आनंद का अनुभव कर रहे होते हैं तो आपका श्वास नाक की नोक पर होता है। ऐसा इसलिए, क्योंकि खुशबू और आनंद का भाव निकटता से एक-दूसरे से जुड़े हैं। स्वाद, गंध और सेक्स आपस में जुड़े हैं। इसका कोई भी आनंद का अनुभव श्वास की लय से जुड़ा है, जो नाक की नोक पर अधिक होती है। शरीर में ऐसे कई भाग हैं, जो अलग-अलग संवेदनाओं के अनुकूल होते हैं, पर वे किसी चीज का प्रतिबिंब मात्र होते हैं, जो इन सबसे परे है। वह कोई चीज क्या है? जीवन का स्रोत!

हम अपने शरीर को सही पोषण प्रदान कर उसे ठीक कर सकते हैं, जो बदले में हमारे दिमाग पर असर डालता है। भोजन ऊर्जा का एक महत्त्वपूर्ण स्रोत है। यद्यपि गलत प्रकार का भोजन, जैसे बासी या डिब्बाबंद भोजन, शरीर में तमस पैदा कर सकता है, जिससे दिमाग में शिथिलता आ सकती है। कुछ प्रकार के भोज्य पदार्थ शरीर में श्वास (गतिविधि या अधीरता) पैदा करते हैं और अन्य, जैसे सात्त्विक भोजन, दिमाग को केंद्रित करने में मदद करते हैं।

एक आयुर्वेदिक चिकित्सक कौशानी, जिसके पास आहार व पोषण के ज्ञान की संपदा है, वे पोषण की आयुर्वेदिक पद्धति के बारे में बताते हैं। रस या स्वाद के अलावा भोजन में 22 तरह के गुण होते हैं, जो शरीर के तापमान पर प्रभाव डालते हैं। वे गुण या तो गरमी (ऊष्मा) या ठंडक (शीत) पैदा करनेवाले होते हैं। इनमें से

कई गुण, जैसे कि हलकापन बनाम भारीपन और तैलीयता बनाम शुष्कता हमारे सामान्य ज्ञान के अंतर्गत आते हैं और हमारे लिए आश्चर्य की बात नहीं है, क्योंकि हम सबने यह अनुभव किया है कि हमारा शरीर एक तैलीय, गरिष्ठ भोजन के बाद कैसा महसूस करता है।

सुरेश, जिसने कौशानी द्वारा आश्रम में आयोजित किए न्यूट्रीशन कोर्स (पोषण पाठ्यक्रम) में भाग लिया था, पूर्णतया उत्साहित था—

> यह बिलकुल हैरत में डाल देनेवाला पाठ्यक्रम था। इसने मुझे भोजन के रसायन की गहन जानकारी दी और मेरे आहार के कई रहस्य खोले, जो तेल-रहित हैं, क्योंकि मुझे कोलेस्टरॉल की परेशानी है। यह जीवन बदलनेवाला पाठ्यक्रम है और जो लोग बेहतर स्वास्थ्य, दिमाग व जीवन के लिए अपनी जीवन-शैली को बदलना चाहते हैं, उन्हें मैं इसे करने की सलाह दूँगा। यह बहुत ही व्यावहारिक पाठ्यक्रम है, जो आपको राजसिक से सात्त्विक भोजन की ओर जाने के लिए प्रेरित करेगा।

## आयुर्वेद और भोजन

शाकाहारी भोजन बनाम मांसाहारी भोजन के फायदों के बारे में एक अनवरत बहस चलती रहती है। निस्संदेह कोई भी 'सही' तरीका नहीं है, क्योंकि भोजन की आदतें आप जहाँ रहते हैं और आपके वातावरण के अनुसार शरीर की जरूरतों पर निर्भर करती हैं। यद्यपि मैं कुछ तथ्य बताना चाहता हूँ। वैज्ञानिकों ने दिखाया है कि न तो मानव पाचन क्षेत्र, न ही यकृत यूरिक एसिड को बाहर निकालने के हिसाब से बने हैं, जो मांस खाने से बनता है। फल एक घंटे में पच जाते हैं, जबकि स्टार्च और प्रोटीन को पचाने में क्रमशः तीन और चार घंटे लगते हैं। यद्यपि मीट प्रोटीन को पचने में बहत्तर घंटे लग जाते हैं। मांस को हमारे पाचन क्षेत्र से निकलने में लंबा समय लगता है, जो वास्तव में केवल फल व अनाज का सेवन करने के लिए बना है। इसका अर्थ हुआ कि पचने का इंतजार करते हुए उसका अम्ल बनता है और वह सड़ता है, जिससे विषाक्त तत्त्व पैदा होते हैं, जिनसे बीमारियाँ जन्म लेती हैं।

डॉक्टर मानते हैं कि आज लोगों में कैंसर और पाचन समस्याएँ वस्तुतः एक विशेष जीवन-शैली की वजह से हैं। साथ ही इसकी वजह वे कीटनाशक भी हैं, जो शरीर भोजन के साथ ग्रहण करता है। प्रगति और धन कमाने की दौड़ में, अधिक व तेजी से उत्पाद करने के लिए खेती के कई पारंपरिक तरीकों को नजरअंदाज कर दिया गया है। हरित क्रांति के बारे में बहुत बात की जाती है, जिसकी वजह से प्रचुर

मात्रा में फसलों को उगाने के लिए हानिकारक कीटनाशकों और खादों का प्रयोग किया जाता है। ये हानिकारक उत्पाद अब हमारे शरीर में विभिन्न बीमारियों के रूप में प्रकट हो रहे हैं। आज दुनिया उन विषाक्त रसायनों के बारे में अधिक जागरूक हो गई है, जिन्हें उन फसलों पर छिड़का जाता है जिनका प्रयोग पशुओं व मनुष्यों, दोनों को खिलाने के लिए किया जाता है।

इस ग्रह में आर्ट ऑफ लिविंग की पहल भारत में बढ़ते कर्ज व आर्थिक अनिश्चितता के कारण किसानों की बढ़ती आत्महत्याओं के जवाब में की गई। इस प्रोग्राम के मुख्य उद्देश्य हैं—किसानों को आत्मनिर्भर बनाना और आंतरिक आत्मविश्वास निर्मित करना, जैविक खेती को प्रोत्साहन देना तथा उसे पुनः लागू करना और जल प्रबंधन व सिंचाई के बारे में शिक्षित करने के लिए मार्गदर्शन देना। यह किसानों को बेहतरीन कृषि निवेशों के बारे में शिक्षित करता है और उच्चतम गुणवत्ता वाली उपज करने पर केंद्रित है।

वर्ष 2003 में अपनी पहुँच को और विस्तार देने के लिए 'श्री श्री मोबाइल एग्रीकल्चर इंस्टीट्यूट' (एस.एस.एम.ए.आई.) स्थापित किया गया। जब से 'एस.एस.एम.ए.आई.' का गठन हुआ है, किसानों के अंदर आत्मविश्वास निर्मित करने के साथ-साथ उनके घर-घर जाकर उन्हें कृषि संबंधी जानकारी व ज्ञान प्रदान करने के अतिरिक्त उन्हें प्राकृतिक एवं कारगर तरीकों की जानकारी भी दे रही है। यह संगठन रसायन-रहित खेती को बढ़ावा देती है और किसानों में जागरूकता पैदा करती है, खासतौर पर जैव-विविधता, जैव-सुरक्षा, आनुवंशिक यांत्रिकी के संकट और रासायनिक उत्पादों के प्रयोग से होनेवाले स्वास्थ्य खतरों के बारे में। जैविक खेती का प्राचीन वैदिक तरीका, कृषि को पर्यावरण के संरक्षण कें लिए और बारिश के पानी से फसल उगाने सहित प्राकृतिक संसाधनों का उपयुक्त उपयोग करने के लिए पुनः लागू किया गया। 'एस.एस.एम.ए.आई.' के मुख्य उद्देश्यों में से एक है—जैविक खेती के सैद्धांतिक और व्यावहारिक पहलुओं के बारे में गाँव के युवाओं को व्यापक प्रशिक्षण देना। इसमें सहभागिता, मूल्य-निर्धारण, भूमि व जल संरक्षण, कृषि उपकरणों का प्रयोग, कृषि व बागबानी, फसल दुग्ध-उत्पादन, कृमि खाद, जैव खादों, जैव कीटनाशकों को बनाना, मूल्य संवर्धित और फसल उगाने के बाद की तकनीकें शामिल हैं। इस प्रकार युवा जो भी ज्ञान प्राप्त करते हैं, उसके व्यावहारिक प्रयोग का पर्याप्त अनुभव उन्हें प्रदान किया जाता है। न केवल आर्ट ऑफ लिविंग ग्रामीण समुदाय के बीच पानी की कमी के मुद्दे पर जागरूकता पैदा करता है, बल्कि वह उन्हें उन साधनों के बारे में भी सिखाता है, जिसके द्वारा वे बारिश के पानी व

अन्य प्राकृतिक जल प्रबंधन तरीकों के द्वारा फसल उगाकर इस समस्या से निजात पा सकें। कुएँ खोदने के बजाय जल को रोकनेवाले बाँध और तालाब निर्मित करने के लिए किसानों को प्रोत्साहित करने के द्वारा कृषि भूमि स्तर पर बारिश के जल के फैलाव में सुधार किया गया। अवरोधक बाँध, पीपा बाँध और मिट्टी के बाँधों जैसे ढाँचे बारिश के जल को संगृहीत करने के लिए बनाए गए; क्योंकि ये ढाँचे स्थानीय दृष्टि से भूमिजल स्तर को बढ़ाने में भी सहायक सिद्ध होते हैं।

इसके बारे में बताते समय उस महान् चिकित्सक का एक और पहलू मेरे सामने आया। इस धरती पर शांति लाने का उसका ध्यान, चिंता और कार्य हर तरफ हो रहा था, न केवल शरीर को ठीक करने के लिए, बल्कि हमारी माँ धरती को भी ठीक करने के लिए, जो जीवनदायिनी है और जीवन बचानेवाली है।

हम जिस समय में रह रहे हैं, अपनी दिनचर्या के साथ सामंजस्य बनाए रखना तनाव की मुख्य वजह है। हम घंटों कंप्यूटर के आगे बैठकर बिता देते हैं, कुछ घंटे ट्रैफिक में फँसकर निकल जाते हैं, सही भोजन और सही समय पर नहीं खाते, और हमेशा दौड़ते रहते हैं। जब मैं अमेरिका में लेक्चर टूर पर था, तो उन तीन हफ्तों के दौरान मुझे याद नहीं कि मैंने चार बार से अधिक टेबल पर बैठकर खाना खाया होगा। नाश्ते के लिए डू नट्स लेकर कार में खाना, अगली अपॉइंटमेंट के लिए जाते हुए दोपहर के भोजन में सैंडविच खा लेना और वापस लौटते हुए रास्ते में बने किसी फास्ट-फूड रेस्तराँ से अपने रात के खाने के लिए खाना पैक करवा लेना—यही दिनचर्या मेरी वहाँ बनी रही। इन सब अत्याचारों का परिणाम मेरे शरीर को भुगतना पड़ा। दुनिया भर में लोग हर दिन इस तरह का अत्याचार अपने साथ कर रहे हैं; निस्संदेह शरीर इसका विरोध करता है और हम बीमार पड़ जाते हैं। हृदयाघातों में वृद्धि हो रही है और हमारी उम्र के लोगों की अस्वस्थ जीवन-शैली के कारण मृत्यु दर में भी वृद्धि हुई है।

## शरीर

उत्तम स्वास्थ्य के लिए शिक्षा एक अनिवार्य तत्त्व है। ऐसा कैसे हुआ कि स्कूल में इतने सारे वर्ष बिताने के बाद भी हमें अपने शरीर के कार्यों के बारे में अस्पष्ट हैं? ऐसा कैसे संभव है कि अत्यधिक ध्यान रखनेवाले माता-पिता बच्चे के लिए यह महत्त्वपूर्ण नहीं मानते कि उसे अपने शरीर के बारे में न्यूनतम ज्ञान मिले?

'यूथ एंपावरमेंट सेमीनार (वाई.ई.एस.) 'युवा सशक्तीकरण अधिवेशन' कोर्स यही बताने का एक प्रयास है—युवाओं को अपने शरीर, मन व आत्मा के बारे

में जानने और उसका दायित्व लेने के लिए शिक्षित व प्रेरित करना। इस कार्यशाला से वे स्वास्थ्य व प्रसन्नता प्राप्त करके उत्साह से भरे मौज-मस्ती करते हुए जाते हैं।

आज के युवाओं को तब की तुलना में कहीं अधिक अनुभव होते हैं, जब मैं फ्रांस में बड़ा हो रहा था। जो दबाव व तनाव वे झेलते हैं, वे कहीं ज्यादा गहरे हैं। इसलिए इन तनावों से छुटकारा पाने के उनके तरीके कई बार बहुत उग्र होते हैं। साथ ही वे सिगरेट, नशीली दवाएँ और शराब का सेवन कर अपने शरीर के साथ अत्याचार भी करते हैं। ये चीजें पहले मौज-मस्ती के रूप में शुरू होती हैं और धीरे-धीरे वे इसके अभ्यस्त बन जाते हैं। अधिकांश युवा सिगरेट या शराब पीने की अपनी आदत को छोड़ना नहीं चाहते हैं—कम-से-कम इस समय तो नहीं। यद्यपि अनेक युवाओं ने 'वाई.ई.एस.' करने के बाद अपने जीवन की रिक्तता को भरने के लिए अन्य चीजों को ढूँढ़ लिया और बुरी आदतें छूट गईं।

वाई.ई.एस. कोर्स खत्म होने को ही था कि उस कार्यक्रम के संयोजक बावा और दिनेश ने मुझे एक सत्र में आमंत्रित किया, जहाँ हिस्सा लेनेवाले अपने अनुभवों को बाँट रहे थे। जब मैंने हॉल में प्रवेश किया तो उसमें समाहित ऊर्जा का मैंने अनुभव किया। सभी युवा उत्साह व खुशी से लबालब थे। वे नाच रहे थे, गा रहे थे, हँस रहे थे और कृतज्ञता के आँसू निकल रहे थे, जो उस प्यार के लिए थे, जो उन्हें पिछले कुछ दिनों में वहाँ मिला था। उन्होंने उस दिन उस कमरे में जो अनुभव बाँटे, जो भविष्य के लिए उत्साह व उम्मीद से भरे थे, वे यहाँ दे रहा हूँ—

**पाकिस्तान के वास्तु-शिल्प के छात्र जुनैद जमाल ने कहा—**

''वर्कशॉप में मुझे आश्चर्यजनक अनुभव हुआ। मैंने वहाँ सीखा कि कैसे श्वास ली जाए, एकाग्रता बनाई जाए और वास्तव में अच्छे लोगों से मिलने का अवसर मिला। यही नहीं, मैं बहुत आलसी व्यक्ति भी था। इस पाठ्यक्रम ने मुझे सक्रिय बनाने में मदद की। अगर मैंने यह कोर्स नहीं किया होता तो अपनी गलत आदतों की वजह से मैं असमय ही मृत्यु को प्राप्त हो चुका होता।''

**अमेरिका की यूगोनमा फोंटेन कहती हैं—**

''मुझे लगता है कि इस समय में यह वर्कशॉप एक अनिवार्यता है, विशेषकर एक बोस्टन कॉलेज छात्रा के लिए, जिसके साथ बहुत कुछ घट रहा होता है—स्कूल, रिश्ते और अन्य चीजें। जीवन चलता रहता है, पर स्वयं को शिक्षित करने के लिए हम सबको किसी चीज की जरूरत है।''

**ओसामा ताहिर, जो दूसरी बार पाठ्यक्रम कर रहा था, ने ग्रुप को बताया—**

"शुरू में इस प्रक्रिया की मैंने अवहेलना की थी; पर मैंने जाना कि रोज इसका अभ्यास करने से मुझे शारीरिक व मानसिक, दोनों रूपों से फायदा हुआ। इसने मुझे अपने जीवन पर नियंत्रण रखना सिखाते हुए वास्तव में जीने योग्य बनाया। इसलिए दोस्तो, इसे करते रहो।"

**फिर मरियम ने अपनी लत की कहानी सुनाई और बताया कि कैसे श्वसन तकनीकों ने उसकी मदद की—**

"मैं कुछ समय के लिए मशीनी दवाओं पर निर्भर थी। मैंने कभी नहीं सोचा था कि मैं उनके बिना जी सकती हूँ। आश्चर्य की बात है कि मैं शांत व खुश हूँ। बदलाव इतने सूक्ष्म थे कि उन्हें वर्णन करना कठिन है। मैंने अपने आप में एक नई ऊर्जा महसूस की।"

**फिर मल्लिका ने बताया—**

"मैंने टी.वी. पर योग देखा और किताबों में उसके बारे में पढ़ा था; पर कभी सीखा नहीं था। आर्ट ऑफ लिविंग में आने के बाद मुझे योग के वास्तविक अर्थ के बारे में पता चला। इस एक हफ्ते के कार्यक्रम में मैंने बहुत कुछ सीखा और अब मैं 'असंभव को संभव बनाने' में सक्षम हूँ। आर्ट ऑफ लिविंग ने मुझे एक नया जीवन शुरू करने की हिम्मत दी।"

यह सुनकर वहाँ उपस्थित सभी लोग हर्षोल्लास से भर उठे और युवावस्था के संपूर्ण उत्साह व जोश के साथ इस दुनिया को एक बेहतरीन बनाने का संकल्प लिया।

यह देख मैंने सोचा कि संभवतः उपचार (हीलिंग) विज्ञान की बजाय एक कला है। कला में तकनीक की विद्वत्ता महत्त्वपूर्ण है, पर हीलिंग का सार तकनीक या वैज्ञानिक ज्ञान को श्रेष्ठ बना देता है। प्रत्येक व्यक्ति शारीरिक व मनोवैज्ञानिक रूप से भिन्न है, इसलिए प्रत्येक व्यक्ति के लिए इलाज भी भिन्न होना चाहिए। एक सच्चा चिकित्सक वही है, जो शरीर की स्वयं को ठीक करने की शक्तियों को जगाने के लिए चिकित्सा व व्यक्ति के लिए उपयुक्त तरीके के बारे में ज्ञान रखता हो। केवल अपनी उपस्थिति से ही श्रीश्री मरीज के अंदर आत्मविश्वास भरने में सक्षम हैं कि वह अवश्य ही स्वस्थ हो जाएगा—वह भी उस स्थिति में जब परिणाम अनिश्चित हों।

## हीलिंग (उपचार)

### कैंसर

कैंसर हमारे समय की महामारी बन गया है। यह भयानक बीमारी पूरे शरीर का विनाश कर देती है, जबकि अवसाद और मृत्यु का भय दिमाग का नाश कर देता है। यद्यपि आर्ट ऑफ लिविंग के कर्ताओं ने कई प्रमाणों के साथ शारीरिक तंदुरुस्ती, दिमाग और शक्ति में वृद्धि होना दरशाया है, जो क्रिया के रोज अभ्यास से आती है।

कैंसर से ठीक होने की उमा के पास एक आश्चर्यजनक कहानी है—

''मैं हमेशा सोचा करती थी कि मैं स्वस्थ हूँ, जब तक कि जनवरी 1998 में अचानक मैंने अपने दाएँ वक्ष पर एक्र गाँठ नहीं देखी थी। मैं अंत:स्राव विभाग में सामान्य जाँच कराने गई, मेमोग्राम और एफ.एन.ए.सी. कराया और मेरी बगल के साथ-साथ दोनों वक्षों पर गाँठ पाई गई। यह कैंसर की आरंभिक अवस्था थी। मुझे लखनऊ के 'संजय गांधी पोस्ट ग्रेजुएट इंस्टीट्यूट ऑफ मेडिकल साइंसेज' हॉस्पिटल में भरती कराया गया और 27 जनवरी, 1998 को मेरा ऑपरेशन हुआ। एक महीने के बाद मुझे 32 बार रेडिएशन लेना पड़ा और उसके बाद एक-एक वक्ष पर हफ्ते में एक बार ब्रांच थैरेपी। डेढ़ महीने के अंतराल के बाद मुझे 24 बार फिर से कीमोथैरेपी करवानी पड़ी। आप अंदाजा भी नहीं लगा सकते कि ये रेडिएशन थैरेपी शरीर व दिमाग के साथ क्या करती है! मुझे नवंबर 1998 से नवंबर 2003 तक दिन में एक बार टेमोक्सीफिन की गोली (10 मि.ग्रा.) खाने के लिए दी गई और हर तीन महीने में मैं जाँच कराने जाती थी, जिसमें बोन स्कैन, लिवर स्कैन, मेमोग्राम और छाती के एक्सरे शामिल होते थे।

आरंभ में रिपोर्ट बहुत संतोषजनक नहीं थी और हर चीज काफी धुँधली प्रतीत होती थी। फिर श्री योगाधी के साथ फरवरी 1999 में मैंने अपना पहला बेसिक कोर्स किया और पूर्ण लगन के साथ सुदर्शन क्रिया का अभ्यास करने लगी। तब से मेरी रिपोर्ट में सुधार दिखने लगा। 2001 में मैं महाशिवरात्रि के अवसर पर ऋषिकेश गई और गुरुजी के सान्निध्य में दूसरा एडवांस कोर्स किया। जैसे भाग्य मेरा साथ दे रहा था, इसलिए उनके साथ मुझे आधा घंटा बिताने का अवसर मिला और जब मैंने अपनी स्वास्थ्य संबंधी परेशानियाँ बताईं तो उन्होंने कहा, ''तुम्हें कैंसर है? समझो, नहीं है!''

ऋषिकेश से वापस आते समय मैं पुन: जाँच कराने के लिए लखनऊ गई। आश्चर्यजनक बात यह है कि मेरी सारी रिपोर्ट सामान्य थीं और आज तक सामान्य

हैं! मैं अब कोई भी दवा नहीं ले रही हूँ। डॉक्टर मेरे पूरी तरह से ठीक होने पर हैरान हैं और मानते हैं कि केवल चमत्कार से ही ऐसा होना संभव है। मैं यह भी बताना चाहूँगी कि बीमारी के दौरान मेरे बाल नहीं झड़े थे, न ही किसी तरह के दुष्प्रभाव देखने को मिले थे। आज मैं गुरुजी के प्रति अत्यंत कृतज्ञ हूँ, क्योंकि केवल उन्हीं की वजह से मैं कैंसर से छुटकारा पा पाई हूँ!''

एक सच्चा चिकित्सक वास्तव में एक कलाकार होता है। जैसाकि न्यूजीलैंड की कैथरीन कूंबस कहती हैं—

''अब मेरे पास हर पल को समझने की समझ है और प्रत्येक आने वाले विचार के बीच अंतर कर पाती हूँ और परिणाम से भी अवगत हूँ। मैं यहाँ तक कि स्वयं को खर्राटे लेते भी सुन और उन्हें रोक सकती हूँ। श्वसन क्रिया ने मेरी पीठ के दर्द में भी राहत पहुँचाई है। मैं ध्यान द्वारा बहुत ऊर्जावान् महसूस कर रही हूँ। अब बार-बार मनोदशा में अंतर आना भी गायब हो गया है। मैं अपनी आँतों के कैंसर के ऑपरेशन से जल्दी ठीक भी हो गई हूँ और अब कीमोथैरैपी या किसी चिकित्सा की आवश्यकता नहीं है।''

मुंबई की सुनीता ज्ञानचंदानी का भी अनुभव कुछ इसी तरह का है—

''मैं बिलकुल खुली सोच और सकारात्मक दृष्टिकोण के साथ आर्ट ऑफ लिविंग का कोर्स करने गई थी। कहने की आवश्यकता नहीं, मुझे बहुत आनंद आया। अन्य हिस्सा लेनेवाले लोगों के विचार-विमर्श व अनुभवों ने उसे बहुत दिलचस्प बना दिया था। सुदर्शन क्रिया सीखना व करना एक आश्चर्यजनक अनुभव था। जब मैंने इसे किया, तब कैसा महसूस किया, मैं उसे नहीं बता सकती। कोर्स के दौरान क्रिया करते हुए मैं ताजे फूलों की अभिभूत करनेवाली खुशबू सूँघ सकती थी, मानो जैसे कोई हमारे पास से गुजर रहा है और इन फूलों की हम पर वर्षा कर रहा है!

''पिछले वर्ष मैंने गौर किया कि मेरा वजन बढ़ता जा रहा है। मैंने यह सोचकर कि ऐसा एक्सरसाइज न करने की वजह से हो रहा है, उसे गंभीरता से नहीं लिया। कुछ महीनों बाद मुझे लगा, मेरे अंदर कुछ गलत हो रहा है; पर क्या है, यह नहीं बता पा रही थी। दो बार मेरे कार्य करने की जगह पर मुझे अपने पेट में अजीब सा दर्द महसूस हुआ। वह असहनीय तीव्र दर्द था, मानो मेरे पेट में कुछ चुभ रहा हो।

उस दौरान मैं पीली पड़ जाती और साँस लेने में दिक्कत आने लगती। मैंने यह बात अपने एक मित्र को, जो एक डॉक्टर है, बताई। जब उसने मेरे पेट की जाँच की तो उसमें सूजन देख वह चिंतित हो गई। उसने मुझे तुरंत सोनोग्राम करवाने को कहा। सोनोग्राम से पता चला कि मेरे युटेरस (बच्चेदानी) में नारियल के आकार की एक रसौली (फायब्राइड) है। असहनीय दर्द का यही कारण था। रिपोर्ट ने मेरे अंडाशयों (ओवरीज) में भी एक गोला दिखाया, जो स्पष्ट रूप से पहचाना नहीं जा रहा था। मुझे तुरंत स्त्रीरोग विशेषज्ञ से मिलने की सलाह दी गई। उनसे मिलने पर स्त्री रोग विशेषज्ञ ने बताया कि रसौली हटाने के लिए मुझे ऑपरेशन कराना होगा। पर उससे पहले मुझे कुछ टेस्ट कराने होंगे, ताकि वह जान सके कि अंडाशय में वह गोला आखिर है क्या? जब रिपोर्ट आई तो मैं दुबारा स्त्री रोग विशेषज्ञ के पास गई। मेरी रिपोर्ट देखते ही उनके चेहरे के भाव बदल गए और मैं समझ गई कि कुछ गड़बड़ है। उन्होंने बहुत सच्चाई से मुझे बताया कि मेरे खून की रिपोर्ट और एम.आर.आई. स्कैन रिपोर्ट अच्छी नहीं है। फिर उन्होंने बताया कि मुझे तुरंत बड़े ऑपरेशन के लिए भरती होना पड़ेगा। मैं घबरा गई। मैंने ऐसी उम्मीद नहीं की थी; पर उनके चेहरे के भाव बता रहे थे कि हमारे पास समय नहीं है। अचानक मैं भयभीत हो उठी। इस प्रकार के डरावने विचार मेरे दिमाग में आने लगे।

''कुछ दिनों बाद मुझे अस्पताल में भरती होना था। डॉक्टर से मिलने के बाद से मैं बहुत तनाव में थी। डर मेरे चेहरे से साफ झलक रहा था। मैं लगातार प्रार्थना करती रही। जब मुझे अस्पताल में भरती होने के लिए निकलना था, उसके पहले अपने दिमाग को अपने विचारों से हटाने के लिए मैंने टी.वी. चला दिया। अनुमान लगाइए, मैंने क्या देखा—गुरुजी मेरी ओर देख मुसकरा रहे थे। उन्हें देख मेरा डर गायब हो गया और मुझे बहुत खुशी महसूस हुई। मैंने हाथ जोड़े और श्रद्धा प्रकट करने के लिए सिर झुकाकर उन्हें नमन किया और कहा, 'गुरुजी, आपको देखकर मुझे बहुत प्रसन्नता हुई है। मैं अपने सारे डर और अपनी सेहत को आपके चरणों में अर्पित करती हूँ। मैं जानती हूँ, आप मेरे साथ हैं और यह कि आप मेरा ध्यान रखेंगे।'

''अगले दिन मेरी सर्जरी होनी थी। मैं उस रात लगातार प्रार्थना करती रही। सच कहूँ, मैं सोच रही थी कि मैं जीवित नहीं लौटूँगी। मैं गुरुजी के बारे में सोचती रही। सर्जरी के बाद मैं कुछ दिनों तक अचेतन रही। मैं बहुत कमजोर हो गई थी और मेरा वजन भी काफी घट गया था।

''कुछ दिनों बाद मुझे सर्जरी की रिपोर्ट मिली। मेरे डॉक्टर ने मेरे परिवार से बात की और फिर हैरान करनेवाली खबर दी गई। मेरे अंडाशय में बहुत बड़ा और

घातक ट्यूमर था। कुछ पलों के लिए मैं सदमे में रही। मुझे लगा, मेरी हृदयगति रुक रही है। मैं टूट सी गई और रोने लगी। ऐसा कैसे हो सकता है? मुझे यकीन था कि कहीं कुछ गलती हुई है। मैंने तो कभी सपने में भी नहीं सोचा था कि मुझे कैंसर हो सकता है! मुझे बताया गया कि ट्यूमर अंडाशय के अंदर ही था और अन्य अंगों में नहीं फैला था। मुझे आश्वासन दिया गया कि सफलतापूर्वक कैंसर-युक्त वृद्धि को हटा दिया गया है। सावधानी के लिए मुझे छह कीमोथेरैपी सेशन लेने होंगे। एक बार फिर मुझे सदमा लगा। मैं कीमोथेरैपी के दुष्प्रभाव व बाद में होनेवाले प्रभावों के बारे में जानती थी। मैंने प्रार्थना करनी शुरू कर दी। मैंने निश्चय किया कि मुझे स्थिति का सामना करना ही होगा—जितनी जल्दी हो, उतना अच्छा होगा। मैं समझ गई कि मैं भाग्यशाली हूँ, तभी तो मुझे ज्यादा परेशानी नहीं उठानी पड़ी। दिव्य शक्ति ने मुझे आशीर्वाद दिया था। मैंने हर समय साथ रहने के लिए ईश्वर को धन्यवाद दिया। मैंने बहुत आसानी से सारे कीमोथेरैपी सेशन कर लिये। मैं आश्वस्त थी कि गुरुजी का आशीर्वाद हर समय मेरे साथ है, और इस बात से भी आश्वस्त थी कि वह हर समय मेरे साथ थे, फिर चाहे वह डॉक्टर के रूप में हों या उस नर्स के रूप में, जिसने मेरी देखभाल की, या मेरे परिवार या मित्रों के रूप में, जिन्होंने मेरे लिए प्रार्थना की। पूरे समय मैं दिव्य शक्ति के प्रति कृतज्ञ रही और प्रतिदिन उन्हें अपनी कृतज्ञता ज्ञापित करना नहीं भूली। इतनी गंभीर सर्जरी के बाद मेरा ठीक हो जाना किसी चमत्कार से कम नहीं था।

''मैं अब पूर्णतया ठीक हूँ और नियमित रूप से सुदर्शन क्रिया करती हूँ। अपनी सर्जरी के दो महीने बाद मैंने काम पर जाना शुरू कर दिया था। यद्यपि मैं काफी कमजोर थी, पर गुरुजी के प्रति मेरा विश्वास कभी नहीं डगमगाया। मुझे यकीन है कि सुदर्शन क्रिया ने मेरी मदद की है। मैं स्वस्थ व प्रसन्न महसूस करती हूँ और प्रत्येक आनेवाले दिन का इंतजार तक आशीर्वाद की तरह करती हूँ। जीवन बहुत सुंदर प्रतीत होता है। मुझे लगता है कि इससे पहले मैं जीवन को एक मजाक समझकर जी रही थी और गुरुजी ने मुझे जीने का दूसरा मौका दिया है।''

**कई बार ऐसा प्रतीत होता है कि कैंसर से बचने की कोई उम्मीद नहीं है और यह बीमारी मारनेवाली एक निर्दयी मशीन है। यद्यपि छोटी सी सहायता से इटली की अन्ना मारिया सेनरेनो कैंसर पर विजयी होकर लौटीं—**

''लेप्रोटॉमी ऑपरेशन के बाद मुझे लगातार तीव्र सिरदर्द रहता था। मुझे

दीर्घजीवी आहार (मैक्रोबायोटिक) लेने की सलाह दी गई। मैं शाएत्सू भी कर रही थी। थोड़ा आराम अवश्य मिला, पर शरीर में ताकत न के बराबर थी। अनवरत परेशानियों के कारण मैं अवसाद में रहने लगी थी। मेरे लिए यह सबसे सौभाग्य की बात थी कि मेरा बेटा रॉबर्ट आर्ट ऑफ लिविंग फाउंडेशन का टीचर बन गया। उसके बहुत प्रयत्न करने के बाद मैंने आर्ट ऑफ लिविंग कोर्स किया। कोर्स के तुरंत बाद सब स्थितियाँ बेहतरी की दिशा में सुधरने लगीं। उस कोर्स के लाभों को महसूस करने के बाद मैंने दूसरा आर्ट ऑफ लिविंग कोर्स किया। सन् 1999 में मैंने गुरुजी के साथ अपना पहला एडबांस कोर्स किया। वह मेरे जीवन का बेहतरीन नया साल था। मैं पूर्ण लगन के साथ प्रतिदिन मेडीटेशन के साथ अपना प्राणायाम व क्रिया कर रही थी। मुझे यह बताते हुए प्रसन्नता हो रही है और कृतज्ञ भी हूँ कि मेरा सिरदर्द गायब हो गया था। अपने ऊपर काफी ऊर्जा भी महसूस कर रही थी। फिर डी.एस.एन. कोर्स करने का मौका मिला, जिसने वास्तव में मुझे भाग्यशाली बनाने के साथ-साथ बेहतर सेहत भी दी।

''मैक्रोबायोटिक डॉक्टर से जब मैं एक बार मिलने गई तो बहुत अजीब बात मेरे साथ हुई। उन्होंने मुझसे पूछा कि कैंसर के लिए मैंने अपने कीमो-चक्र को कब खत्म किया था? जब मैंने उन्हें बताया कि मुझे तो कभी कैंसर हुआ ही नहीं था तो उन्होंने कहा कि वह कैंसर होने के सारे लक्षणों को देख सकते हैं। वे जैसे गायब हो गए हैं।

''अब मैं बहुत अच्छा महसूस कर रही हूँ। मैं जीवन को आश्चर्य के साथ देखती हूँ और प्रतिदिन अपने श्वसन व ध्यान का अभ्यास करती हूँ। मैं अपनी प्रार्थनाओं में गुरुजी को धन्यवाद देती हूँ और हर समय उनकी उपस्थिति को अपने पास महसूस करती हूँ। मैं आर्ट ऑफ लिविंग के सारे प्रशिक्षकों व छात्रों को भी धन्यवाद देना चाहती हूँ, जिनसे मैं कोर्स के दौरान मिली थी। अब मेरे लिए जीवन बहुत खूबसूरत व प्यार से लबालब है।''

हाल ही में आर्ट ऑफ लिविंग का एक अनुयायी अपने ठीक हो जाने के आश्चर्यजनक अनुभव को लेकर मेरे पास आया, क्योंकि उसने मुझे इस पुस्तक के लिए लोगों का साक्षात्कार करते देखा था और मेरी पुस्तक के पाठकों के साथ अपना अनुभव बाँटना चाहता था। पी. सुब्रमणियम 28 वर्षीय हैं और एक लघु-स्तरीय इंजीनियरिंग यूनिट में काम करते हैं। उनकी आय बहुत ही कम है और उसमें उनका और उनके माता-पिता का बड़ी मुश्किल से गुजारा होता है। वह जिस क्षेत्र में काम

कर रहे हैं, उसका स्वरूप अनिश्चित है और कई बार ऐसा भी होता है कि जीवित रहने के लिए उन्हें बहुत देर तक काम करना पड़ता है, जिससे उनकी सेहत पर बुरा प्रभाव पड़ रहा है।

कई वर्ष पूर्व उन्हें लगातार बुखार एवं शरीर में दर्द बना रहता था और खाने में भी दिक्कत आती थी। जाँच से यह बात सामने आई कि उन्हें वृषण भ्रूणीय कर्कट रोग (testicular embryonal cascinoma) है—ऐसा विषाक्त जनन-कोशिका ट्यूमर (फोड़ा), जो आमतौर पर वृषण (testes) में होता है। इस प्रकार के ट्यूमर बहुत तेजी से बढ़ते हैं और फेफड़ों व जिगर में फैल जाते हैं। उन्हें वृषण को हटाने के लिए ऑकाइडेक्टटॉमी का ऑपरेशन कराना पड़ा। यह वृद्धि को धीमा करने तथा प्रोस्टेट कैंसर को फैलने से रोकने के लिए किया गया था। इलाज के बाद वे कुछ स्वस्थ हो गए। करीब एक वर्ष के बाद, अप्रैल 2004 में उन्हें फिर से बुखार, छाती में जकड़न, गरदन में सूजन और अनिद्रा की शिकायत रहने लगी। उन्हें एक स्थानीय अस्पताल में भरती कराया गया और जाँच करने पर वृषण ट्यूमर और लसीका गाँठ रोग व्याप्ति (Lymph node metastasis) पाई गई, ऐसा कैंसर, जो रक्त द्वारा फैलता है। उन्हें अप्रैल 2004 से मई तक कीमोथैरेपी के तीन राउंड्स दिए गए।

उनके पास चौथी कीमोथैरेपी के लिए पर्याप्त धन नहीं था और उन्होंने एक उद्योगपति तथा कोयंबटूर में आर्ट ऑफ लिविंग के स्वयंसेवक एम. सेंथिल कुमार से सहायता माँगी। सेंथिल कुमार ने न सिर्फ उसकी मदद की, बल्कि उन्हें आर्ट ऑफ लिविंग के पार्ट-I कोर्स में भी प्रवेश दिला दिया। उन्होंने 14 जून, 2004 को कोर्स में प्रवेश लिया और पहली सुदर्शन क्रिया के बाद शरीर में तीव्र दर्द महसूस किया। अगले दिन वह क्लास में जाना नहीं चाहते थे। हालाँकि उन्होंने दूसरी सुदर्शन क्रिया की, जो आसान थी और उसे करने के बाद उन्होंने रिलैक्स, ऊर्जावान् व प्रसन्नता महसूस की। कोर्स खत्म होने के एक हफ्ते के अंदर ही उन्होंने हीमोग्राम टेस्ट करवाया और नतीजे बहुत अच्छे थे। डॉक्टर ने उन्हें एक महीने बाद आने को कहा और 19 जुलाई, 2004 को एक और हीमोग्राम टेस्ट हुआ, जिसमें व्यापक सुधार देखने को मिला तथा यह भी पता चला कि वे लगभग सामान्य हो गए हैं। इस बात की पुष्टि 21 सितंबर, 2004 को हुए एक और हीमोग्राम टेस्ट से हुई और अंततः सुब्रमणियम अपने चेहरे पर मुसकान लिये अपने काम पर वापस लौट आए।

आमतौर पर कीमोथैरेपी के दुष्प्रभाव बहुत डरावने होते हैं। सुब्रमणियम के मामले में उनके दुष्प्रभावों को दूर करने में प्राणायाम और सुदर्शन क्रिया के प्रतिदिन अभ्यास ने उनकी मदद की। उन्हें किसी तरह की थकावट महसूस नहीं हुई और

उत्साह के साथ वह काम करने में सक्षम हो गए। उन्हें विश्वास है कि वह केवल आर्ट ऑफ लिविंग कोर्स की वजह से ही इस भयानक बीमारी से छुटकारा पा सके हैं और अपने इस आश्चर्यजनक उपचार अनुभव पर किसी भी तरह का वैज्ञानिक अध्ययन करने को तैयार हैं। इस युवा व्यक्ति के उपचार के चमत्कार के बारे में सुनते हुए मैं उस कृपा के प्रति अभिभूत हो गया, जिसने इस युवा जीवन को बचाया था।

## अन्य रोग

हरियाणा के एक उद्योगपति श्याम सरदाना, जिन्होंने कई सफल कंपनियों की शुरुआत की थी, ने आपबीती निम्नलिखित कहानी सुनाई—

"40 वर्ष की उम्र से मैं हृदय रोगी था। अपने एंजाइना के साथ उच्च रक्तचाप के कारण मुझे बहुत सावधानियाँ रखनी पड़ती थीं। 48 वर्ष की उम्र में मुझे हार्ट अटैक हुआ और तब से लगातार दवाइयाँ चल रही हैं। 56 वर्ष की आयु में मेरी पहली हार्ट सर्जरी हुई। उस समय पता चला कि मेरी धमनियाँ अवरुद्ध हैं। जब मेरी साँस लेने की परेशानी अत्यधिक बढ़ गई, मैं संपूर्ण जाँच करवाने के लिए अस्पताल गया। जाँच से सामने आया कि मैं मरने वाला हूँ। जिस भी चिकित्सक के पास मैं गया, उसने मुझे बताया कि मेरे पास केवल छह महीने शेष हैं। मुझे सीढ़ियाँ न चढ़ने तथा अपने कमरे में ही रहने की सलाह दी गई। मेरी साँस हमेशा फूलती रहती थी और मैं कुछ मीटर भी नहीं चल पाता था। जब मैं बिस्तर पर था, तब मैंने रविवार की न्यूज मैगजीन में बेसिक कोर्स के बारे में पढ़ा और सोमवार को मैंने आर्ट ऑफ लिविंग के प्रशिक्षक नित्यानंद से संपर्क किया। मैंने नित्यानंद को अपनी समस्या के बारे में बताया और अगले हफ्ते बेसिक कोर्स करना आरंभ कर दिया। कोर्स के बाद मेरी स्थिति में आश्चर्यजनक बदलाव आ गया। मैं चल पा रहा था और मेरी सेहत में भी काफी सुधार हो रहा था। एक महीने बाद मैं डॉक्टर से यह पूछने गया कि क्या मैं एडवांस कोर्स करने के लिए ऋषिकेश जा सकता हूँ। जब डॉक्टर ने परीक्षण किया तो वह हैरान रह गए। उन्होंने मुझसे पूछा, 'क्या यह वही दिल है, जिसका परीक्षण मैंने पिछले महीने किया था?' मैंने उन्हें बताया, 'हाँ, पर कुछ बदलाव है। मैंने आपसे गोलियाँ लेने के साथ-साथ सुदर्शन क्रिया भी की।' वह जोर से हँसे। जब से मैं गुरुजी से मिला और एडवांस कोर्स किया, मैं पूर्णतया स्वस्थ हो गया हूँ। अब तक मुझे कोई दिक्कत नहीं आई। मैं जर्मनी गया और बर्फ से ढके पर्वतीय ढलानों पर चढ़ा। जिसे सिर्फ छह महीने जीने के लिए दिए गए थे और एक निर्जीव की तरह

बिस्तर पर पड़ा था, मैं अब स्वस्थ व तंदुरुस्त हूँ और गुरुजी की कृपा से पिछले तीन वर्षों से एक सामान्य जीवन बिता रहा हूँ।''

कैंसर या हार्ट अटैक की तरह कुछ शारीरिक समस्याएँ इतनी अनिष्ट-सूचक नहीं होती हैं, पर आगे जाकर उनका शरीर व मन पर उतना ही विनाशकारी प्रभाव पड़ता है। एसीडिटी (अम्लता) वैसी ही एक मनोदैहिक समस्या है, जो आमतौर पर बढ़ती आयु और तनाव व खाने की गलत आदतों की वजह से होती है, जैसा मनामा, बहरीन के अभय घानेकर ने अनभुव किया—

''कुछ महीनों पहले जब मैं आर्ट ऑफ लिविंग कोर्स में सम्मिलित हुआ था, मेरा दिमाग पूर्णतया रिक्त नहीं था। मैं अपने साथ एक सच्ची इच्छा लेकर आया था कि जो मैंने की थी, वह पूरी हो जाए। बचपन से ही मुझे एसीडिटी की गंभीर समस्या थी। समय के साथ मेरी स्थिति बिगड़ती ही जा रही थी। हर दूसरे दिन मुझे सिरदर्द व उलटी की शिकायत हो जाती और यह स्थिति अगले दिन भी कायम रहती। यह मेरे लिए अत्यंत दु:खद था। चूँकि आधुनिक दवाई मेरी मदद करने में असमर्थ रही थी, इसलिए आखिरी प्रयास के रूप में मैंने आर्ट ऑफ लिविंग कोर्स का सहारा लिया। प्रशिक्षक खुर्शीद की हिदायतों के अनुसार मैं नियमित रूप से सुदर्शन क्रिया का अभ्यास करता रहा।

''दो से तीन महीने बाद मैं और मेरी पत्नी इस बात पर चर्चा कर रहे थे कि आर्ट ऑफ लिविंग कोर्स करना शुरू करने के बाद से हमने क्या बदलाव महसूस किए हैं! उसने मुझे याद दिलाया कि बहुत दिनों से न तो मुझे सिरदर्द हुआ है, न ही उलटी। जो उसने कहा, वह मेरे लिए किसी हैरानी से कम नहीं था, क्योंकि मैं अपनी स्थिति के बारे में पूर्णतया भूल ही चुका था। मैंने महसूस किया कि सिर्फ कोर्स में सम्मिलित होने भर से मेरी सेहत में सुधार हो गया है। मुझे महसूस हुआ कि वह कितना मूल्यवान् है! इससे मेरे समय, पैसे व दु:खों की बचत हो रही थी, क्योंकि मेरा अस्पताल जाना बंद हो गया था। यद्यपि यह वह भाग था, जो शारीरिक स्तर पर मेरे साथ हो रहा था। अपनी दो आँखों से दुनिया को देख पाना बहुत सीमित था। फिर मुझे यह मानना पड़ा कि सुदर्शन क्रिया अवश्य ही उन अन्य अनेक स्तरों पर मदद कर रही होगी, जो मेरी कल्पना से परे हैं। शायद वह मेरी आंतरिक दृष्टि को खोल दे या मेरी 'तीसरी आँख' की शक्तियों को खोल दे!

''बिना किसी निशान के मेरी एसीडिटी की समस्या गायब हो गई। जिस दिन थोड़ा सिरदर्द महसूस होने पर जब मैं सुदर्शन क्रिया करता हूँ, तो तरो-ताजा महसूस

करता हूँ। बहुत आश्चर्य के साथ मैं अपनी कहानी बता रहा हूँ। अब डॉक्टरों के पास जाने की जरूरत नहीं है, क्योंकि असली दवाई तो मेरे हाथ में है। मैं आर्ट ऑफ लिविंग के सही मार्ग पर आने पर बहुत खुश व संतुष्ट हूँ। मैं हमेशा के लिए गुरुजी का कृपापात्र बन गया हूँ।''

अंग्रेजी दवाइयों के इस युग में जब भारत में हर दूसरी दुकान दवाइयों की होती है, छोटी सी परेशानी या दर्द होने पर हम अपने मुँह में जिन दवाइयों को डालते हैं, मैं अकसर उनके हानिकारक दुष्प्रभावों के बारे में सोचता हूँ। क्या सुदर्शन क्रिया दुष्प्रभावों को भी दूर कर सकती है?

न्यूजीलैंड के आर्ट ऑफ लिविंग की प्रशिक्षक सिमिन से मैंने यही प्रश्न किया, जो 1985 से पारिवारिक भूमध्य-सागरीय बुखार से पीड़ित थीं। सुदर्शन क्रिया की मदद से दवाइयों के दुष्प्रभावों का सामना करने के अपने निजी अनुभव के बारे में उनका कहना है—

''मुझे बताया गया कि पारिवारिक भूमध्य-सागरीय बुखार (familial mediterranean fever) आनुवंशिक रोग है, जिसका कोई इलाज नहीं है। चोलकेसिन दवाई मुझे दी गई, फिर भी दर्द में मददगार साबित होने तथा काफी देर बने रहनेवाले फुप्फुसावरण शोध (pleurisy के प्रकार) के आघात के कई विकट दुष्परिणाम थे। जब से बेसिक कोर्स किया है, मेरी ऊर्जा का स्तर लगातार बढ़ रहा है और मेरी सेहत अच्छी हो गई है। अब मुझे दर्दकारक फुप्फुसावरण शोध के अटैक नहीं पड़ते हैं। मुझे अब हैरानी होती है कि जितने कोर्स मैं आयोजित करती व सिखाती हूँ, उतना अधिक ऊर्जा का स्तर मैं अपने कार्य में दिखा पाती हूँ।''

उन्होंने मुझे उन लोगों की कहानियाँ भी बताईं, जिनके अंदर कोर्स के दौरान या लगातार अभ्यास के द्वारा सुदर्शन क्रिया के साथ अत्यधिक सुधार का पूर्णतया स्वस्थ हो जाना देखा था, खासकर दमा, मिरगी, उच्च कोलेस्टरॉल स्तर, उच्च रक्तचाप, उच्च यूरिक एसिड, हृदय रोग, मधुमेह, तंतुपेशी शूल (fibromyalgia) और मेरु गठिया जैसी बीमारियों की स्थिति में।

यह कैटी (असली नाम नहीं) नामक महिला की कहानी है, जो 46-47 वर्ष की है। जब वह 20 वर्ष से कुछ अधिक थी, तब पता चला था कि उसे सिस्टेमिक ल्यूपस (systemic lupus) है। रोग ने उसके शरीर को जर्जर बना

दिया था और उसकी कार्य कर रही एक ही प्रत्यारोपित किडनी थी। उसके शरीर के सारे प्रमुख जोड़ धातु या प्लास्टिक के कृत्रिम अंगों के थे (दोनों एड़ियाँ, दोनों घुटने, दोनों नितंब और दोनों कलाइयाँ)। तीन वर्ष पहले कैटी श्रीश्री का प्रवचन सुनने बाल्टीमोर में शेरेटन होटल में आई थी। अगले सप्ताह उसने बेसिक कोर्स में प्रवेश ले लिया और एक महीने बाद श्रीश्री के साथ एडवांस कोर्स करने अकेले कनाडा गई। उससे उसे अवश्य फायदा हुआ होगा, क्योंकि उसके बाद उसने अनेक एडवांस कोर्स किए और डी.एस.एन. कोर्स भी किया। इतनी सारी दवाइयाँ और उनके दुष्प्रभाव अब तक उसके शरीर पर बुरी तरह से असर दिखा चुके थे। उसके डॉक्टरों के अनुसार, 'कैटी अब तक तो बिस्तर पकड़ चुकी व विकलांग हो चुकी होगी।' यद्यपि गुरुजी की कृपा से वह प्रतिदिन आठ घंटे की अपनी नौकरी पर कार चलाकर जाती है और एक भी सत्संग में आना नहीं भूलती है।

मुंबई निवासी अनिशा हमें अपनी कहानी पुनः सुनाती हैं, जिसे वह कई लोगों को सुना चुकी हैं—

> "मैं आर्ट ऑफ लिविंग में इसलिए आई, क्योंकि बचपन में मेरा एक्सीडेंट हो गया था और मेरी नाक के भाग को सीधा करने के लिए हुए दो ऑपरेशनों के बाद से मैं ठीक से साँस नहीं ले पाती थी। प्राणायाम करना शुरू करने के बाद से मैं आसानी से साँस लेने लगी थी। अब रात में साँस लेने में मुझे कोई परेशानी नहीं है, जबकि पहले ओट्रिविन नेजल ड्रॉप्स डाले बिना मैं सो नहीं पाती थी।"

सिंगापुर के आर. वेलूमुरुगन के साथ भी ऐसा ही कुछ होता था—

> "मेरा जन्म व लालन-पालन भारत में हुआ था और बचपन से ही मुझे साइनस की समस्या थी। थोड़ी सी धूल भी होती तो सामान्य साँस आने से पहले मुझे कम-से-कम दस बार छींकना पड़ता था। इसकी वजह से मुझे हर दूसरे दिन सर्दी-जुकाम हो जाता था, मानो मेरे शरीर का यह कोई नियमित आगंतुक हो, चाहे मैं उसे पसंद करूँ या न करूँ। चूँकि मैंने अपनी तरह की समस्या के लिए सुदर्शन क्रिया और प्राणायाम अभ्यासों के फायदे के बारे में बहुत कुछ सुना था, इसलिए मैंने आर्ट ऑफ लिविंग कोर्स करने की ठानी। कोर्स में भाग लेने के चौथे दिन मैं अखबार पढ़ रहा था, जबकि मेरी पत्नी एक धूल भरे रैक को साफ कर रही थी। जैसाकि वह हमेशा करती है, मुझे कमरे से बाहर जाने के लिए कहना भूल गई। आश्चर्यजनक बात यह

थी कि जैसे मैं छींकता था, वैसे मैंने नहीं छींका। मेरी पत्नी ने भी इस बदलाव पर गौर किया। उस दिन से साइनस की मेरी परेशानी मुझे हमेशा के लिए छोड़कर चली गई। हम जानते हैं कि यह गुरुजी की कृपा है, जिसने हमें सुरक्षा दे रखी है। तब से हम सुदर्शन क्रिया कर रहे हैं और मुझे यह कहते हुए अति प्रसन्नता हो रही है कि अब साइनस मुझे परेशान नहीं करता है।''

सुदर्शन क्रिया उन लोगों के लिए भी अत्यंत कारगर सिद्ध हुई है, जो दमे, (अस्थमा) एक जटिल मनोदैहिक रोग से पीड़ित हैं, जो हममें से कई लोगों को अपंग व असहाय बना देता है।

रिया कुलोटी ने मुझे बातचीत के दौरान बताया—

''पिछले नवंबर में मैंने निश्चय किया कि मैं वास्तव में दमे से मुक्ति पाना चाहता हूँ और सोचा कि क्या इसमें आर्ट ऑफ लिविंग कोर्स मेरी सहायता करेगा। कोर्स के दूसरे दिन मैंने वेंटीलिन पफ्फर का इस्तेमाल नहीं किया। यह निर्णय मैंने असल में लिया नहीं था, बल्कि सुबह मैं उसका प्रयोग करना भूल गया था। कोर्स के चौथे दिन तक मुझे एहसास हुआ कि मैं पफ्फर का इस्तेमाल नहीं कर रहा हूँ और तब से मैंने उसका इस्तेमाल नहीं किया है। पहले मुझे हर जगह, चाहे वह कार, पर्स, मेरे काम करने की जगह हो या घर में विभिन्न स्थानों पर, वेंटीलिन को रखना पड़ता था। ऐसा नहीं था कि मेरा दमा बहुत बिगड़ा हुआ था, ऐसा सुविधा के लिए था। कोर्स से पहले मैं दिन में दो बार दो पफ लेता था। तब से मुझे वेंटीलिन का प्रयोग करने की बिलकुल जरूरत नहीं पड़ी है। यह एक आशीर्वाद ही है।''

हमारे समय की एक बीमारी, जो जीवन के साथ तालमेल रखने के तनाव द्वारा एक जगह से दूसरी जगह भागने, हमेशा बेचैनी से काम के लिए दौड़ते रहने तथा अपने शरीर व दिमाग को कभी आराम न देने के कारण होती है, बहुत ही अजीब बीमारी है, जिसे 'क्रोनिक फ्लीग सिंड्रोम' (चिरकालिक थकान लक्षण) कहा जाता है। यह कहानी चेन्नई के एन. नारायणन की है—

'एंटीबायोटिक्स के साथ एक वर्ष के तपेदिक का इलाज होने के कारण मेरे अंदर इतनी कमजोरी व थकान व्याप्त हो गई, जो दवाइयाँ न लेने के बावजूद कायम रही। तपेदिक के इलाज के 15 महीनों के बाद मुझे थकान रहने लगी। मैं अपनी

रोजमर्रा की एक्सरसाइज नहीं कर पाता था और ऑफिस में एक दिन में 4 घंटे से ज्यादा काम नहीं कर पाता था। पूरे दिन आराम करने के बावजूद मैं थकान महसूस किया करता था, मानो किसी ने मेरी सारी ताकत ही निचोड़ ली हो! इस शारीरिक अक्षमता ने मेरी मानसिक क्षमता को भी प्रभावित किया। मैं अवसाद में घिरने लगा। मेरा प्रतिरोधक तंत्र भी कमजोर हो गया। मुझे लगभग हर महीने सर्दी, जुकाम व मेरा गला खराब रहने लगा और कई बार वह दो से तीन हफ्तों तक खराब रहता।

"कुछ वर्षों पहले मुझे बेसिक कोर्स करने का अवसर मिला। पहली सुदर्शन क्रिया करने के बाद मैं हैरान रह गया। मेरे शरीर व दिमाग में अजीब सी ऊर्जा का संचार होने लगा था। अगले एक महीने में मुझे अपने ऊर्जा के स्तरों में आश्चर्यजनक बदलाव नजर आया। थकान और गला खराब होने की शिकायत में कमी आ गई थी और एक वर्ष बाद मैं लगभग सामान्य हो गया। अब दो वर्षों के बाद, मैं विश्वास के साथ यह कह सकता हूँ कि जब से मैंने कोर्स में प्रवेश लिया है, तब से मैंने थकावट की पुरानी भयानक स्थिति का अनुभव नहीं किया। मेरा प्रतिरोधक तंत्र सामान्य हो गया और मेरी मानसिक स्थिति उत्साहपूर्ण हो गई।

"मुझे इस बात को लेकर हमेशा संशय रहता था कि यह उपाय अस्थायी है। इसीलिए मैं पहले अपने अनुभव आपके साथ बाँटने में हिचकिचा रहा था। यद्यपि अब मुझे विश्वास हो गया है कि मैं इस अजीब और परेशानी देनेवाली बीमारी से ठीक हो गया हूँ। इस बात को लेकर रत्ती भर भी संशय नहीं है कि यह रोग-मुक्ति सुदर्शन क्रिया के कारण ही हुई है, क्योंकि मैंने इसके लिए अन्य कोई इलाज नहीं करवाया था।"

## महिलाओं को पीड़ित करनेवाले रोग

महिलाओं के पास सुदर्शन क्रिया के साथ कुछ सशक्त उपचार अनुभव थे, विशेषकर उनके द्वारा सामना करनेवाली समस्याओं से जुड़े; क्योंकि हर महीने उनके शरीर में हार्मोनल बदलाव होते हैं और जब उन्हें मीनोपोज (रजो-निवृत्ति) होनेवाला होता है, तब वे अन्य तरह के अनुभवों का सामना करती हैं। कई महिलाओं को रसौली हो जाती है और उन्हें अपनी बच्चेदानी निकलवानी पड़ती है। ऐसा ऑपरेशन, जो शारीरिक व मानसिक घाव छोड़ जाता है, जैसाकि इस अज्ञात श्रद्धालु ने बताया—

"दो वर्ष पहले मुझे बच्चेदानी (युटेरस) निकलवाने के लिए सर्जरी करवानी

पड़ी। डॉक्टर बहुत योग्य नहीं थी और उसने मेरे मूत्राशय (ब्लैडर) की दीवार को क्षतिग्रस्त कर दिया और मेरे गुरदे पर भी बुरा असर पड़ा। सर्जरी के बाद पेट का दर्द बना रहा और अगले तीन महीनों में स्थिति और बिगड़ गई। बेहतर इलाज के लिए मैंने भारत जाने का निश्चय किया। स्कैन करने से यह पता चला कि कोई वस्तु मेरे पेट के अंदर फँसी हुई है—पिछले ऑपरेशन के दौरान डॉक्टर ने एक छोटा क्लिप उसमें छोड़ दिया था। उसको हटाने के लिए डॉक्टर एक और शल्य-चिकित्सा करना चाहते थे। यद्यपि मैंने ऑपरेशन कराने से पहले गुरुजी के जर्मनी से लौटकर आने और उनके दर्शन करने तक इंतजार करने का निश्चय किया; लेकिन दर्द के असहनीय होने और डॉक्टर की राय मानते हुए मैं ऑपरेशन कराने को तैयार हो गई। मैंने गुरुजी से फोन पर बात की और उन्होंने मुझे एक मेडीटेशन करने को कहा। 7 तारीख की सुबह मुझे ऑपरेशन से पहले वाला स्कैन करवाना पड़ा। अगली सुबह गुरुजी आ गए और रिपोर्ट लेने से पहले मैं आश्रम में पूजा करने चली गई। जब मैं मेडिकल सेंटर पहुँची तो मैंने देखा कि डॉक्टर अविश्वास से भरे बैठे हैं। पेट में उस वस्तु का नामोनिशान तक नहीं था। क्लिप पूरी तरह से गायब हो गया था।''

आज की दुनिया में हम कैसे दिखते हैं और क्या पहनते हैं, इससे हमारा मूल्यांकन किया जाता है। कई लोग किसी भी कीमत पर युवा व सुंदर दिखने के लिए विभिन्न उपचार कराते हैं। इसे पाने के लिए हम किसी भी हद तक जा सकते हैं। हालाँकि डायटिंग करके छरहरे बने रहने की चाह का हमारे शरीर पर खतरनाक असर होता है, जैसे कि जकार्ता, इंडोनेशिया की मंजु के. ने महसूस किया—

''मुझे अभी भी उन दिनों की याद है, जब मैं एम.टी.वी. की वीजे बनने के लिए तैयारी कर रही थी। शारीरिक रूप से मैं बहुत थकावट महसूस करती थी। इस कारण मैं सदा अपने शरीर का तिरस्कार करती थी। बेहतरीन छरहरी काया की एम.टी.वी. की छवि के अनुरूप स्वयं को बनाने के लिए मैं डायटिंग करती थी और घंटों जिम में गुजारती थी। परिणामत: मैं अकसर बीमार पड़ जाती थी और अस्पताल में भरती होना पड़ता था; चूँकि मेरा प्रतिरोधक तंत्र पूरी तरह से खराब हो गया था, इसलिए डॉक्टरों को मुझे एंटीबायोटिक्स काफी मात्रा में देनी पड़ती थीं। यह बहुत अजीब है, पर बहुत ही कम लोग जानते हैं कि उन लोगों के दिमाग में क्या चल रहा होता है, जो क्षुधातिशय (ब्यूलिमी Bulimia) से पीड़ित होते हैं। व्यक्ति का दिमाग सारे दिन खाने के बारे में सोचता रहता है और उसके सपने भी देखता रहता है। यह वह स्थिति है, जो पूर्णतया किसी के दिमाग को तोड़ देती है और निस्संदेह शरीर को

भी। फिर मैं गुरुजी से मिली और आश्रम में समय व्यतीत किया। वे बहुत धैर्य के साथ मेरी खाने की आदतों के बारे में बातें करते और मेरा पेट कैसा है? इसके बारे में पूछते और बताते कि अब क्या करना है और कैसे करना है। देखने में मैं बहुत स्वस्थ और सुंदर लगती थी, पर मेरे अंदर चलनेवाले अंतर्द्वंद्व को कोई भी नहीं जानता था। यह क्रिया और अन्य सारी प्रक्रियाएँ थीं, जो मुझे जीवित रखे हुई थीं। गुरुदेव से मिलने से पहले जीवन एक प्रयत्न था, अब वह सहज है। मगर एक मछली से किसी समुद्र के विस्तार के बारे में बताने या उसकी महानता का वर्णन करने को कहा जाए तो क्या वह शब्दों में उसे बता सकती है?''

## व्यसन

जिसने भी सिगरेट छोड़ने की असफल कोशिश की है, वह एम.डी., साल्सिबरी, अमेरिका के रॉबर्ट सी. के इस कथन को आसानी से समझ पाएँगे। यह उनका पत्र है, जिसका शीर्षक उन्होंने दिया है 'स्वस्थ जीवन की चाह'—

''उस समय इस बात का एहसास हुआ कि मुझे सिगरेट पीने की लत लग गई है, जब सिगरेट न पीने पर सिरदर्द होने लगा। अब वह मात्र एक खेल की तरह बन गया था। मैंने अपने आपसे पूछा, 'कैसे कोई, जो योग और सुदर्शन क्रिया करता है, सिगरेट पीने की लत का शिकार हो सकता है? मैंने सोचा कि कभी-कभार एकाध सिगरेट ले लिया करूँगा। इससे पहले (14 वर्ष पूर्व) मैं थोड़ा सा आदी हुआ था, पर बिना किसी परेशानी के उसे पीना छोड़ दिया था।

''अन्नापोलिस, मैरीलैंड में रहते हुए, बजरे के प्रांगण में काम करते हुए, मैंने उसके वे सारे मानसिक खेल खेले, जो ये सोचते हैं कि वे उस बुरी आदत को छोड़ने के लिए, जिनसे उन्हें कोई लाभ मिलने वाला नहीं है, किसी मार्ग को तलाश रहे हैं। मैं दिन में एक बार या दिन में तीन बार या एक दिन छोड़कर पीने की कोशिश कर रहा था, लेकिन बार-बार उसकी पुनरावृत्ति हो रही थी। एक दिन छोड़कर पीने से केवल सिरदर्द ही हो रहा था। फिर अगर ज्यादा ही परेशानी महसूस होने लगती तो मैं दो-तीन, यहाँ तक कि पाँच सिगरेट तक पी जाता। मैं हफ्ते में तीन सिगरेट पीता और फिर दुबारा एक दिन में तीन पी जाता।

''जनवरी 2007 में एक दिन अपनी आवृत्त बरसाती में बैठे हुए मुझे फिर से सिगरेट पीने की इच्छा हुई। अपने ऊपर नियंत्रण कर पाना मुश्किल हो रहा था। आमतौर पर यह इच्छा सुबह होती थी, जब प्राणशक्ति कम होती थी और मुझे ऊर्जा

की जरूरत होती थी। मैं यह बात जानता था कि इसे छोड़ने का एक ही तरीका है कि दुबारा न पी जाए। यहाँ तक एक बार भी नहीं। पर वह किसी यौन इच्छा की तरह प्रबल बन गई थी, सारी-की-सारी पी जाऊँ, ऐसी इच्छा कि प्रत्येक सचेतन विचार व्यसन से छनकर आने लगा। मैंने वास्तव में यह जानते हुए कि कभी मैंने इसे छोड़ा है और इसमें सफल हुआ तो मुझे जीवन में फिर कभी सिगरेट न पीने के लिए तैयार रहना होगा, अपने मुँह में सिगरेट रखी। उस सुबह सिगरेट मेरे मुँह में बिना जले ही कुछ समय तक लगी रही, क्योंकि मैं जीवन में कभी और सिगरेट न पीने के विचार पर विचार कर रहा था। मुझे सिगरेट का स्वाद, निकोटिन का धुआँ पसंद है। मैं यह भी जानता था कि यह मेरी सेहत के साथ क्या करेगी और कैसे व्यसन मेरी चेतना को परिवर्तित कर रहा है। मैं सचमुच सिगरेट छोड़ना चाहता था। उस सुबह मैंने निर्णय कर लिया कि मैं सिगरेट नहीं जलाऊँगा। वह मेरे मुँह में लगी रही, उसकी परिचित सुगंध किसी फूल की भाँति लग रही थी।

"अचानक मुझे लगा कि गुरुजी के चोगे ने कुहनी के ठीक ऊपर मेरी बाँह को पीछे से छुआ है। उन्होंने बहुत सौम्यता, प्यार से मेरे कान में मुझसे कहा, 'तुम इसे छोड़ सकते हो,' मेरे साथ उनकी उपस्थिति बहुत सशक्त थी। यह सोचने के बजाय कि मैं क्या छोड़ रहा हूँ, मैंने इस बात पर ध्यान लगाया कि इस व्यसन से मुक्त होना कैसा होगा, कभी सिगरेट न पीना कैसा होगा! मेरे दिमाग में 5 मिनट तक चलने वाले द्वंद्व के बाद, मेरा पक्ष सचमुच इसे छोड़ना चाहता था। मैंने बड़े आराम से सिगरेट मुँह से निकाली और ऐश-ट्रे में रख दी। मुझे यह कहते हुए खुशी हो रही है कि उस दिन से मैंने एक भी सिगरेट नहीं पी है।

"पहले सात कदम जो मैंने रखे, उसे स्वयं लेकर के गुरुजी ने मेरे लिए संतुलन बनाने में मदद की। न सिर्फ मैंने उनके प्यार को महसूस किया, वरन् मुझे वास्तव में लगा कि वह मेरा ध्यान रख रहे हैं और उन्हें पता है कि मेरे जीवन में क्या हो रहा है! उन्होंने कठिन परिस्थितियों में हमेशा मेरी मदद की। जब लक्ष्य-प्राप्ति की इच्छा के साथ मैंने पहला कदम लिया, तो वह मेरे साथ थे। उनका प्यार भरा प्रोत्साहन मुझे रास्ता दिखाता रहा।

"मैंने उनसे जो सीखा है, वह है—यह सब मैं हूँ और जो कुछ होता है, वह मेरा निर्णय है।...कमान सँभालने और इस दिमाग, शरीर तथा रचना का मालिक बनने के लिए। गुरु भी मेरी तब तक रक्षा नहीं कर सकता है, जब तक कि मैं पहला कदम न उठाऊँ! जय गुरुदेव! एक विस्तृत दिमाग की विजय!"

हमारी जीवन-शैली और शराब व धूम्रपान जैसी समस्याओं के साथ अन्य चुनौती है—नशीली दवाएँ। नशीली दवाओं का सेवन करने की लत अपने दोस्तों का साथ देने से शुरू होती है, पर बाद में वह ऐसा व्यसन बन जाता है कि आदत को तोड़ने के लिए दिमाग व शरीर दोनों को संघर्ष करना पड़ता है। यद्यपि दक्षिण अफ्रीका के तेईस वर्षीय मूसा जुंगू के लिए नशीली दवाओं के शिकंजे में फँसना, दोस्तों के दबाव के बजाय एक दर्दनाक अनुभव को भूलना था—

"मैंने तीन वर्ष पहले बैचलर ऑफ डिग्री का अध्ययन करना शुरू किया था। यद्यपि मैं अपनी डिग्री पूरी नहीं कर पाया, क्योंकि यूनिवर्सिटी जाते हुए लूट लिया गया। मेरे पास जो भी था, ठग सब ले गए। तब से मेरा जीवन ही बदल गया। मैं शराब पीने लगा, सिगरेट पीने लगा और ड्रग्स का सेवन करने लगा। मैं दुनिया से भागने के लिए तथा उस घटना को भुलाने के लिए सोमवार से इतवार तक शराब पीने लगा और नशीली दवाएँ लेकर उनींदा सा रहने लगा।

"पिछले वर्ष मैंने आर्ट ऑफ लिविंग कोर्स किया और फिर वाई.एल.टी.पी. किया। हमारे प्रशिक्षक विक्रम बहुत ही अच्छे थे। वह हमेशा हमारी मदद करने को तत्पर रहते थे और एक आदर्श प्रशिक्षक की तरह व्यवहार करते थे। उन्होंने मुझे अपने जीवन पर नियंत्रण करना सिखाया। उन्होंने मुझे माफ करना सिखाया। मैं कहता था कि मैं उन लोगों को कभी माफ नहीं करूँगा, जिन्होंने मेरे साथ बुरा किया है। मैं अब ज्यादा आत्मविश्वास से भरपूर हूँ और मस्त रहता हूँ। वाई.एल.टी.पी. चरण-2 करने से पहले मैंने छह हफ्तों तक शराब नहीं पी। इससे मुझे एहसास हुआ कि धीरे-धीरे, पर यकीनन स्वयं को मारने से बेहतर और कई चीजें हैं। मुझे सिखाया गया कि कैसे अपने समुदाय में बदलाव का संवाहक बनूँ! अब मैं उन लोगों के साथ बैठता हूँ, जो शराब पीते हैं और मैं पानी या जूस पीता हूँ। मैंने सिगरेट पीना व ड्रग्स लेना छोड़ दिया है। आर्ट ऑफ लिविंग के साथ लगता है कि हमारे ऊपर अपार कृपा बरस रही है। मुझे लगता है कि पूर्वजन्म में मैंने अवश्य ही कुछ अच्छे कर्म किए होंगे, तभी इस ज्ञान को पाने और आर्ट ऑफ लिविंग का हिस्सा बनने का सुअवसर मुझे मिला।"

## एड्स

कैंसर के साथ एच.आई.वी./एड्स हमारे समय का बड़ा रोग है और इसका इलाज अभी नहीं मिल सका है। जो लोग इस बीमारी से पीड़ित हैं, उन्हें प्राणायाम

व सुदर्शन क्रिया से फायदा होते देखा गया है। हालाँकि मैं व्यक्तिगत रूप से नहीं मानता कि सुदर्शन क्रिया एड्स को ठीक कर सकती है, लेकिन इतना यकीन है कि अभ्यास द्वारा शरीर जो सकारात्मक ऊर्जा प्राप्त करता है, वह मदद करती है; क्योंकि प्राणायाम विषाक्त तत्त्वों को निकालने तथा बीमारियों से लड़ने की शरीर की क्षमता में वृद्धि करने में मदद करता है। पेंसिल्वानिया के डेविड एम., जिन्हें पता लगा कि उन्हें एच.आई.वी. है, ने अपने विचारों को हमारे साथ साझा किया है—

"चालीस दिन का एच.आई.वी. कोर्स करना मेरे लिए भाग्य की बात थी। मुझे उसने ऐसा आध्यात्मिक अनुभव प्रदान किया, जिसे शब्दों में व्यक्त करना असंभव है। अब मुझे लगता है कि जहाँ भी मैं जाता हूँ, गुरुजी मेरे हृदय में मेरे साथ हैं। पाँच वर्ष पहले वैसा कहते हुए मैं मृत्यु की बात नहीं करता। गुरुजी ने मेरे लिए आध्यात्मिक, प्यार और भक्ति के द्वार खोल दिए हैं। मैं लगभग 15 वर्षों से एच.आई.वी. से पीड़ित था और उनकी कृपा से आज मैं ठीक व स्वस्थ हूँ।"

हममें से अनेक ने इस तरह के आश्चर्यजनक उपचारों का अनुभव नहीं किया है। कई बार यही काफी होता है कि आपका कोई नजदीकी आपके विश्वास को और मजबूत बनाने के लिए सुदर्शन क्रिया के अद्‌भुत एहसास का अनुभव करे, जैसाकि रमोला बताती हैं—

"चार वर्षीय एक लड़की यजना भीमा का एक्सीडेंट हुआ, जिसमें एक कड़ी उसकी श्वासनली में फँस गई और उसे हृदयाघात हो गया। ऑक्सीजन न पहुँच पाने के कारण उसका मस्तिष्क क्षतिग्रस्त हो गया। इसने उसके मस्तिष्क के पिछले हिस्से पर असर डाला। उसने अपनी सारी तंत्रिका संबंधी क्षमताओं तथा आँखों की रोशनी को खो दिया। डॉक्टरों ने कहा कि वह कभी चल या देख नहीं सकेगी। उसके माता-पिता ने जब उसे पार्ट-I कोर्स कराने को कहा, और उसे करने के बाद यजना खड़ी होने, चलने और दौड़ने लगी। पार्ट-2 कोर्स में प्रवेश लेने के बाद से उसने रंगों के बीच अंतर करना शुरू कर दिया। अब वह 6 फीट दूर की वस्तुओं को देख सकती है और उसकी स्थिति दिन-ब-दिन सुधर रही है।"

मेरे मन में अभी भी संशय है। फिर भी मुझे ऐसा प्रतीत होता है कि इन सारे उपचारों से जो एक सूत्र निकलता है, और जो इन सारी कहानियों को खुशी व शांति

की चादर में बुनता है, उसे भारत में 'कृपा' कहा जाता है। हाँ, प्राणायाम और सुदर्शन क्रिया वे माध्यम हैं, जिनके द्वारा कृपा बहती है और अपने संपर्क में आनेवाली अनेक जिंदगियों को ठीक करती है। कई लोगों के लिए हीलिंग का चमत्कार—न केवल शरीर का, वरन् मन व ऊष्मा का भी—गुरु के आस-पास होने से हुआ है।

## चिकित्सक (हीलर) के रूप में ईसा मसीह

ईसा मसीह का संदेश है—सबसे प्यार करना, अन्य संस्कृतियों व जातियों का सम्मान करना। वह दिव्य शक्ति युगों से विभिन्न नामों व रूपों में प्रकट हो रही है, फिर चाहे वह बुद्ध हों, कृष्ण, मोहम्मद या ईसा मसीह। आज अनेक ईसाइयों ने आर्ट ऑफ लिविंग कोर्स किया है और उनमें बदलाव आ गया है। अच्छी बात यह है कि उन्होंने अपने धर्म से मुँह नहीं मोड़ा है, बल्कि श्रीश्री की वजह से और बेहतर ईसाई बन गए हैं। अमेरिका के एक पादरी एंड्रयू जोंस उनमें से एक हैं। उन्होंने गुरुदेव को यह लिखा—

> ''प्रिय गुरुदेव, पादरी के रूप में मैं आपको जीवित ईसा मसीह के रूप में देखना पसंद करता हूँ और कल्पना करता हूँ कि जिन्होंने ईसा मसीह को देखा है, उन्होंने वैसा ही अनुभव किया होगा, जैसे हम आज कर रहे हैं। मैं आपको सदा वेदी पर देखता हूँ और सामूहिक प्रार्थना के दौरान आपके आशीर्वाद व उपस्थिति की कामना करता हूँ। ईश्वर, गुरु और स्व, वस्तुतः सब समान हैं; फिर भी गुरु बहुत विशेष होता है, क्योंकि वह साकार शरीर में ईश्वर होता है। मैं अपनी सारी भूमिकाओं में आपके निरंतर आशीर्वाद की कामना करता हूँ, ताकि मुझे आशीर्वाद मिले और 'कोई नहीं' की बजाय 'हर कोई' बन जाऊँ। मैं परमानंद में रहना चाहता हूँ और ईश्वर, गुरु व स्व की ताकत एवं एकता के साथ दूसरों के साथ इसे बाँटना, प्यार करना चाहता हूँ। मेरे हृदय की तरह आप मेरे करीब हैं। पर मैं और ज्यादा चाहता हूँ! मैं आपसे कम नहीं बनना चाहता हूँ!''

'प्यार के अवतार' ईसा मसीह ने पीड़ितों को कई चमत्कार दिखाए। हम सबने उस लकवाग्रस्त व्यक्ति की कहानी सुनी है, जो ईसा मसीह के आदेश पर चलने लगा था। मंगोल के बालरोग विशेषज्ञ डॉ. सरन के अनुसार श्रीश्री को तो ऐसा करने की भी जरूरत नहीं है—

"जब अपनी यात्रा में गुरुजी उलान बातोर में थे, हम मंगोली लोगों की श्रद्धा को देखकर हैरान रह गए। उनमें से अधिकांश लोग उन्हें पहली बार देख रहे थे। सिर झुकाए आँखों में आँसू लिये वे हजारों की संख्या में अपने 'साक्षात् ईश्वर', जैसाकि वे उन्हें संबोधित कर रहे थे, की एक झलक पाने के लिए आए थे। भीड़ में एक महिला थी, जो वर्षों से लकवाग्रस्त व बिस्तर पर पड़ी थी। जब उसने अखबार में गुरुजी की फोटो देखी, उसने उन्हें तुरंत अपना गुरु मान लिया, अपने बिस्तर से उठी और उनके दर्शन के लिए पैदल सत्संग तक आई, जहाँ उसने अपने ठीक होने के चमत्कार के बारे में बताया और हम हैरानी से खड़े सुनते रहे। वहाँ एक ऐसा बच्चा भी था, जो गलत दवाइयों के कारण तीन वर्ष की आयु में अपने सुनने व बोलने की क्षमताओं को खो चुका था। एक लामा ने भविष्यवाणी की थी कि 12 वर्ष की उम्र में विदेश के एक साधु द्वारा वह ठीक हो जाएगा और वास्तव में ऐसा ही हुआ। दैवी माध्यम समय के साथ बदलता रहता है, पर उपचार चलता रहता है।"

□

# 4

# मन का उपचार

## अवसाद (डिप्रेशन), चिंता और मनोवैज्ञानिक विकार

अवसाद वर्तमान समय की सबसे व्यापक भावनात्मक समस्याओं में से एक है। हालाँकि इस शब्दावली का आमतौर पर प्रयोग उस अस्थायी मनोस्थिति के बारे में बताने के लिए किया जाता है, जब कोई उदास होता है। चिकित्सीय अवसाद गंभीर और अकसर अशक्त बना देनेवाली स्थिति होती है। जीवन के सामान्य तनाव, जैसे मित्र के साथ बहस या परीक्षा में अच्छे अंक न आने से लेकर अलगाव या टीम के लिए न चुना जाना—इनसे उदासी मन में घिर सकती है। व्यक्ति आहत, निराश हो सकता है या ऐसे दुःख में घिर जाता है, जो किसी को कभी-कभार निराशा के भँवर में डुबो देता है। यद्यपि, ये प्रतिक्रियाएँ आमतौर पर थोड़े समय के लिए होती हैं और समय बीतने पर व देखभाल से दूर हो जाती हैं। दूसरी तरह का चिकित्सीय अवसाद उदासी में कभी-कभार डूबे रहने से बढ़कर कुछ होता है। यह एक गहरी मनोस्थिति होती है, जिसमें विषाद, हतोत्साहित होना, निराशा या लाचारी हफ्तों, महीनों या उससे भी अधिक लंबे समय तक कायम रहते हुए व्यक्ति के दृष्टिकोण व व्यवहार पर असर डालती है और सामान्य गतिविधियों को करने की उसकी क्षमता को बाधित करती है।

अवसाद हलका या गंभीर भी हो सकता है। अवसाद के शिकार लोगों के नकारात्मक व स्वयं के प्रति आलोचनात्मक विचार होते हैं। अकसर अपनी सच्ची महत्ता के बावजूद वे निरर्थकता व प्यार न किए जाने के बोध से ग्रस्त रहते हैं। विषाद व हमेशा सुस्त बने रहने के कारण तथा अवसाद से ग्रस्त लोग अपने आस-

पास के लोगों एवं उन क्रिया-कलापों से कट जाते हैं, जिन्हें करते हुए भी उन्हें आनंद आता था। इससे वे कहीं अधिक अकेलापन तथा सबसे कटे-कटे महसूस करते हैं, और इस तरह अवसाद व नकारात्मक सोच में बढ़ोतरी होती जाती है। यही नहीं, अवसाद निराशा की ऐसी भावनाओं को उत्पन्न कर सकता है कि व्यक्ति आत्महत्या तक कर लेता है। इससे मनोदैहिक विकार, जैसे पेट खराब होना, वजन बढ़ना या घटना, सिरदर्द व नींद की समस्या आदि तक हो जाती हैं।

## लोग अवसाद का शिकार क्यों होते हैं?

अवसाद का कोई एक कारण नहीं है। इसमें कई कारण भूमिका निभाते हैं, जिसमें आनुवंशिक परिवेश से जुड़ी जीवन की घटनाएँ तथा चिकित्सीय स्थितियाँ शामिल हैं। साथ ही अपने जीवन में घटनेवाली बातों के प्रति वे किस तरह प्रतिक्रिया करते हैं, यह कारण भी भूमिका निभाता है।

## आनुवंशिक

अनुसंधान दरशाते हैं कि अवसाद परिवार में रहा हो, तो वह आगे चलता रहता है, और यह कि कुछ लोग ऐसे जींस आनुवंशिक रूप में पाते हैं, जो उन्हें आसानी से डिप्रेशन का शिकार बना देते हैं। यद्यपि आनुवंशिक रूप से प्राप्त हर व्यक्ति अवसाद का शिकार नहीं होता है और ऐसे लोग, जिनके परिवार में कोई भी अवसाद का शिकार नहीं हुआ था, वे भी इसकी चपेट में आ जाते हैं। हालाँकि जींस एक कारण है, लेकिन वे अवसाद का एकमात्र कारण नहीं है।

## जीवन की घटनाएँ

जिस क्षण हम इस दुनिया में आते हैं, हमारी पहली साँस के साथ रोने से लेकर हमारी आखिरी साँस तक स्वयं को बनाए रखने, अपने अधिकार का बचाव करने और अपने मूल्यों व प्रियजनों की रक्षा करने का प्रयत्न, जीवन का एक अनवरत संघर्ष है। असुरक्षा की भावना हमारी किस्मत है। परिवार के सदस्य या किसी प्रिय मित्र की मृत्यु इतना दुःखी कर सकती है कि वह अवसाद का रूप ले सकती है, और ऐसे ही जीवन की अन्य कठिनतम घटनाएँ, जैसे जब माता-पिता अलग हो जाएँ, तलाक ले लें या पुनः विवाह कर लें।

## पारिवारिक व सामाजिक परिवेश

कई मामलों में अवसाद नकारात्मक या तनावग्रस्त पारिवारिक वातावरण से भी उपजता है। ऐसी स्थितियों में गरीबी, हिंसा (शारीरिक व मानसिक दोनों) हो सकती हैं या फिर परिवार या समुदाय के साथ मेल-जोल न बढ़ाने की आम इच्छा। कारण चाहे कितना ही मामूली क्यों न हो, मन:स्थिति में लगातार बनी रहने वाली गिरावट को नजरअंदाज नहीं किया जाना चाहिए, क्योंकि वह अवसाद की गंभीर स्थिति की वजह बन सकती है।

## वास्तविक दुर्व्यवहार

माना जाता है कि वास्तविक दुर्व्यवहार भी मस्तिष्क में रासायनिक बदलावों के कारण होते हैं, जिससे व्यक्ति की मन:स्थितियों पर प्रभाव पड़ता है। कुछ नशीली दवाएँ मस्तिष्क की संरचना को परिवर्तित कर देती हैं और उनके उदास करने वाले प्रभाव भी होते हैं। वास्तविक दुर्व्यवहार के कारण सबसे अलग रहना और दूसरे नकारात्मक परिणाम इस समस्या को और बढ़ाते हैं।

## चिकित्सीय स्थितियाँ

कुछ चिकित्सीय स्थितियाँ हार्मोन के संतुलन को प्रभावित कर सकती हैं, जिससे मनोस्थिति पर नकारात्मक प्रभाव पड़ता है। माना जाता है कि कुछ स्थितियाँ, जैसे हाइपो थायरॉइड, कुछ लोगों में अवसाद पैदा करती हैं। यद्यपि जब इन चिकित्सीय स्थितियों का पता चलता है व इलाज हो जाता है, आमतौर पर अवसाद गायब हो जाता है। बच्चों के मामले में, सीखने की अक्षमताओं का निदान न हो पाने के कारण स्कूली पढ़ाई पर उसका बुरा असर पड़ता है, जबकि हार्मोन में आनेवाले बदलाव उनकी मनोस्थिति को प्रभावित कर सकते हैं या शारीरिक बीमारी चुनौतियाँ खड़ी कर सकती है। इससे अवसाद की स्थिति उत्पन्न हो सकती है।

## जब कोई अवसादग्रस्त होता है तो मस्तिष्क में क्या होता है?

अवसाद में मस्तिष्क के संवेदनशील रसायन, विशेषकर 'तंत्रिका संचारी' (न्यूरोट्रांसमीटर्स) कहलाए जानेवाले रसायन, काम करते हैं। ये रसायन मस्तिष्क में स्नायु कोशिकाओं के बीच में संदेश भेजते हैं। कुछ न्यूरोट्रांसमीटर्स हमारे मूड (मन:स्थिति) को नियंत्रित करते हैं और अगर वे मंद पड़ जाएँ, लोग डिप्रेस्ड,

चिंतित व तनावग्रस्त हो जाते हैं। तनाव भी न्यूरोट्रांसमीटर्स के संतुलन को प्रभावित कर सकता है, जिसकी वजह से डिप्रेशन हो सकता है। यहाँ तक कि पश्चिम में भी यह आमतौर पर मान लिया गया है कि योग और प्राणायाम की पारंपरिक तकनीकें मानसिक स्वास्थ्य में सुधार करती हैं। शारीरिक व मानसिक स्वास्थ्य पर तनाव एवं अवसाद के प्रभाव दूरगामी होते हैं। देखा गया है कि चिंता और डिप्रेशन कैंसर, एच.आई.वी., दमा और यहाँ तक कि हृदय संबंधी बीमारियों को भी बढ़ा देते हैं। साइको न्यूरो इम्यूनोलॉजी (पी.एन.आई.) वह विज्ञान है, जो इन समस्याओं का निदान करता है। सुदर्शन क्रिया और संबंधित श्वसन तकनीकों के असाधारण चिकित्सीय लाभ देखे गए हैं।

## डिप्रेशन, एडिक्शन (व्यसन) आदि पर चिकित्सीय अनुसंधान

बेंगलुरु के 'द नेशनल इंस्टीट्यूट ऑफ मेंटल हेल्थ एंड न्यूरोसाइंसेज' (NIMHANS) और दिल्ली के 'ऑल इंडिया इंस्टीट्यूट ऑफ मेडिकल साइंसेज' (AIIMS) में सुदर्शन क्रिया तथा उसके प्रभावों पर अनुसंधान किए गए। निम्हांस में हुए चिकित्सीय परीक्षण दरशाते हैं कि नियमित रूप से किया जानेवाला सुदर्शन क्रिया का अभ्यास उतना ही कारगर है जितना कि मान्यता प्राप्त ट्रीसाइक्लिक एंटी डिप्रेसेंट दवाई, इमीप्रामाइन (डेपसोनिल, एंटीडेप)। डॉ. गंगाधर, जिन्होंने विभिन्न तकनीकों का इस्तेमाल कर अलग-अलग तरह के मरीजों पर ये अध्ययन किए, वे सारे मामलों में एक ही नतीजे पर पहुँचे कि एक्सरसाइज से कई ऐसी तंत्रिकाएँ शारीरिक परिवर्तन करती हैं, जिससे अवसाद ठीक हो जाता है।

जैसे कि एक अध्ययन में उन्होंने अचानक ही तीव्र अवसाद के मरीजों का श्वसन अभ्यासों से इलाज किया। अंतिम परिणामों में हालाँकि शॉक थैरैपी के परिणाम बेहतरीन थे, पर दवाइयों की तुलना में श्वसन एक्सरसाइज के ज्यादा बेहतर परिणाम देखने को मिले।

एक अन्य अध्ययन में उन्होंने बरसों से अवसाद से पीड़ित 46 मरीजों से श्वसन एक्सरसाइज करवाई। तीन महीने के परीक्षण के बाद, जो इसका नियमित रूप से अभ्यास कर रहे थे, ऐसे 26 व्यक्तियों में सुधार देखने को मिला। इस तरीके द्वारा लगभग 150 मरीजों का अध्ययन किया गया और विभिन्न राष्ट्रीय व अंतरराष्ट्रीय पत्र-पत्रिकाओं में निष्कर्ष प्रकाशित हुए।

यह भी बताया गया कि डिप्रेशन के मरीजों के बिगड़े हुए काल्पनिक ई.ई.जी. सूझ (ब्रेनवेव) बनावट में प्राणायाम व सुदर्शन क्रिया के अभ्यास से बहुत

सुधार हुआ। डिप्रेशन से ग्रस्त लोगों में एक विशेष ई.ई.जी. सूझ असामान्यता होती है, जिसे 'पी 300 ई.आर.पी.' आयाम द्वारा मापा जा सकता है। जब नब्बेवें दिन 'पी 300' किया गया तो वह सामान्य हो चुका था (वह सामान्य नियंत्रणों से अदृश्य था) और वे अवसाद के लक्षणों से मुक्त थे। आर.ई.एम. में कमी थी और एन.आर.ई.एम. की अवस्थाओं में सुधार था। लगभग 70 प्रतिशत मरीजों, जिन्होंने इस प्रोग्राम को पूरा किया था, का जब एक महीने और तीन महीने बाद परीक्षण किया गया तो अवसाद में कमी महसूस की गई। पहले की सुदर्शन क्रिया सत्र के बाद रक्त विश्लेषण में प्लाज्मा प्रोलैक्टिन स्तरों में काफी बढ़ोतरी दिखाई दी। यह महत्त्वपूर्ण है, क्योंकि बढ़ा हुआ प्लाज़्मा प्रोलैक्टिन अवसाद-प्रतिरोधक परिणाम उत्पन्न करने के लिए जरूरी है। कॉटिलोल (एक तनाव हार्मोन) स्तर यह इंगित करते हुए सामान्य रहा कि सुदर्शन क्रिया का अभ्यास तनावपूर्ण नहीं है।

अनुसंधानकर्ता डॉ. ए. वेदामुर्थाचर ने यह निष्कर्ष निकाला कि यह अभ्यास व्यसन छुड़ाने की यूनिट में भी प्रभावी सिद्ध हुई और शराब पीने के आदी 30 लोग, जो इस अध्ययन में भाग लेने को तैयार हुए थे, बाद में उनमें अवसाद व परेशानी का स्तर घटा हुआ देखने को मिला।

हमने बहुत बार यह देखा है कि प्राणायाम और सुदर्शन क्रिया ने लोगों के जीवन की अत्यधिक निराशाजनक स्थितियों में भी कैसे मदद की है। हॉउस्टन, टेक्सास की लॉरा ने अपना जीवन लेने का प्रयास करने के बाद सुदर्शन क्रिया की शक्ति को जाना—

> "आत्महत्या करने के असफल प्रयासों के बाद एक मित्र ने मुझे यह कोर्स करने की सलाह दी। मैं अनिच्छा से तैयार हो गई और एक अन्य मित्र मुझे कोर्स के स्थान पर ले गई, क्योंकि वह जानती थी कि मैं वापस आ जाऊँगी। मैं वहाँ इसलिए रही, क्योंकि हमारे प्रशिक्षक कृष्णा टी. ने कहा कि अगर हम कोर्स की किसी भी कक्षा को छोड़ते हैं तो पूरे समूह को उसे छोड़ना होगा, क्योंकि वह आगे नहीं सिखाएँगे। एक दिन हमने किसी की एक घंटे तक प्रतीक्षा की, जो वापस नहीं आना चाहता था। इसलिए मैं जानती थी कि कृष्णा टी. गंभीर थीं। मैं वहाँ रुक गई। यद्यपि जब वह पूरा हुआ तो मैं खुश थी और एक वर्ष से अधिक समय तक कोई साधना नहीं की।
>
> "उस दौरान मैं गहन अवसाद में डूब गई और लगभग आठ महीनों तक कोई काम नहीं किया। अपने अपार्टमेंट से बाहर नहीं निकली, जहाँ मैंने फास्ट फूड खाया,

टी.वी. देखा और सोई। वही मित्र, जिसने मुझे आर्ट ऑफ लिविंग के बारे में बताया था, ने पूछा कि क्या मैं श्वसन क्रिया कर रही हूँ, तो मैंने कहा कि नहीं। साथ-साथ कृष्णा टी. मुझे फोन करके वापस आने के लिए कहती रहीं। वहाँ जाने का तो सवाल ही नहीं था। मुझे गंभीर समस्याओं से निजात पानी थी और मुझे लगा कि श्वसन से कोई फायदा होनेवाला नहीं है। पर अंतत: एक दिन, मैं गिर पड़ी, मदद माँगने लगी और पुन: क्रिया करने लगी; लेकिन धीमे-धीमे, पर बहुत प्रयास के साथ।

"आज साधना, सत्संग और सेवा ने वास्तव में मेरे जीवन को बचा लिया है। आत्महत्या करने के विचार, आत्महत्या करने के प्रयास, अवसाद, अवसाद की दवाइयाँ और थैरेपी सब बंद हो गए हैं। मैं अब काम करती हूँ और सात महीनों में एक भी दिन ऑफिस न गई, ऐसा नहीं हुआ है। निस्संदेह, मैं प्रतिदिन अपनी क्रिया करती हूँ। गुरुजी ने मुझे बचा लिया है और हर दिन के साथ वह मुझे ज्ञान व सच्चाई की ऊँचाइयों पर ले जा रहे हैं।

"मेरे पास उनका ऋण चुकाने के लिए कुछ नहीं है, इसलिए मैं अपना जीवन उन्हें सौंप पूरी तरह से उनकी शरण में आ गई हूँ।"

चूँकि सुदर्शन क्रिया क्रोध व हताशा से मुक्त होने में मदद करती है और प्यार जाग्रत् करती है, इसलिए हमारे मन व शरीर में एक शंका व्याप्त हो जाती है। श्रीश्री रविशंकर सत्संग व सेवा को भी उपचार का सशक्त माध्यम मानते हैं।

आपका शरीर अणुओं से बना है। इस सच के साथ रहने से आपके अंदर सच का संचार होता है और आपकी चेतना का उत्थान होता है। जब आप सत्संग में भजन गाते हैं तो आपके शरीर के प्रत्येक अणु में ध्वनि की ऊर्जा समाहित हो जाती है, वैसे ही जैसे माइक्रोफोन ध्वनि ग्रहण कर उसे बिजली में बदल देता है; वैसे ही शरीर ध्वनि को ग्रहण कर उसे चेतना में परिवर्तित कर देता है। जब आप सत्संग में बैठते हैं तो आपका समूचा शरीर ऊर्जा से भीग जाता है और फिर परिवर्तन होता है। अगर आप बैठकर बेकार की बातों या हिंसात्मक संगीत को सुनते हैं तो वह भी आपके शरीर में समा जाता है। पर जब ज्ञान की बातें सुनते हैं या पूरे मन से मंत्रोच्चारण करते हैं तो आपकी चेतना का उत्थान होता है।

सत्संग के साथ जब हम सेवा में स्वयं को समर्पित कर देते हैं, सबकुछ भूलकर केवल दूसरों की मदद करने की चाह मन में पनपती है तो बिना प्रयास के हीलिंग हो जाती है। बुलावायो, जिंबाब्वे के अरविंद सी. याद करते हैं कि उन्होंने स्वयं को श्वसन व सत्संग की शक्ति द्वारा पुन: कैसे पहचाना—

''मैंने अपना पहला आर्ट ऑफ लिविंग कोर्स आर्ट ऑफ लिविंग के वरिष्ठ प्रशिक्षक नितिन लिमये के साथ किया। साथ-ही-साथ मेरा पुराने बाईपोलर रोग-विषयक डिप्रेशन का मनोचिकित्सक द्वारा इलाज भी चल रहा था। हालाँकि डिप्रेशन रोकने की बहुत सारी दवाइयाँ लेने रहने के बावजूद आत्महत्या करने का विचार हमेशा मन में बना रहता था। यही नहीं, मैं लगभग पच्चीस वर्षों से एक दिन में 20 सिगरेट पी रहा था।

''कोर्स के बाद एक आश्चर्यजनक परिवर्तन हुआ। मैं प्यार व आनंद से इतना भर गया कि जिन लोगों को भी मैं जानता था, उनसे मिलने पर उन्हें गले लगाने लगा। अपने को व्यक्त करने का मुझे अन्य कोई तरीका समझ नहीं आया। मुझे लगता है कि पहले लोगों को इस बात का यकीन हो गया था कि मेरा दिमाग खराब हो गया है।

''कोर्स के तीन दिन बाद मैंने सिगरेट पीनी छोड़ दी। मुझे अब महसूस होता है कि ऐसा चमत्कार केवल गुरुजी की कृपा से ही हो सकता है। मेरे विदड्रॉल सिंपटम्स खत्म हो गए। किसी पके हुए फल की तरह यह आदत मेरे जीवन से निकल गई।

''मैं घर पर हर सुबह सुदर्शन क्रिया को नियमित रूप से करता रहा। कोर्स के तीन महीनों के अंदर ही, मनोचिकित्सक के निरीक्षण में मैंने एंटी-डिप्रेसेंट दवाइयाँ लेना छोड़ दिया। मैं घर पर क्रिया करता रहा और शुक्रवार शाम के फोलोअप सत्रों में हिस्सा लेता रहा। एक वर्ष बाद मैंने पुनः आर्ट ऑफ लिविंग कोर्स किया और उसके बाद जर्मनी के आश्रम की उर्मिला देवी बोमन द्वारा करवाया जानेवाला एडवांस कोर्स किया। इस कोर्स के बाद ही मुझे वास्तव में लगा कि गुरुजी मेरे गुरु बन गए हैं।

''एडवांस कोर्स के तुरंत बाद मैं प्रत्येक बृहस्पतिवार की शाम को होनेवाले साप्ताहिक आर्ट ऑफ लिविंग कोर्स में जाने लगा। बुलावायो में अनेक पुराने सत्संग समूह थे और मैं प्रत्येक बृहस्पतिवार को अपने गुरु की प्रशंसा में कुछ गाता रहा। आरंभिक छोटी शुरुआत से, जहाँ केवल थोड़े से लोग ही आते थे, अब बहुत सारे लोग उसमें सम्मिलित होने लगे थे और पूरे वर्ष वे उसमें भाग लेते थे। फिर से, मैं यही विश्वास करता हूँ कि यह गुरुजी की कृपा से ही संभव हुआ।

''एडवांस कोर्स करने के बाद ही मेरी पत्नी भक्ति इस बात पर ध्यान देने लगी कि मेरे साथ क्या हो रहा है। वह अत्यधिक सशंकित थी, क्योंकि उसने मुझे पहले उतार-चढ़ावों से गुजरते देखा था। यही नहीं, एक अवसादग्रस्त व्यक्ति के साथ रहना निश्चित रूप से आसान नहीं था। बाद में भक्ति ने भी आर्ट ऑफ लिविंग कोर्स किया और एक वर्ष के बाद पुनः उसे किया। वह इस आश्चर्यजनक मार्ग पर निरंतर आगे

ही बढ़ती गई। इस समय जिंबाब्वे में वह एकमात्र आर्ट ऑफ लिविंग टीचर है।

''किन्हीं अजीब कारणों की वजह से मैंने घर पर नियमित रूप से सुदर्शन क्रिया करना बंद कर दिया। तनाव मुझ पर हावी होने लगा और इससे पहले कि मैं समझ पाता, मैं अवसाद का शिकार हो गया। फिर से सिगरेट पीने की मूर्खता मैंने की। जल्दी ही अपने डिप्रेशन के लिए मैं प्रोजैक लेने लगा। भक्ति और नितिन लिमये ने मुझे अपने पहले डी.एस.एन. कोर्स को करने के लिए तैयार किया। ऐसा लग रहा था जैसे मुझे फिर से दवाइयों की जरूरत नहीं; गुरुजी के इस संकल्प ने मुझ पर चमत्कार की तरह काम किया हो। तब से मैं अपनी दवाइयाँ नहीं ले रहा हूँ। मुझे इस बात को गुरुजी को न बताने का पछतावा है कि मैंने दबाव में आकर सिगरेट पीना शुरू कर दिया था।

''डी.एस.एन. कोर्स के बाद मैं नियमित रूप से घर में सुदर्शन क्रिया करने लगा, सत्संगों में जाने लगा और साप्ताहिक फोलोअप सुदर्शन क्रिया करने लगा। एक वर्ष के बाद मैं टीचर ट्रेनिंग कोर्स के लिए बेंगलुरु आश्रम में गया। मुझे लगा कि अपनी सिगरेट पीने की आदत की वजह से मैं इस अवसर के उपयुक्त नहीं हूँ। फिर भी, गुरुजी की कृपा से और प्रशिक्षक की वजह से यह संभव हो पाया।

''टी.टी.सी.-I कोर्स के दौरान मैंने अपनी सिगरेट पीने की समस्या के बारे में अपने अनुभव बाँटने का निश्चय किया, हालाँकि सिगरेट के बारे में न तो मन में कोई विचार आया था, न ही उसे पीने की इच्छा हुई थी। टी.टी.सी.-I कोर्स के तुरंत बाद फिर से हुड़क उठी और मैं सिगरेट के सिवाय और किसी चीज के बारे में सोच ही नहीं पाता था। मुझे महसूस हुआ कि मैंने इस आदत को छोड़ने के गुरुजी के इस प्रस्ताव की अवज्ञा की थी। मैं इसे लिख रहा हूँ, लेकिन अभी भी मैंने सिगरेट पीना नहीं छोड़ा है।

''सिगरेट पीनेवाले उन लोगों को, जो आर्ट ऑफ लिविंग कोर्स करते हैं, मेरी यही सलाह है कि सुदर्शन क्रिया का नियमित रूप से अभ्यास करें और सिगरेट का कभी एक कश भी न लें। 'बस, एक कश' और 'बस, एक सिगरेट' जैसी कोई बात होती ही नहीं है। यह बंद कड़ी की प्रतिक्रिया है।

''मुझे अब एंटी-डिप्रेसेंट दवाइयों की जरूरत नहीं है। मैं दूसरों को आर्ट ऑफ लिविंग कोर्स करने के लिए प्रोत्साहित करता हूँ।...आखिर 'प्रोजैक' लेने की क्या जरूरत है, जब सुदर्शन क्रिया की दैनिक दवाई अच्छा काम कर देती है?''

**बार-बार हम उन लोगों की बात सुनते हैं, जिन्होंने आर्ट ऑफ लिविंग कोर्स**

किया है और दिल के दरवाजे खुलने तथा प्यार व अपनेपन की भावनाओं को महसूस किया है, जिसने उन्हें सेवा करने को प्रेरित किया। ये लोग स्वैच्छिक कार्य करने के लिए प्रेरित हुए, उत्साह से सेवा कार्यों को करने के लिए आगे आए, जहाँ सेवा खुशी व प्यार के रूप में की जाती है और दुनिया भर में प्यार, खुशी और अपनेपन की एक लहर जाग्रत् की जाती है।

इसमें सम्मिलित हुई एक महिला का यही अनुभव है—

''मैं अपने जीवन के बहुत ही कठिनतम दौर से गुजर रही थी। मेरे पिता की कैंसर की वजह से मृत्यु हो गई थी और मेरे प्रेमी के साथ भी मेरे संबंध अच्छे नहीं चल रहे थे। मैं बहुत ही बुरी स्थिति में थी। मेरे चेहरे पर कभी-कभी ही हँसी आती थी। मित्रों से मैं कभी-कभार ही मिलती थी और जीवन में बहुत कुछ नहीं हो रहा था। मैं ठीक से सो भी नहीं पा रही थी और मुझे हर सुबह बिस्तर से उठने का मन नहीं होता था। मैं अपने डॉक्टर के पास गई और उन करोड़ों एंटी-डिप्रेसेंट लेनेवालों में मैं भी एक बन गई।

''मैं ऐसे ही जी रही थी, जब तक कि मेरे एक मित्र, जो आर्ट ऑफ लिविंग कोर्स कर रहा था, ने मुझे भी कोर्स करने पर जोर नहीं दिया था। मैंने यह सोचकर उस कोर्स को करने का निश्चय किया कि उसने किस तरह की भक्ति में स्वयं को डुबोया हुआ है! मैंने निश्चय किया कि उसका मित्र होने के नाते मेरा काम यह देखना होगा कि उसे किस तरह के इलाज की जरूरत है! पहली रात हमने कुछ अजीब सी चीज, जिसे 'प्राणायाम' कहते हैं, सीखी। यह मेरे लिए बहुत ही अलग सी थी। पर मुझे लगा कि उससे कोई नुकसान नहीं होने वाला, इसलिए मैं उसे करने लगी। पिछले दस वर्षों में मैं ठीक से सो नहीं पाई थी, पर उस रात मैं चैन से सोई। इसलिए मैंने उसी रात कोर्स पर आने का निर्णय किया।

''शनिवार को हमने 'सुदर्शन क्रिया' नामक श्वसन तकनीक की। मुझे वह बहुत कठिन लगी। मैं पूरे कमरे में चारों ओर झाँकती रही और अपने सिवाय दूसरा क्या कर रहा है, यही देखती रही। पर सारे समय मेरी आँखें खुली होने के बावजूद, लय के साथ संगति न बिठाने के बावजूद मैंने बाद में बहुत अच्छा महसूस किया। आखिर में आराम करने का समय था, जो मुझे लग रहा था कि कभी खत्म नहीं होगा। किसी ने कमरे में कोई अजीब सी आवाज निकाली और फिर हम सब इतना हँसे कि लगा, बहुत समय से हँस रहे हैं। मैंने वर्षों से जो चीजें नहीं की थीं, उस दोपहर मैंने बहुत सी चीजें कीं। अपने अंदर मैंने ऊर्जा बहती महसूस की। एक ऐसा

एहसास मुझ पर व्याप्त हो गया, जैसा मैंने पहले कभी नहीं महसूस किया था। इतना ही नहीं, मैं वर्षों बाद गहरी नींद में सोई।

"अगले दिन हमने फिर सुदर्शन क्रिया की। पर इस बार मैंने निश्चय किया कि मैं अपनी आँखें बंद रखूँगी और देखूँगी कि क्या होता है। इस बार सबकुछ बहुत आसान लगा। जब मैंने आँखें खोलीं, तब सबकुछ बहुत ही असाधारण लगा। मैंने खुली खिड़की से आकाश को देखा और ऐसा लगा, मानो जीवन में मैंने पहली बार आकाश को देखा है! फिर मैंने कमरे में चारों ओर देखा और लोगों से नजरें मिलाईं, पर यह नहीं पता कि कितने समय तक। उनकी आँखें बहुत चमकीली, बहुत सुंदर थीं। मुझे वहाँ बैठे हर व्यक्ति से प्यार हो गया। कोर्स शुरू करने के कुछ दिनों बाद मैंने एंटी-डिप्रेसेंट लेना बंद कर दिया। यह तो एक शुरुआत मात्र थी। दूसरी सुदर्शन क्रिया के बाद जिस क्षण से मैंने अपनी आँखें खोली थीं, मुझे एहसास हुआ कि मेरे जीवन का संपूर्ण ढाँचा ही बदल गया है और मैं फिर से जीने लगी हूँ। मेरे चेहरे पर मुसकान लौट आई थी। मेरे हृदय से दूसरों तक दया और स्नेह पहुँचने लगा था। मेरा जीवन कड़वाहट और विषाद से समृद्धि और सुंदरता में परिवर्तित होने लगा था। मैंने इससे पहले इतने अधिक प्यार और सौंदर्य का अनुभव नहीं किया था। मेरे जीवन का उद्देश्य स्पष्ट हो गया था और ऐसी संतुष्टि, जो मैंने कभी महसूस नहीं की थी, करने लगी थी। मुझे एहसास हुआ कि दूसरों की सेवा करके मुझे अत्यधिक खुशी हो रही है।

"गुरुजी के लिए जो कृतज्ञता मैं महसूस करती हूँ, उसकी महत्ता का वर्णन करने के लिए मेरे पास शब्द नहीं हैं। मैं उनकी कृपा और निस्स्वार्थ प्यार की वजह से ही इस धरती पर हूँ। मैं उनके लिए हूँ, उनकी वजह से हूँ, उनकी सेवा करने के लिए हूँ।..."

जरूरतमंदों की सेवा करने से प्रसन्नता व प्यार का एहसास होता है। इसी ने डायना के मन का उपचार करने में उसकी मदद की। जब मैं उससे मिला तो उसने आखिरी छह महीने बेंगलुरु आश्रम में महिलाओं के सशक्तीकरण कार्यक्रम में काम करते हुए गुजारे। इन साधारण और सीधी-सादी महिलाओं के साथ काम करने के बदले में वह स्वयं न केवल ठीक हुई, वरन् अपनी ताकत को भी उसने जाना। यह इस बात का सुंदर उदाहरण है कि कैसे प्रत्येक महिला ने दूसरी का समर्थन किया। उसने उन्हें हुनर सिखाए और उन्होंने उसे पूरी तरह से जीवन जीने की निपुणताएँ सिखाईं।

## दिमाग

दिमाग शरीर का चालक है। यद्यपि व्यक्ति हमेशा सही ढंग से दिमाग का उपयोग नहीं कर पाता है। इसका शरीर पर अत्यधिक जोर चलता है। व्यक्ति अकसर इसकी शक्तियों का दुरुपयोग करता है और परिणामतः शरीर रोगी हो जाता है। जैसे ही चीजें गलत होना शुरू हो जाती हैं, दिमाग हर तरह के संभावित विध्वंसों के आकार की कल्पना करने लगता है। वह हमें ऐसे कार्यों को करने में उलझा देता है, जो हमारे शरीर व ऊष्मा के लिए हानिकारक होते हैं। ऐसे समय में दिमाग को अपना अनर्थकारी कार्य करने देने के बजाय व्यक्ति को अनुकूल संरचनाओं की कल्पना करने के लिए अपनी मानसिक शक्तियों का प्रयोग करना चाहिए और ऐसे अभ्यास करने चाहिए, जिसमें स्वयं से कहना चाहिए कि यह ऐसा व्यवधान है, जो गुजर जाएगा, और इस प्रकार कठिनाई को पार करने के लिए अपने शरीर व दिमाग को आत्मविश्वास प्रदान करना चाहिए। इससे शरीर को ग्रहणशीलता की यथार्थ स्थिति में प्रवेश करने और बेहतरीन परिणाम प्राप्त करने में मदद मिलेगी।

अपने को ठीक करने में स्वयं की मदद करने के लिए कभी देर नहीं होती है। आप अपने मंत्र को अपनी आकांक्षाओं की सहज अभिव्यक्ति के रूप में चुन सकते हैं। यह एक शब्द का हो सकता है, दो या तीन या एक वाक्य का हो सकता है; पर वह ऐसी ध्वनि होनी चाहिए, जो आपके अंदर एक निश्चित स्थिति जाग्रत् करे। आप उसका उच्चारण कठिनाई के क्षण में कर सकें और वह आश्चर्यजनक परिणाम उत्पन्न करने के लिए किसी चमत्कार की तरह प्रस्फुटित हो। पर हमें उसे प्रतिदिन दोहराने की आदत बनानी होगी, ताकि मुश्किल में मंत्र बचाव के रूप में सहजता से काम आ सके।

एक शाम मैं भोजन-कक्ष में मैं इंग्लैंड के एक अध्यापक, 'जो हार्डी' के साथ बैठा था, हम ध्यान (मेडीटेशन) के बारे में बातें करने लगे। मैंने उन्हें बताया कि कैसे संकट के समय फिलिप ने मुझे और नम्रता को सहज समाधि ध्यान (मेडीटेशन) सिखाया था; मंत्र के साथ एक ऐसी सरल प्रक्रिया, जो सारे संकटों से बचाव करती है। अपने मेडीटेशन में सुधार करने में मुझे वह बहुत मददगार लगी, क्योंकि यह व्यक्ति को स्थिरता तथा अपने होने की नीरवता में ले जाती है। मैं मेडीटेशन कर रहा हूँ या बहुत वर्षों से इसकी कोशिश कर रहा हूँ और मुझे यह समझ आया कि यह नीरवता अपने को जानने की स्थिति वह नहीं है, जिसके लिए कोई प्रयास कर सकता है और उसे करके प्राप्त कर सकता है; क्योंकि यह अपने स्व के बाहर का कोई लक्ष्य नहीं है। सहज ध्यान एक समर्पण है—सारे प्रयत्नों को करना छोड़ देना, अपने में ही जकड़ना

छोड़ना, एक परम विश्रांति का अनुभव है।

'जो' ने तब अपनी एक युवा छात्रा पैट की कहानी सुनाई, जो इंग्लैंड में रहती है, जिसे आर्ट ऑफ लिविंग तकनीकों व सहज ध्यान से बहुत फायदा हुआ—

''पैट एक वर्ष से डिप्रेशन का शिकार थी। उसका नर्वस ब्रेकडाउन किसी भी समय हो सकता था। वह डॉक्टरों, मनोवैज्ञानिक व थैरैपिस्टों से मिली, पर कोई फायदा नहीं हुआ। गंभीर तनाव और चिंता से घिरे होने के कारण उसका स्वास्थ्य मानसिक व शारीरिक, दोनों रूपों में लगातार गिर रहा था। उसके अपने शब्दों में, 'वह 'टूट' रही थी।' इस स्थिति में वह आर्ट ऑफ लिविंग पार्ट वन कोर्स करने आई। कोर्स के दौरान वह कई महीनों में पहली बार रिलैक्स व शांत हो पाई। वर्कशॉप के अंत में उसमें काफी सुधार हो चुका था और हमारी नियमित बातचीत ने एक संपर्क स्थापित कर दिया था। मैंने उसे संपर्क बनाए रखने और किसी तरह की समस्या होने पर फोन करने को कहा।

''कोर्स खत्म होने के बाद मात्र एक हफ्ता ही बीता था कि पैट का फोन आया। वह लगातार रोए जा रही थी। उसका डिप्रेशन पूर्णतया वापस लौट आया था। वह रोए जा रही थी और कह रही थी कि मैं और बरदाश्त नहीं कर सकती।'''और मैं सबकुछ समाप्त कर देना चाहती हूँ। मैंने कहा, 'ठीक है, पर पहले यहाँ आओ और मेरे साथ चाय पीओ। फिर हम देखेंगे, क्या करना है!'

''पैट बहुत ही दुःखी अवस्था में सेंटर पर आई। अपने पेट को उसने पकड़ा हुआ था, क्योंकि उसे तीव्र पीड़ा हो रही थी। वह मानसिक व शारीरिक दोनों तरह से यंत्रणा पा रही थी। उसके डॉक्टर ने उसे बताया था कि उसकी आँत में सूजन है। वह आत्महत्या करना चाहती थी। चाय पीते-पीते उसने अपनी समस्याओं के बारे में बताया। मैंने तब उसे सोफे पर आँखें बंद करके सबकुछ भूलकर लेट जाने को कहा। मैं उसे धीरे-धीरे 30 मिनटों के गहन मेडीटेशन में ले गया। उसके चेहरे से हटते तनाव को मैं देख रहा था।

''अचानक वह बैठ गई और चिल्लाई, 'दर्द गायब हो गया है। मुझे कुछ महसूस नहीं हो रहा। यह अद्‌भुत है।' जिस गहरी व्यथा के साथ वह आई थी, वह दूर हो चुकी थी। उसका दर्द ठीक हो चुका था। उसकी मानसिक यंत्रणा गायब हो चुकी थी। मैंने फिर उसे सहज ध्यान सिखाया, ताकि वह उसका प्रतिदिन अभ्यास कर सके। पैट स्थानीय स्कूल में ऐच्छिक कार्य करने लगी। उसके मुसीबत के दिन बीत चुके थे। उसने अपनी आंतरिक शक्ति व आकर्षण को पा लिया और वह एक नई इनसान बन गई थी।''

आंतरिक यात्रा किसी व्यक्ति के जीवन का श्रेष्ठतम रोमांच होता है। यह ऐसा नहीं है जिसे किसी पुस्तक से देखकर बना लिया जाए, वरन् इसके लिए योग्य मार्गदर्शन की जरूरत होती है। इसके लिए ही श्रीश्री और उनके समक्ष अनेक लोग दिव्य शक्ति के संरक्षण में आने के लिए हमारा मार्गदर्शन करने आते हैं। दिव्य शक्ति जीवन को एक सुकून पहुँचाती है, जो अन्यथा कई दिशाओं में भटक रहा होता है। दिव्य शक्ति के संरक्षण में आकर पूर्ण आराम मिल जाता है।

## तनाव

तनाव आधुनिक युग का एक अभिशाप है, जो शरीर व मन के बीच एक असंतुलन पैदा करता है, जिससे रोगों को सहने की हमारी क्षमता कम हो जाती है और हमारा रोग प्रतिरोधक तंत्र कमजोर हो जाता है। आज अधिकांश चिकित्सीय समस्याएँ तनाव से पैदा होती या बढ़ती हैं। तनाव का शिकार होना आसान है, जबकि तनाव से दूर रहने और दिन भर तनाव-मुक्त रहने के लिए कुछ प्रयास करने की जरूरत होती है। सबसे कम प्रतिरोध का मार्ग है—तनाव दूर करनेवाली दवाइयाँ लेना, जो आराम से हर दवाई की दुकान पर मिल जाती हैं और आम चिकित्सक डिप्रेशन, तनाव व अल्सर, दमा, कोलेस्टरॉल और कैंसर जैसी बीमारियों के लिए प्रतिकारक के रूप में लिखकर देते हैं। यद्यपि दवाइयाँ केवल लक्षणों को ठीक करती हैं, न कि समस्याओं के मूल कारण को।

जैसाकि पहले बताया गया है, एम्स (दिल्ली) द्वारा किए गए अनुसंधान ने यह सिद्ध कर दिया है कि सुदर्शन क्रिया और प्राणायाम रक्त में सीरम कॉर्टीसोल स्तरों—तनाव के सूचक—को शास्त्रीय संगीत सुनने की तुलना में ज्यादा प्रभावी ढंग से कम करते हैं। जैसाकि एम्स के डॉ. कोचु पिल्लै का कहना है, "जब कोई व्यक्ति तनावपूर्ण स्थिति से गुजर रहा होता है तो संपूर्ण शरीर विज्ञान, मस्तिष्क व अंत:स्रावी तंत्र, नकारात्मक रूप से प्रभावित होता है। सुदर्शन क्रिया और प्राणायाम जैसी श्वसन तकनीकें एक सकारात्मक 'शरीर-मन' संबंध स्थापित करती हैं। नकारात्मक विचारों व तनावों का हटना ही शरीर को सकारात्मक व स्वस्थ बनाता है।"

अर्जेंटीना की हमारी मित्र बीटरिज गेयोआगा द्वारा इसे बड़े सशक्त ढंग से व्यक्त किया गया है—

''नौ वर्षों तक प्रेस–ऑफिस के विभागीय प्रमुख के रूप में मेरी नौकरी के तनाव ने मेरे शरीर पर असर डाला। चौदह प्रकाशनों के सुपरवाइजर का मेरा पद और बहुत कुछ करने की मेरी चाह ने मेरे दिमाग व शरीर को ऐसे संकट में डाल दिया था, जहाँ से मैं कभी वापस न लौट पाती, अगर मैं सुदर्शन क्रिया नहीं करती।

''मैं जिस तनाव में रह रही थी, उसने मेरे प्रतिरोध स्तर को सबसे निम्न स्तर पर पहुँचा दिया था। मैं न सिर्फ हर तरह की छोटी–छोटी बीमारियों की चपेट आ जाती थी, वरन् गंभीर और दर्दकारक हरफीस वायरस के चंगुल में भी आ गई थी। अगर यह वायरस युटेरस में पहुँच जाता है तो इसके कैंसर बनने की अत्यधिक संभावना होती है।

''पाँच वर्षों तक यह बीमारी मुझे तंग करती रही। मेरे शरीर, विशेषकर श्लेष्मिक झिल्ली छालों और घावों से भर गई थी। कई बार वे गायब हो जाते, पर निष्क्रिय रहते और जब भी मेरे तनाव का स्तर बढ़ता, वे अधिक सांघातिक ढंग से लौट आते।

''डॉक्टरों ने मुझे हर प्रकार से अत्यधिक महँगे वायरस ट्रीटमेंट दिए और ऐलोक्रीम भी। मेरे प्रतिरोध स्तर को बढ़ाने के लिए मुझे गोलियाँ व विटामिन दिए गए, पर कोई फायदा नहीं हुआ। मेरे मुँह, होंठ, जीभ व गले में कई बार इतने छाले हो जाते कि मेरे लिए बात करना या कुछ निगलना भी मुश्किल हो जाता।

''वायरस फैलता ही जा रहा था। दर्द व यातना से छुटकारा पाने का कोई भी रास्ता नहीं मिल रहा था। यहाँ तक कि मेरी स्त्रीरोग विशेषज्ञ, ब्यूनोस एयर्स में एक जानी–मानी और प्रतिष्ठित फिजिशियन ने भी मेरी ओर से हाथ खड़े कर दिए थे। उन्होंने मुझे मनोचिकित्सा और वैकल्पिक चिकित्सा लेने की सलाह दी कि शायद उससे मेरे स्वास्थ्य में सुधार हो सके।

''यह शायद संयोग ही था या ऐसा मैंने सोचा कि अपनी मनोचिकित्सा के तीसरे दिन मैं आर्ट ऑफ लिविंग कोर्स करने लगी। नियमित रूप से कुछ हफ्तों तक सुदर्शन क्रिया करने के अंदर ही मैंने मनोचिकित्सक के पास जाना बंद कर दिया। हारपीस कैंसर पूरी तरह से गायब हो गया था। शुरू में मैंने सोचा कि वायरस कुछ समय बाद वापस लौट आएगा, जैसाकि हमेशा होता था। पर अब तीन वर्ष हो चुके हैं और किसी तरह का कोई दर्द या लक्षण मैंने अनुभव नहीं किया है, न ही किसी तरह की दवाई लेने की जरूरत पड़ी है। मुझे लगता है कि मेरा प्रतिरोधक तंत्र इतना मजबूत हो चुका है कि जब भी एच.पी.वी. वायरस प्रकट होता है, मेरे शरीर का प्रतिरोधक तंत्र उस पर सफलतापूर्वक व स्वाभाविक रूप से हमला कर देता है। अपनी हीलिंग के प्रति मैं कृतज्ञ हूँ। जब मैंने अपनी डॉक्टर को स्थिति के बारे में

बताया तो वह इतनी हैरान हुईं कि उन्होंने खुद भी वह कोर्स करने का निश्चय किया। वह अब अपने सारे मरीजों को यह कोर्स करने के लिए कहती हैं।''

श्वसन तकनीक के रूप में एक तरफ जहाँ सुदर्शन क्रिया काफी नई तकनीक है, वहीं प्राणायाम प्राचीन यौगिक श्वसन तकनीक है। डॉ. कोचु पिल्लै, जो स्वयं यौगिक श्वसन तकनीकों की विशेषज्ञ हैं, कहती हैं, ''नियमित प्राणायाम से शरीर, दिमाग व भावनात्मक क्रियाओं में तारतम्य बैठना आरंभ हो जाता है। अंत:स्रावी तंत्र एंडोक्राइन और मस्तिष्क की तरंगों में भी सुसंगति हो जाती है।''

एम्स के न्यूरोलॉजी विभाग के एसोसिएट प्रोफेसर डॉ. मनवीर भाटिया के अनुसार, ''यौगिक श्वसन अभ्यास तनाव संबंधी तंत्रिका विकार, जैसे तनाव, सिरदर्द, अपस्मारी दौरे और अनिद्रा की समस्याओं से बचाव करते हैं। 70 प्रतिशत सिरदर्द तनाव की वजह से होते हैं। मुख्यतया ये ऑफिस या घर के तनाव की वजह से होते हैं।''

टोरंटो, कनाडा की सबीना के अनुभव से इस स्पष्टीकरण की पुष्टि होती है, जो घबराहट और तनावजनित सिरदर्द से पीड़ित थीं। यहाँ वह तनाव से खुशी तक की अपनी यात्रा का वर्णन कर रही हैं—

> ''अगस्त से मुझे तनावजनित सिरदर्द रहने लगा। मैंने अपने डॉक्टर से संपर्क किया, जो इसका कारण नहीं बता पाया। इसलिए उन्होंने मुझे अधिक व्यापक परीक्षण कराने, जिसमें ब्रेन स्कैन भी शामिल था, की सलाह दी। किसी तरह की कोई असामान्यता दृष्टिगोचर नहीं हुई। मुझे सेडेटिव (उपशामक) के साथ टीलेनॉल दिया गया, पर कुछ आराम नहीं मिला। एक महीने के बाद सिरदर्द कभी-कभी होने के बजाय सारा दिन रहने लगा। अन्य लक्षण, जैसे रोना शुरू हो गया। चूँकि डॉक्टर को यह डिप्रेशन की निशानी लगा था, मैंने मनोचिकित्सक से मिलने का समय लिया। रोना बढ़ता ही गया और घबराहट रहने लगी। मैं किसी बंद कमरे में रहती तो घबराहट बढ़ जाती और साँस लेने में दिक्कत आने लगती। जैसे-जैसे घबराहट बढ़ने लगी, मुझे बस में चढ़ने में भी कठिनाई होने लगी। सब-वे के प्रवेश-द्वार पर मुझे अचानक चक्कर आने लगते और मैं उसमें घुसने की हिम्मत नहीं कर पाती थी।
>
> ''अक्तूबर में मैंने अपनी नौकरी छोड़ दी। काम करते हुए इन लक्षणों को झेलना बहुत कठिन था। नवंबर में मैं जब डॉक्टर से मिली तो उन्होंने मुझे 'पैक्सिल' दी। उससे मुझे कुछ फायदा हुआ और एक महीने के अंदर ही मुझे अच्छा महसूस

होने लगा। मुझे नई नौकरी मिल गई। अपने परिवार की मदद से मैं बाहर जाने लगी, यहाँ तक कि सब-वे से होकर भी जाने लगी। मैं फिर से ठीक महसूस कर रही थी। काम में मेरा मन लग रहा था। मैंने स्वयं को उसमें डुबो दिया। अगले वर्ष मार्च तक मैंने धीरे-धीरे 'पैक्सिल' की मात्रा कम करनी शुरू कर दी।

''जून में निजी व काम संबंधी मुद्दे उठने लगे। मैंने नौकरी छोड़ दी और घर पर ही रहने लगी। एक हफ्ते के बाद मेरे साथ पुराने लक्षण लौट आए थे—पूरी-पूरी रात बेतहाशा रोना, लगातार नकारात्मक विचारों का आना, जीवन में दिलचस्पी खत्म हो जाना। सितंबर तक मनोचिकित्सक से बिना मिले मैं दुबारा लंबी छुट्टी पर चली गई।

''छुट्टियों के दौरान मैंने पुनः आर्ट ऑफ लिविंग कोर्स किया। मैंने दो वर्ष पहले कोर्स किया था, पर कभी भी तकनीकों का अभ्यास नहीं किया था। यहाँ तक कि दुबारा कोर्स करने के बाद भी मैं आर्ट ऑफ लिविंग की श्वसन तकनीकों, जो मैंने सीखी थीं, का सक्रिय रूप से अभ्यास नहीं कर रही थी।

''नवंबर में घबराहट फिर से शुरू हो गई। अपनी लंबी छुट्टियों के दौरान ही मैं पास के डॉक्टर से मिली, जिसने पहली 'पैक्सिल' से कहीं अधिक ज्यादा तीव्र दवाई 'जोलोफ्ट' मुझे दी। मैं जीवन के प्रति दिलचस्पी खो चुकी थी। मैं इतनी ज्यादा अवसादग्रस्त थी कि यह तक भूल गई थी कि सामान्य होना कैसा होता है। राहत पाने के लिए बेचैन मैं घर पर क्रिया करने लगी। दवाई लेने के साथ-साथ उसे मैं प्रतिदिन करने लगी।

''चार हफ्तों के बाद मैं लगातार तीन दिनों तक रोती रही और लगा, जैसे मैं पागल हो जाऊँगी। उन तीन दिनों के बाद ऐसा हुआ, जिसे चमत्कारिक इलाज के रूप में वर्णित किया जा सकता है। मैं बहुत हलकी व प्रसन्न महसूस कर रही थी। डेढ़ वर्षों में पहली बार मैं पूरे 24 घंटों तक नहीं रोई थी। मुझे सचमुच फिर से बहुत खुशी महसूस हुई और मुसकराने के लिए बाध्य हुई। मेरी भावनात्मक व शारीरिक हीलिंग आरंभ हो गई थी।

''दिसंबर में मैं एक नई शुरुआत के निश्चय के साथ वापस घर आई। मैंने अपने पहलेवाले मनोचिकित्सक से संपर्क किया और उनसे मिलने का समय भी लिया। बीस दिनों बाद मेरी दवाइयाँ आधी रह गईं और पंद्रह दिनों बाद एक-चौथाई। मनोचिकित्सक की इस अनुमति के साथ मैं एक-चौथाई मात्रा लेती रही कि किसी भी समय उसे लेना बंद कर सकती हूँ। कितना व्यापक बदलाव था! मैं जल्दी ही गुरुजी से मिलने की योजना बना रही हूँ। जीवन में पहली बार मैं आत्मविश्वास के

साथ यह कह सकती हूँ कि मैं फिर कभी डिप्रेशन का शिकार नहीं बनूँगी।

''मैं अपनी कहानी एक कविता के साथ खत्म करना चाहती हूँ—

दिमाग, शरीर व आत्मा

दिमाग एक ताकतवर औजार भी है

और विनाश का एक हथियार भी

जब वह स्वयं पर कार्य करने का फैसला करता है

वह ऐसा विध्वंस के साथ करता है कि वह लगभग स्वयं को खत्म ही कर देता है।

दर्द छद्म होता है,

इसलिए कोई उसे देख नहीं सकता,

कोई उसे महसूस नहीं कर सकता।

शरीर अकेलेपन में जल रहा होता है।

''जीवन अंतहीन यातना का मात्र आख्यान बनकर रह जाता है। पर एक ऊष्मा है—मानव की, जो मरने से इनकार करती है। करुणा का दीपक जल उठता है।

''सुदर्शन क्रिया आरंभ थी।

परतें झुलसकर राख में बदल गईं,

सच सबके सामने आया।

दिमाग, एक ताकतवर औजार ने

अपने पर काम करना शुरू किया।

इस बार, पिता की अनुकंपा से,

और माँ के स्नेह से।

अब दिमाग, शरीर और ऊष्मा स्वस्थ व ठीक हैं,

अवसाद किसी मजाक की भाँति लगता है।''

□

# 5

# विरोध समाधान

श्रीलंका में शांति-वार्त्ता करने से लेकर कश्मीर में पथभ्रष्ट युवाओं को बदलने से लेकर बाल्कन में घृणा की आग को शांत करना—श्रीश्री रवि शंकर के उदाहरण से प्रेरित होकर आर्ट ऑफ लिविंग के स्वैच्छिक कार्यकर्ता मतभेदों और द्वंद्व में फँसे दलों के बीच पुल निर्मित करने में व्यस्त हैं। शांति का एक बाहरी प्रतिरूप मात्र स्थापित करने से अपना ध्यान हटाने से लेकर एक वास्तविक आंतरिक शांति निर्मित करने तक श्रीश्री उन लोगों के बीच में शांति की धारा ले आए, जिन्होंने उसे कभी अपने जीवन में अनुभव नहीं किया था। अशांति और शांति दोनों साथ-साथ विद्यमान नहीं रह सकतीं। 'दिमाग को शांत व तनाव-मुक्त करने के लिए व्यावहारिक तरीकों को ढूँढ़ना ही समाज में शांति लाने का एकमात्र दीर्घकालीन तरीका है', वह कहते हैं।

श्रीश्री द्वारा विकसित प्रभावी श्वसन तकनीकें और मेडीटेशन का प्रयोग करते हुए उनके स्वैच्छिक प्रशिक्षकों ने दुनिया के विभिन्न हिस्सों में शक्तिशाली आक्रामकों के दिमाग को न सिर्फ शांत किया है, वरन् हिंसा के शिकार लोगों को भी सांत्वना और भावनात्मक शक्ति प्रदान की है।

हमने देखा कि कैसे दिमाग को स्वस्थ रखने से शरीर स्वस्थ रहता है। जब दिमाग उलझन में होता है, जब वह यातना का शिकार व घृणा से भरा होता है और जब वह कष्ट झेलता है, तब न सिर्फ अपने प्रति अनजान होता है बल्कि अपने आस-पास भी उस कष्ट को फैलाता है। इच्छा से या वैसे ही, वह एक रोगग्रस्त शरीर व आत्मा, रोगग्रस्त परिवारों व रोगग्रस्त राष्ट्र में उसे फैला देता है।

'शांति वहाँ से आरंभ होती है, जहाँ हिंसा खत्म होती है'—यह श्रीश्री का एक चर्चित कथन है और लक्ष्य भी, जिसे पाने के लिए वह अथक प्रयास कर रहे हैं। असहनशीलता, असुरक्षा, संशय और मतभेदों की दुनिया में श्रीश्री मित्रता और शांति का संदेश दे रहे हैं। एक-दूसरे से विमुख समुदायों के बीच भाईचारे का पुल निर्मित करने, युद्ध के सदमे से बाहर आने में लोगों की मदद करने और आपसी विश्वास तथा हमेशा कायम रहनेवाली शांति का मार्ग दिखाने की उनकी अविरल निष्ठा वास्तव में बड़ी प्रभावी है। आर्ट ऑफ लिविंग कोर्स अफगानिस्तान, कोसोवो, पाकिस्तान, इजराइल, लेबनान, नेपाल, भारत और श्रीलंका जैसे अनेक देशों के अंदर और उनके बीच मैत्रीपूर्ण संबंधों को बढ़ावा देने का कार्य कर रहा है। उसका उद्देश्य है शांति स्थापित करना, ताकि तेजी से आर्थिक विकास हो सके।

## भारत में

आह! भारत, सुंदर भारत! उसके बच्चे कभी-कभी भटक जाते हैं, पर ऐसा वह ईमानदारी, उत्साह और पूर्णता के साथ करते हैं, जिसका दुनिया भर में कोई मुकाबला नहीं कर सकता। कहा जा सकता है कि इस देश में चाहे— किसी भी क्षेत्र में क्यों न हो, कर्मयोग और भक्ति हर किसी के अंदर व्याप्त है। आज देखा जाए तो पूरी दुनिया से साम्यवाद खत्म हो गया, पर अभी भी भारत में ऐसे कट्टर साम्यवादी हैं, जो अपनी इस विचारधारा का पालन एक धर्म की तरह करते हैं और दृढ़ता से विश्वास करते हैं कि इस धरती पर यह पुनः वापस आएगा।

भारत में ऐसे समर्पित और निस्स्वार्थ क्रांतिकारी मिल जाएँगे, जिन्होंने इसलिए हथियार उठाए, क्योंकि वे मानते हैं कि भौतिकवादी व स्वार्थी समाज ने उनके लिए कोई और रास्ता छोड़ा ही नहीं, जो अपने गरीब व पद-दलितों की परवाह नहीं करता है। इसीलिए अरविंद बी. (नाम परिवर्तित) जैसे आर्ट ऑफ लिविंग के प्रशिक्षक, असाधारण साहस व निष्ठा के प्रतीक ने जाना कि इन क्रूर अपराधियों, जिन्होंने कभी इतने लोगों को मारा है कि उन्हें उँगलियों पर गिनना नामुमकिन है, का दिल सोने का है और वे गुरुजी की शिक्षाओं का आदर करते हैं।

## नक्सलवादियों के दिमाग का रूपांतरण

एक प्रचलित कथन है कि 'नक्सलवादी तब पैदा होते हैं जब लोग राजनीतिक, सामाजिक और आर्थिक तंत्र में विश्वास खो देते हैं।' इसके बारे में इससे अधिक सही और कुछ नहीं हो सकता। जमींदारों द्वारा गरीबों, निम्न जाति के किसानों और

मजदूरों के उत्पीड़न की प्रतिक्रिया के रूप में पश्चिम बंगाल के एक गाँव में वर्ष 1960 के उत्तरार्ध में 'नक्सलबाड़ी' नामक नक्सलवादी आंदोलन की शुरुआत हुई थी। बंगाल में इसे क्रूरता से दबा दिया गया, पर बिहार और आंध्र प्रदेश में यह फिर उभरा, जहाँ यह आज भी कायम है। कई बार वहाँ हत्याएँ भी होती हैं। नक्सलवादी ग्रासरूट से आते हैं और अकसर उन्हें स्थानीय गाँववालों का समर्थन प्राप्त होता है। वे क्रूर होते हैं। देश की अदालतें उनकी मुट्ठी में होती हैं, जहाँ न्याय फुरतीला व कठोर होता है। वे विस्फोटकों के कुशल ज्ञाता होते हैं, जो पुलिस बलों, यहाँ तक कि मंत्रियों की गाड़ियों में भी विनाशकारी विस्फोटक लगा देते हैं।

अपने स्वयंसेवकों व प्रशिक्षकों के साथ श्रीश्री वर्ष 2002 से बिहार के जहानाबाद के नक्सल प्रभावित क्षेत्रों में काम कर रहे हैं। जब से वहाँ श्रीश्री ने नक्सलवादियों से गुरुदक्षिणा के रूप में अपना सारा गुस्सा व घृणा उन्हें भेंट में देने के लिए कहा और उन्हें मिल-जुलकर सेवा करने व उत्सव मनाने का आह्वान किया, तब से एक लाख से भी अधिक युवा संगठित होकर हथियार छोड़ देने और अहिंसा का संदेश फैलाने का प्रण ले चुके हैं।

बिहार में एक सार्वजनिक सभा को संबोधित करते हुए श्रीश्री ने एक बार कहा था, "नक्सलवादी बच्चों की तरह हैं, जो रास्ता भटक गए हैं। अगर वे हिंसा को छोड़कर समाज की भलाई के लिए कार्य करें तो उनमें समाज के लिए बहुत अच्छा करने की सामूहिक क्षमता है। मैं उन्हें ऐसे बच्चे मानता हूँ, जिन्होंने लापरवाह और असंवेदनशील समाज से तंग आकर बंदूक उठा ली। वे सच्चे देशभक्त हैं और दिल से एक आम आदमी हैं। उनमें समाज की अच्छाइयाँ हैं। फर्क इतना है कि जो रास्ता उन्होंने चुना है, वह केवल दर्द दे सकता है, और कुछ नहीं। उनमें अत्यधिक ऊर्जा है। वे इस समय जिस लक्ष्य की प्राप्ति में लगे हैं, उसे पाने के लिए उन्हें अधिक सकारात्मक उपायों की ओर मोड़ना होगा।"

पर क्या हिंसा, डर और वैर के विषाक्त प्रभाव का विषय अध्यात्म हो सकता है?

बिहार की आर्ट ऑफ लिविंग की प्रशिक्षक इंदू सिन्हा के लिए उत्तर 'हाँ' है। इंदू, जो अध्यात्म में अटूट विश्वास रखती हैं, ने वर्कशॉप के हिस्से के रूप में स्वयं योग, श्वसन तकनीकों व मेडीटेशन की चमत्कारिक शक्तियों का अनुभव किया है। वह जहानाबाद और औरंगाबाद जिलों के नक्सल प्रभावित सेनारी और मियापुर गाँवों में गईं और वहाँ के लोगों की सोच को समझा। सेनारी के अपने अनुभव को इंदू बताती हैं, "मैं सेनारी की महिलाओं की स्थिति देख द्रवित हो

उठी, जिन्होंने हत्याकांड में पुलिस की क्रूरता को सहा था, जिसमें एक जाति के 34 सदस्यों को नक्सलवादियों ने मार डाला था। मैंने जैसे सोचा था, स्थिति उससे भी कहीं अधिक खराब थी।'' जब वह मियापुर गईं तो वहाँ पशुओं की तरह जिंदगी जीते लोगों को देख भयभीत हो गईं। वह कहती हैं, ''अपनी ही दुनिया में रहते हुए मैंने गाँववासियों के पशुवत् जीवन के बारे में कभी कल्पना तक नहीं की थी। गाँव में कोई सड़क नहीं थी और कहीं भी जाने के लिए पानी से भरे गड्ढों को पार करना पड़ता है। गाँव के पुरुष तो लगभग मर चुके थे और गाँव में मुख्यतया औरतें ही थीं, जिनकी स्थिति अत्यंत शोचनीय थी।''

वहाँ आने के बाद उन्होंने 'व्यक्ति विकास केंद्र' के माध्यम से उनकी मदद करने के लिए कुछ करने का निश्चय किया। सेनारी में एक स्कूल और एक औषधालय खोलने के लिए वह एक प्रोजेक्ट पर काम करने लगीं। वे ऐसी परियोजना भी बना रहे हैं, जो औरतों को रोजगार उपलब्ध करवाएगी। वह कहती हैं, ''अपनी समस्याओं को सुलझाने लायक आत्मनिर्भर बनाने के लिए आर्ट ऑफ लिविंग लोगों की मदद करने की कोशिश करता है। इसकी शुरुआत करने के लिए हमने एक प्राथमिक विद्यालय व औषधालय बनाने की योजना बनाई है, जिसमें जहानाबाद और गया के डॉक्टर गाँववालों का इलाज करेंगे।''

आश्चर्यचकित करनेवाली बात तो यह है कि कानून व व्यवस्था की स्थिति के बारे में प्रचलित आशंका से डरे बिना इंदू ने सेनारी तक की सारी यात्रा अकेले तय की। वह कहती हैं कि अपने बल पर कुछ करने की ताकत उन्हें आर्ट ऑफ लिविंग के दौरान सीखे पाठों से मिली है। हालाँकि उन्होंने यह भी कहा कि उनकी सफलता के पीछे वह समर्थन है, जो उन्हें सेनारी की औरतों से मिला है।

प्राचीन समय का ज्ञान, शिक्षा का केंद्र और प्रसिद्ध नालंदा विश्वविद्यालय के बावजूद बिहार आज भारत के सबसे पिछड़े व गरीब राज्यों में से एक बन चुका है। यह राज्य, जहाँ बुद्ध ने तपस्या की थी, आज भारत में सबसे अधिक हिंसात्मक राज्यों में से एक और नक्सलवादी आंदोलन का केंद्र बन गया है।

अपने कई कार्यक्रमों के द्वारा आर्ट ऑफ लिविंग इस प्रदेश में पुनः शांति व समृद्धि लाने का अथक प्रयास कर रहा है। अपने पाठ्यक्रमों के द्वारा यह इस राज्य को व्यावहारिक ढंग से इसके अपने प्राचीन ज्ञान को वापस लौटाना चाहता है, ताकि जो लोग हिंसा के रास्ते पर चलते हैं, वे अपने कदमों को पीछे लौटाकर शांति व अपनत्व का एक नखलिस्तान बना सकें।

भोजपुर, बिहार का विजय, जो उस हत्याकांड में शामिल था, जिसने 500 से

अधिक लोगों की जान ली थी—को श्रीश्री के अनुगामियों द्वारा संचालित कार्यशालाओं में हिस्सा लेने के बाद एहसास हुआ कि केवल प्यार ही एकमात्र विकल्प है, जो हर चीज को ठीक कर सकता है—

> "अब तक हम अनगिनत अपराधों और हत्याकांडों का हिस्सा बन चुके हैं। पूरा क्षेत्र असीम डर की चपेट में है। लड़ाई तब तक न खत्म होनेवाली प्रतीत हो रही थी, जब तक कि हम गुरुजी के पास नहीं गए थे। अब हमने जो उनसे सीखा है, हम अपना संदेश प्यार से देंगे, हथियारों से नहीं। गुरुजी से मिलने के बाद और सुदर्शन क्रिया का अनुभव करने के बाद हमें एहसास हुआ कि हम जो कर रहे थे, वह गलत था। लोगों के साथ हिंसा का इस्तेमाल करना समस्याएँ सुलझाने या क्रोध व्यक्त करने का तरीका नहीं है। केवल प्यार ही सही रास्ता दिखा सकता है। लोगों को अपनाना, उनके दिलों को जीतना और अपने आप में खुश रहना प्यार का उद्देश्य है।"

हममें से अधिकांश लोग अपनी संकीर्ण विचारधारा के प्रिज्म से समस्याओं को देखते हैं। हम उसके पीछे सच की खोज किए बिना उनको अपने दृष्टिकोण से देखते हैं। इससे हम ऐसा कार्य करते हैं, जिससे शारीरिक व मानसिक, दोनों रूपों में दूसरे आहत होते हैं और बदले में शरीर व दिमाग दोनों तक समस्याओं को ले जाकर हम स्वयं को भी आहत करते हैं। आर्ट ऑफ लिविंग कोर्स करने के बाद भोजपुर के ही महिंदर ने अपने आप से सही प्रश्न पूछने शुरू कर दिए थे—

> "कोर्स ने जीवन में पहली बार मुझे स्वयं से प्रश्न पूछने को बाध्य किया। मैंने स्वयं से पूछा कि मैं क्या कर रहा हूँ? मैं क्यों लोगों को मार रहा हूँ? उससे मुझे क्या मिल रहा है? मुझे एहसास हुआ कि मैं बिलकुल ही निरर्थक और घृणित काम कर रहा हूँ। लोगों को मारना गलत है। प्यार से लोगों को अपनाना सही रास्ता है। वही एकमात्र उपयुक्त रास्ता है। लोगों को खुश करो और अपने भीतर खुशी महसूस करो—यही सही है, जिसे करना चाहिए।"

हरे कृष्णा ने भी, जिसने चीजों को व्यापक परिप्रेक्ष्य में देखना शुरू किया था, नकारात्मक विचारों के प्रभावों को समझा—

> "मैं अपने चारों ओर व्याप्त नकारात्मक प्रभावों का शिकार था। उन पर

सवाल उठाने का साहस मुझमें नहीं था। वस्तुतः मैं यह भी नहीं जानता था कि मेरे सोचने का ढंग मेरे अपने जीवन के लिए खतरनाक है। मैं नहीं जानता था कि शांति का अर्थ क्या है! यहाँ आकर मुझे एहसास हुआ कि जाति या धर्म जैसी कोई चीज नहीं है। वासना, क्रोध, लालच, जुड़ाव—इन सबको अपने अंदर से हटाना जरूरी है। प्यार ही एकमात्र सच है। प्यार के द्वारा हम कुछ भी पा सकते हैं। हमारी प्रगति, हमारे परिवार की प्रगति, हमारे देश की प्रगति, हमारे समाज की प्रगति केवल प्यार द्वारा संभव है, न कि धमकियों या लालच से। हम पूरे समाज को बदलने में मदद करने की शक्ति के लिए प्रार्थना करते हैं। हम गुरुजी के ज्ञान को इस देश के प्रत्येक गाँव तक ले जाने का संकल्प करते हैं।''

जिन्होंने सुदर्शन क्रिया की है, उनका अनुभव रहा है—प्यार और अपनेपन की एक भावना को विकसित करना। सदर के अजय कुमार के लिए ऐसा ही था। वह इतना प्रेरित हुआ कि उसने न सिर्फ हथियार व हिंसा का मार्ग छोड़ दिया, वरन् वह तो उस प्यार को फैलाना चाहता है, जिसका उसने अनुभव किया है—

''आर्ट ऑफ लिविंग में आने के बाद मुझे एहसास हुआ कि मैंने व मेरे साथियों ने इस निरर्थक युद्ध में अपना समय बरबाद किया है। अब हमें लगता है कि हम पूर्ण रूप से गलत थे। जब हम लौटेंगे तो जो हमने यहाँ सीखा, उसके साथ हमें बहुत कुछ करना है। जो ज्ञान व प्यार हमने प्राप्त किया है, केवल हमारे साथ बढ़ सकता है। हम उसे आगे फैलाएँगे और ध्यान रखेंगे कि वह फैलता रहे। जो हमने नष्ट किया है, उसे दुबारा बनाने का यही एकमात्र तरीका है। अपना उद्धार करने का यही एकमात्र रास्ता है।''

भारत के दक्षिणी राज्य आंध्र प्रदेश में, जहाँ पिछले दशक में अत्यधिक प्रगति हुई है, संपत्ति के वितरण में अत्यधिक असमानता नक्सलवादी आंदोलन को फैलाने का कारण बनी। एक बार फिर बदलाव लाने के लिए श्रीश्री रविशंकर ने अपने साहसी व निष्ठावान् स्वयंसेवी कार्यकर्ताओं को इस क्षेत्र में भेजा। उन नक्सलवादियों को देखकर, जिन्होंने आत्मसमर्पण किया और इस कोर्स को पूर्ण किया। इन पुरुषों व महिलाओं की मानवता व सरलता द्वारा अभिभूत हो जाते हैं, जिन्होंने अपने अनुभवों को खुले दिल से बाँटा; अपने क्रोध, अपराध-बोध और दर्द को बाहर निकाला और उस खुशी को व्यक्त किया, जो उन्हें सुदर्शन क्रिया करने के बाद मिली थी।

खादरी (हैदराबाद) में नक्सलवादियों का जिला नेता रवि नाइक उनमें से एक है, जिसने अहिंसा के मार्ग पर चलने के लिए हिंसा का मार्ग छोड़ दिया—

"मैं ऐसे 5,000 लोगों का नेतृत्व कर रहा था, जो मेरे आदेश पर क्षेत्र में किसी भी तरह का विनाश करने को तैयार रहते थे। अनेक बसों व ट्रेनों को बम से उड़ाने के पीछे मेरा हाथ था और 500 से अधिक हत्याएँ मैंने की थीं। मेरे खयाल से, इन कारनामों ने मुझे मजबूत व प्रभावी नेता बना दिया था। आर्थिक समस्याओं से परेशान होकर यह सोचे बिना कि मैं कायरता का मार्ग अपना रहा हूँ, मैं नक्सलवादी आंदोलन से जुड़ गया था। गुरुजी ही एकमात्र व्यक्ति हैं, जिन्होंने हमें समझा। उनकी शिक्षा, प्राणायाम और योग ने हमें शांत दिमाग से सोचने में मदद की। मैंने अपनी नेतृत्व क्षमताओं का गलत फायदा उठाया। जो लोग मेरे प्रति निष्ठावान् थे, मैंने उन्हें गलत मार्गदर्शन दिया। अब हम गुरुजी के संदेश को हर व्यक्ति तक पहुँचाने के लिए हाथ मिलाना चाहते हैं।"

नक्सलवादी आंदोलन से जुड़े अनेक युवाओं को आज वह स्वयं शांति का मार्ग दिखा रहा है।

अशांति से भरे समाज में अकसर महिलाएँ सबसे ज्यादा यातना झेलती हैं। वे जीने के लिए अकसर पुरुषों के तरीके व आदतों को अपना लेती हैं और हिंसा का मार्ग चुन लेती हैं, जैसाकि हैदराबाद की अमरावती शांति ने किया। आर्ट ऑफ लिविंग कोर्स में आने से पहले उसने 30 हत्याएँ की थीं और अनेक बमबारियों में शामिल थी—

"सरकार से समर्थन न मिलने पर मैं नक्सलवादी नेता बन गई थी। भ्रमित व क्रोध से भरी मैं अपनी तरह परेशान लोगों के एक दल के साथ जंगल में रहने लगी। हमें सहायता की आवश्यकता थी, मार्गदर्शन की आवश्यकता थी। पर अपना मंतव्य सबके सामने रखने के तरीके में कहीं हमारी आवाज खो गई। कोर्स ने मुझे एक नई भाषा सिखाई। मेरा जीवन बदल गया।"

आंध्र प्रदेश में नक्सलवादियों का राज्य महासचिव बंदिया मास्टर, जो अनेक राजनेताओं को मारने और पुलिस स्टेशन, बस व ट्रेनों को बम से उड़ाने के लिए कुख्यात था, नक्सलवादी बनने के अपने अनुभव को बाँटता है—

''जब भी लोगों का राजनीतिक, सामाजिक और आर्थिक व्यवस्था से विश्वास उठता है, तब नक्सलवादी जन्म लेते हैं। नक्सलवादी आंदोलनों का इस्तेमाल लोगों की समस्याओं को सुलझाने के मंच के रूप में किया जाता है। पिछले दशकों में भारत में नक्सलवादी दल कई गुना हो गए हैं। इस दोतरफा गोलाबारी का अंत क्या होगा, मैं नहीं जानता। यह तब तक जारी रहेगी जब तक कि लोगों की समस्याओं का हल नहीं हो जाता। हमारी बात सुनी जानी चाहिए।''

हैदराबाद का एक अन्य नक्सलवादी नेता, जो अपना नाम नहीं देना चाहता, ने बताया कि वह इस क्रूर और हिंसात्मक दल का हिस्सा क्यों बना—

''मैं नौकरी की भीख माँगता रहा था, पर कोई भी मुझे नौकरी नहीं देता था। फिर मैं नक्सलवादी बन गया। मेरे सहअपराधी और मैंने मिलकर 2,500 नक्सलवादियों के साथ काम किया। हम हथियार बनाते थे और अपने क्षेत्र में हमने अनगिनत हत्याएँ और बमबारी की। हमने जंगल में बम व बंदूकें बनाईं और हमारे अंतर्गत 275 गाँव आते थे। मैंने आर्ट ऑफ लिविंग कोर्स के साथ जो सीखा है, मैं वापस जंगल में जाकर अब खेती करना चाहता हूँ। यह भी उम्मीद है कि हमारे गाँवों में स्कूल खुलेंगे और रोजगार के विभिन्न अवसर भी मिलेंगे, जिनके बारे में हम अब तक अनभिज्ञ थे। इस कोर्स ने मुझे हर चीज को साफ व स्पष्टता से देखने की समझ दी और मुझे एहसास हुआ कि मुझे भीख माँगने की जरूरत नहीं है। मैं अपने लिए काम पैदा कर सकता हूँ। लोगों को मारना कोई समाधान नहीं है। मैं अब तक गलत राह पर चल रहा था।''

वर्कशॉप में हिस्सा लेने के बाद उसने नई रोशनी देखी और अब वह दूसरों तक इसे ले जाने तथा एक नया जीवन शुरू करने के लिए तैयार है।

अन्य नक्सलवादी, जो अपना नाम गुप्त रखना चाहता है, ने भी शांतिपूर्ण माध्यमों के द्वारा स्वयं तथा दूसरे को ठीक करने के लिए इस हिंसात्मक मार्ग का त्याग कर दिया है। हिंसा के मार्ग ने उसे हत्याएँ व बमबारी करने के लिए प्रेरित किया था तो अपने ही भीतर व्याप्त शांति से संपर्क होने से वह बाहर समाज में उसे फैलाने को प्रेरित हो गया है—

''शहर में मेरी दुकान जला दी गई थी और मैं न्याय चाहता था। एक पागलपन

मुझ पर सवार हो गया और फिर मैंने बंदूक उठा ली। मैं अपनी सोचने और तर्क करने की शक्ति खो चुका था। अब मैं बदल गया हूँ। कटुता या हिंसा की प्रवृत्ति के साथ स्थितियों और घटनाओं पर प्रतिक्रिया करना जीवन नहीं है। यह एक प्रक्रिया है, जिससे मुझे गुजरना है। मुझे आगे जाना है। अब तक ऐसे काम को करने में लगा था, जो बिलकुल ही अर्थहीन था। एक अर्थहीन युद्ध को आज तक मैं लड़ रहा था। अब इस एहसास से युक्त होने के बाद मैं बहुत सारे लोगों को यह बात समझा सकता हूँ और बहुत अधिक हिंसा को रोक सकता हूँ। यह ऐसा परिवर्तन है, जिसे मैं अधिक-से-अधिक लोगों के साथ बाँटना चाहता हूँ।''

## कश्मीर में विश्वास का बोध निर्मित करना

2000 वर्षों से कश्मीर की हिमालय घाटी ज्ञान का झरना रही है, जहाँ से इतिहास, कविता, प्यार, कथाओं व दर्शन के उत्कृष्ट उदाहरण प्रस्फुटित हुए हैं। इस घाटी में संस्कृत के अनेक महान् विद्वानों व कवियों ने जन्म लिया है। कश्मीर मौर्य सम्राट् अशोक जैसे महान् शासकों के शासन में समृद्ध हुआ, जिन्होंने श्रीनगर शहर की स्थापना की थी। उनके शासन में कई बौद्ध विद्वान्, पादरी व बुद्धिजीवी घाटी में आकर बसे। बाद में सम्राट् हर्ष, जो संगीत व कला के महान् संरक्षक थे, ने अपना दरबार श्रीनगर में बनाया, जो ज्ञान, वैभव और विलासिता का केंद्र था।

आजादी के समय भारत व पाकिस्तान का विभाजन हो गया और उस समय के शासक महाराजा हरि सिंह ने स्वतंत्र व धर्मनिरपेक्ष भारत के साथ अपने राज्य को जोड़ने का निर्णय लिया। नई गठित पाकिस्तान सरकार ने नाराज होकर कश्मीर पर आक्रमण कर दिया और कश्मीरियों के घर-परिवार, खासकर हिंदुओं को लूटने के लिए प्रोत्साहित किया। उस क्षेत्र पर मतभेद आज तक चल रहा है और पाकिस्तान द्वारा अवैधानिक ढंग से अधिकृत की गई भूमि के लिए भारत उसके साथ तीन बार युद्ध कर चुका है। कश्मीरी पृथकतावादियों को सेना प्रशिक्षण और आर्थिक सहायता देकर पाकिस्तान द्वारा किए गए युद्ध में 60,000 से अधिक मासूम हिंदुओं व मुसलमानों की जानें गईं। इस वजह से हिंदुओं को अपने ऊपर होनेवाले आतंकी हमलों के कारण घाटी को छोड़कर भागना पड़ा। आज 4,50,000 कश्मीरी पंडित अपने ही देश में शरणार्थी हैं, जो दिल्ली व जम्मू के शिविरों में रह रहे हैं। निरंतर होनेवाले आक्रमणों, उत्पीड़न और विस्थापन की वजह से इस क्षेत्र की समृद्ध सांस्कृतिक विरासत नष्ट हो गई है।

कश्मीर में चल रहा संघर्ष संभवतः उसे दक्षिण एशिया का सबसे खतरनाक

स्थल बना देता है। फिर भी पिछले पाँच वर्षों में श्रीश्री कश्मीर की आबादी के सभी वर्गों को संगठित कर बहुत खामोशी से शांति का मार्ग प्रशस्त कर रहे हैं।

श्रीश्री के स्वैच्छिक कार्यकर्ता कश्मीर के विभिन्न वर्गों के लिए कार्यशालाएँ आयोजित करते आ रहे हैं, जिनमें सेना के कर्मचारी, उग्रवादी, जेल में बंद कैदी और हिंसा के शिकार लोग भी शामिल हैं। आर्ट ऑफ लिविंग के स्वैच्छिक कार्यकर्ता उस समय डोडा और भद्रवाह के क्षेत्रों में जोखिम उठाते हुए गए, जब इन सीमाओं पर विदेशी आतंकियों के शिविर थे, जो अकसर बंदूक की नोक पर युवाओं को युद्ध में शामिल होने के लिए बाध्य करते थे।

हममें से जिन लोगों को यह देखने का सौभाग्य प्राप्त हुआ है कि कैसे श्रीश्री ने कश्मीर में काम किया है, वे हतप्रभ हैं। मैं भी उनमें से एक हूँ। मैंने सोचा था कि कश्मीरी आतंकवादियों द्वारा ओम का उच्चारण और कोर्स करना असंगत है। मैं पिछले सोलह वर्षों से कश्मीर पर रिपोर्टिंग कर रहा हूँ।

मैं दो बार सीमारेखा तक गया। कारगिल सड़क पर पाकिस्तान के बंदूकधारी ने मुझ पर निशाना साधा। वुलर झील के पास सेना के साथ रात में होनेवाले हमलों के दौरान गया, उग्रवादियों से बातें कीं और अलगाववादी नेताओं का साक्षात्कार लिया। मुझे ऐसा लगा कि ये लोग भारतीय राज्य का हिस्सा नहीं बनना चाहते हैं। फिर भी, चमत्कारों का चमत्कार कहो, आर्ट ऑफ लिविंग के कुछ प्रशिक्षकों के असाधारण प्रयासों व तकनीक की वजह से अनेक आतंकवादियों ने कोर्स किया और उनके जीवन में आश्चर्यजनक सुधार आया।

सबसे पहले श्यामा सोंधी नामक उस पहली महिला प्रशिक्षक की असाधारण कहानी से शुरू करते हैं, जो कश्मीर गईं और उनके लिए कैसे सबकुछ आरंभ हुआ—

''बिना चिंता के जीवन आराम से गुजर रहा था। इस कोर्स में सम्मिलित होने का मेरा कोई विशेष प्रयोजन नहीं था। मैंने सोचा था कि यह भी अन्य आम कोर्सों जैसा ही होगा।

''सुदर्शन क्रिया के बीच में मेरा दम सा घुटने लगा, इसलिए मैं दरवाजे से बाहर निकलने के लिए उठी। पर जब मैं उठ रही थी तो मैंने सफेद सी एक लहर अपने पास महसूस की और अपने कंधे पर तीन अंगुलियों के स्पर्श को महसूस किया। मेरे कान में फुसफुसाहट हुई—'हिलो नहीं, श्वास लेती रहो। तुम कर पाओगी, मैं तुम्हारी मदद कर रहा हूँ।' वह स्पर्श मुझ पर छाया रहा। मुझे एक सौम्य सी

आकृति की उपस्थिति का एहसास हुआ, जो मुझे आश्वस्त कर रही थी। फिर मैं सूर्य की रोशनी की तरह चमकदार दूधिया रोशनी में नहा उठी। मेरी साँसें गिरने–उठने लगीं। मैंने ऐसा होने दिया (ऐसा हो गया)।

"बाद में मैंने किसी को तीव्र दर्द व पीड़ा से रोते हुए सुना कि मेरी आँखों से आँसू बह निकले। उस रुदन की तीव्रता और संवेदनशीलता असहनीय थी। मुझे अजीब तरह की उदासी का एहसास हुआ। एक रिक्तता ने मुझे घेर लिया। जब मैंने अपनी आँखें खोलीं तो पाया कि बहुत से लोग मुझे देख रहे हैं। जिस तरह से अन्य सम्मिलित लोग मेरा ध्यान रख रहे थे, उसे देख मुझे असहजता महसूस हुई। मैंने अपने साथ बैठे व्यक्ति से पूछा कि सब लोग मुझे ही क्यों देख रहे हैं? उसने बताया, 'तुम बहुत रो रही थीं। क्यों, क्या बात है?'

"फिर मुझे एहसास हुआ कि पूरे आवेग से मैं ही रो रही थी। पूरी घटना मेरे सामने सजीव हो उठी, पर एक साक्षी के रूप में। फिर मैंने उस व्यक्ति को ढूँढ़ना चाहा जो क्रिया के दौरान मेरे पास खड़ा था, पर उस सौम्य आकृति के सदृश्य मुझे कमरे में कोई नहीं लगा। उस रात मैं एक नवजात शिशु की तरह रोई। सुदर्शन क्रिया ने वर्षों से जमा मेरे संवेगात्मक अवरोधों को दूर कर दिया था और मेरी आंतरिक खुशी से मेरा परिचय करा दिया था। शारीरिक रूप से मेरे प्रतिरोध तंत्र में सुधार आया। पीठ के निचले हिस्से का मेरा पुराना दर्द, जिसे वर्षों से डॉक्टर ठीक नहीं कर पाए थे, तुरंत गायब हो गया।

"जब मैं एडवांस कोर्स में हिस्सा लेने के लिए ऋषिकेश गई तो पहली बार मुझे व्यक्तिगत रूप से श्रीश्री से मिलने का सौभाग्य प्राप्त हुआ (मैंने तब तक उनकी फोटो तक नहीं देखी थी)। मैं उन्हें देखकर हैरान रह गई, क्योंकि वह वही व्यक्ति थे, जो मेरी पहली क्रिया के कठिन क्षणों में अपना हाथ मेरे कंधे पर रखे खड़े थे। मैं उनकी बात सुन उतनी ही हैरान हुई, 'तो तुम आ गईं'!"

एक समय में जम्मू में डोडा आतंक व अलगाववाद का गढ़ बन गया था। वहाँ से भटके हुए अनेक कश्मीरी मुसलमान हथियारों व विस्फोटकों का प्रशिक्षण लेने पाकिस्तान गए थे और कभी शांतिपूर्ण रहनेवाले डोडा जिले में आतंक फैलाने लगे थे। रफी उनमें से ही एक था। 'भारतीय साम्राज्यवाद' और 'कश्मीरी स्वतंत्रता' के बारे में उत्तेजक भाषणों द्वारा भड़काए जाने और पाकिस्तान द्वारा हथियाए कश्मीर में प्रशिक्षण शिविरों में लगे शिक्षा प्राप्त करने के बाद, जहाँ से प्राणघातक कलाश्निकोव और स्टिंगर बंदूकों को चलाना सिखाया गया था, वह स्वयं को जेहादी और

मुजाहिदीन (स्वतंत्रता सेनानी) बनकर लौटा; हालाँकि वह जेहाद का अर्थ तक नहीं जानता था। भारतीय सेना द्वारा पकड़े जाने से पहले उसने घाटी में कई आतंकी गतिविधियों में हिस्सा लिया था, जिसमें सी.आर.पी.एफ. के रक्षा दल पर बम फेंकना भी शामिल था, उसमें वह अपना हाथ क्षत-विक्षत कर बैठा था। जेल में एक वर्ष बिताने के बाद उसे रिहा कर दिया गया और पूर्व-सैनिकों के भारतीय सेना परीक्षण कैंप में रखा गया, जहाँ रफी और उसके साथियों के लिए सेना के कमांडर ने आर्ट ऑफ लिविंग कोर्स का आयोजन किया। इस कार्यशाला में प्रशिक्षण श्यामा सोंधी ने दिया, जो बताती हैं—

"पहले दो दिनों तक रफी ने एक दूरी बनाकर रखी। मैं यह नहीं कहूँगी कि उसका व्यवहार प्रतिकूल था, पर शायद सावधान था। रफी की पहली सुदर्शन क्रिया के दौरान उसका शरीर एकदम ऐंठ गया, उन्माद भरी कँपकँपाहट हुई और उसके बाद उसके दिमाग से सारे नकारात्मक तनाव व अंतर्द्वंद्व धुल गए। क्रिया के बाद वह स्तब्ध सा दिखा, पर भीतर-ही-भीतर वह शांति महसूस कर रहा था। दूसरी क्रिया के दौरान मैंने देखा कि वह एक गहन शुद्धता प्रक्रिया, दर्द व आश्चर्य से गुजरा और अंतत: प्रसन्नता एवं शांति का भाव उसके चेहरे पर झलकने लगा। अगले तीन दिनों में रफी खुशी से चहक रहा था, बात कर रहा था, हँस रहा था, मजाक कर रहा था, चिल्ला रहा था और फिर अपने सुकून तथा जीने के नए सुखमय तरीके को बाँटते हुए उसने हम सबको गले से लगाया।

" 'मैंने दुबारा से जाना है कि जीवन क्या है,' आखिरी सुबह उसने मुझे बताया। आज रफी एक जिम्मेदार व्यक्ति है, जो अपने गाँव की भलाई के लिए काम करता है। वह अपने बेकार हाथ का भी अच्छा इस्तेमाल कर पा रहा है। वह कहता है, 'इससे पहले मैं अपने जीवन में कभी नहीं मुसकराया था'।"

अन्य प्रशिक्षक, जिसने अत्यधिक साहस के साथ बहुत कड़ी मेहनत की, वह है संजय बी., जिसने सोचा कि वह सौम्य, मुसकराता हुआ, अनाकर्षक व्यक्ति वास्तव में एक रोमांचकारी है, जो भारत में सबसे खतरनाक स्थानों में जाता है। अगर संजय कभी पुस्तक लिखेगा तो अवश्य ही वह रोमांच से भरी होगी। यहाँ उन पुरुषों के अनुभव दिए जा रहे हैं, जिन्हें वह शांति व प्यार के मार्ग पर वापस लेकर आया। उनमें से एक अहमद खालिद नामक व्यक्ति अपने अनुभव बाँटते हुए बताता है—

''पिछले बारह वर्षों से मैंने स्वयं को कष्ट देनेवाले युद्ध में उलझाया हुआ था। मैं उग्रवादी बन चुका था। जीवन किसी भी दिन समाप्त हो सकता था। वस्तुतः मुझे इस बात का एहसास ही नहीं था कि मैं गुजरते हर दिन के साथ स्वयं का विनाश कर रहा हूँ। मैं किसी चीज के लिए लड़ रहा था; पर उससे मैं बच निकला, क्योंकि वह प्यार नहीं था, वह शांति नहीं थी। ईश्वर का शुक्र है कि मैं उससे बच निकला। इस वर्ष हर चीज बदल गई। मेरे एक मित्र ने मुझसे कोर्स करने को कहा, जिसके बाद व्यक्तिगत रूप से मुझे गुरुजी से मिलने का मौका मिला। तेरह वर्षों से मैंने अपनी माँ को नहीं देखा था। गुरुजी ने मुझे कहा कि वह मुझे घर भेज देंगे। हाँ, मैं अब घर पर हूँ, न सिर्फ अपनी माँ के साथ बल्कि एक परिवार के साथ, जो बहुत बड़ा है और उतने प्यार से लबालब है, जिसकी मैंने कल्पना तक नहीं की थी। गुरुजी इस परिवार के मुखिया हैं। वह हमेशा मेरे साथ हैं।''

श्रीनगर के खालिद ने इस कोर्स को करने के बाद हिंसा के मार्ग को छोड़ दिया—

''यहाँ एक भी ऐसा व्यक्ति नहीं है, जिसने कभी-न-कभी गलत काम न किया हो। हमने विध्वंस को फैलाया, जिसने समाधान के बजाय समस्याओं को उत्पन्न किया। कोर्स के बाद मैं अपने परिवेश, अपनी स्थिति और अपने उद्देश्य को एक बिलकुल ही भिन्न रोशनी में देख पाया। मुझे एहसास हुआ कि मैं गलत बातों का समर्थन कर रहा था। अब गुरुजी द्वारा दिखाए गए मार्ग को अपनाकर मेरे साथी और मैं दृढ़ता से महसूस करते हैं कि हम जिस मुद्दे के बारे में सशक्त ढंग से सोचते हैं, उसे अब हम सुलझा पाएँगे।''

मोहम्मद शफी कहता है—

''कश्मीर में गुरुजी का आना घाटी में शांति बनाए रखने के लिए सबसे प्रभावी व सकारात्मक उत्प्रेरक था। उन्होंने हमें इस तरह भीतर तक छुआ, जैसा पहले किसी ने नहीं छुआ था। हम सबने अपने विश्वासों में एक व्यापक बदलाव महसूस किया। कश्मीर में बहुत ज्यादा लोग आर्ट ऑफ लिविंग के बारे में नहीं जानते हैं। संभवतः इसीलिए लड़ाकुओं ने यहाँ अपनी जड़ें जमा लीं।''

कश्मीर की अपनी यात्रा के दौरान श्रीश्री ने न सिर्फ युद्ध में संलग्न लोगों के जीवन को अभिभूत किया, वरन् ऑल पार्टीज हुर्रियत कॉन्फ्रेंस के नेताओं व कश्मीरी

पंडितों के प्रतिनिधियों के साथ भी बैठक की। जब से युद्ध शुरू हुआ है तब से पहली बार ये दोनों विरोधी दल एक-दूसरे के सामने आए।

घाटी में आर्ट ऑफ लिविंग द्वारा किए गए कार्य उन लोगों को सही मार्ग पर ले आए, जो गुटों के चक्कर में शांति का मार्ग छोड़ चुके थे। इसने अलगाववादियों तथा जिनका वे विरोध करते थे, के बीच पुल निर्मित कर दिया। जैसाकि मुख्य धारा में वापस लौटा उग्रवादी शब्बीर कहता है—

> "जैसे कि एक लोहे की छड़ आग की शक्ति से मुड़ जाती है, इसी तरह बेहतरी की राह पर मेरे जीवन ने मोड़ लिया। गुरुजी ने मेरी कठोरता को पिघला दिया और मुझे ऐसा इनसान बना दिया, जिसे अब सुनने, समझने और प्यार करने से डर नहीं लगता है।"

जो उग्रवादी दलों में शामिल हुए हैं, उनमें से अनेक भटके हुए युवा हैं, जो अव्यवस्था से हताश हैं और जीवन में किसी लक्ष्य को खोजने की चाह रखते हैं। हालाँकि उन्होंने स्वयं को जाना और प्राणायाम व सुदर्शन क्रिया करने के बाद उन्हें शांति महसूस हुई। जैसाकि सज्जाद हुसैन बताता है—

> "खुशी की चाह रखना बहुत आसान है, पर यह समझना अत्यंत कठिन है कि अगर हम वास्तव में उसे चाहते हैं तो हम उसे आसानी से पा सकते हैं। कोर्स करने के बाद मेरे लिए हर चीज आसान हो गई। प्रत्येक चीज मेरे भीतर थी, मेरी पहुँच में। मैंने उस खुशी व आनंद का अनुभव किया, जिसके बारे में मैं आज तक अनभिज्ञ था। मैंने स्वयं को अल्लाह के करीब महसूस किया और गुरुजी के रूप में एक अन्य प्रेरणा व ताकत को पाया, जिसने मुझे आगे बढ़ने की शक्ति दी। उनकी कृपा ने वास्तव में मुझे ठीक कर दिया है।"

अनंतनाग का वसीम अहमद, जो आतंकवादी से एक युवा नेता बन गया है, कहता है—

> "यूथ लीडरशिप ट्रेनिंग प्रोग्राम ने मुझे अत्यधिक ताकत, आत्मविश्वास व करुणा से भर दिया। मैं अपना समय बेकार के कामों में बरबाद किया करता था। कभी यह तक नहीं सोचता था कि आखिर में मैं पाना क्या चाहता हूँ! अब मुझे

एहसास हुआ है कि जीवन बहुमूल्य है व अपने कार्यों और जीवन के प्रति पूरी जिम्मेदारी समझता हूँ।

"श्रीश्री ने उग्रवाद के शिकार लगभग 30,000 से भी अधिक युवाओं के लिए एक अनाथालय भी खोला है, जिन्हें आसानी से उग्रवादी दलों में भरती कर लिया जाता था। यह अनाथालय न सिर्फ उन्हें आसरा देता है, बल्कि बहुसांस्कृतिक, बहुपारंपरिक शिक्षा भी देता है।"

## अन्य जगह

आज आर्ट ऑफ लिविंग धीरे-धीरे पर स्थिरता के साथ इसलाम की दुनिया में एक बदलाव ला रहा है; लेकिन मुसलमानों को अपना धर्म बदलने या उससे दूर करके नहीं, बल्कि अपने धर्म की झूठी अवधारणाओं द्वारा भ्रमित लोगों को एक साधन प्रदान करते हुए कि जिसका इस्तेमाल वे एक बेहतर मुसलमान, वस्तुतः एक बेहतरीन इनसान बनने के लिए कर सकें। ऐसा इनसान, जो विविधता को अपनाने में सक्षम हो और इस सच को पहचान ले कि दुनिया में अन्य धर्म भी सम्मान प्राप्त करने के योग्य हैं। जैसाकि श्रीश्री हमेशा कहते हैं कि आध्यात्मिकता धर्म से परे है और सारी पृष्ठभूमियों के लोगों को संगठित करने की उसमें ताकत है।

## इराक

कुछ समय पहले इराक को विश्व की महाशक्तियों के रोष का सामना करना पड़ा था, और आज तक उसके परिणाम दिखाई पड़ते हैं। केवल जन हिंसा, अर्थव्यवस्था के बिगड़ने और आधारभूत संरचनाओं में कमी के रूप में ही नहीं, वरन् इससे भी कहीं बड़े पैमाने पर, वहाँ के लोगों के हौसलों के टूटने के रूप में। सितंबर 2003 में हमले के तुरंत बाद श्रीश्री ने वहाँ आर्ट ऑफ लिविंग प्रोग्राम सिखाने के लिए अपने कई स्वैच्छिक कार्यकर्ताओं को भेज अपना ध्यान इराक की ओर लगा दिया। इराक में सरकारी रेलवे कंपनी में 44 वर्षीय इलेक्ट्रिकल इंजीनियर अली, जिन्होंने इस कोर्स को पूरा किया, अपने अनुभवों को बाँटते हुए कहते हैं—

"हम मृत्यु के साये में जिए हैं। वस्तुतः मृत्यु किसी भी दिशा से आ सकती थी। एक दिन मैं बाजार में अपने मित्र से मिला और उसके साथ हँसी-दिल्लगी करने के लिए रुक गया कि तभी हमने एक भयानक विस्फोट की आवाज सुनी। हमारे चारों ओर काँच के टुकड़े बिखर गए। हम तुरंत जमीन पर लेट गए। बाद में हमने देखा

कि बहुत सारी कारें पूरी तरह से नष्ट हो चुकी थीं। मेरी कार का दरवाजा दूर जाकर गिर गया था, टायर फट गए थे। अगर मैं अपने मित्र से बात करने के लिए नहीं रुका होता तो मैं मर चुका होता। अल्लाह की कृपा अपार है।

''पहले मैं बहुत गुस्सैल किस्म का, हमेशा तनाव में रहनेवाला व्यक्ति था। कोर्स ने मुझे अपने आप में शांत रहना सिखाया। मेरे परिवार, जिसमें मेरी पत्नी व छह बच्चे हैं, ने मेरे अंदर इतना फर्क देखा कि उन्होंने कहा, अगर इस कोर्स को करने से तुम्हें इतनी खुशी प्राप्त हुई है तो दूसरा भी करो।''

सं.अ. अमीरात से एक अरबवासी मवाहिब अल शैबानी, जो स्वैच्छिक कार्यकर्ताओं के उस पहले दल का आर्ट ऑफ लिविंग का प्रशिक्षक था, जो सितंबर 2003 में इराक पहुँचा था, बताता है कि कैसे उनके कार्यक्रमों ने किसी तरह से धर्म या संप्रदाय के बजाय युद्ध के तनाव का सामना करने में लोगों की मदद करनेवाले एक साधन का काम किया। वस्तुतः मुल्की नामक अन्य स्वैच्छिक कार्यकर्ता ने कहा कि प्रशिक्षण में भाग लेनेवाले अनेक लोगों ने बताया कि कार्यशालाओं को करने के बाद उनकी नमाज अब ज्यादा अर्थपूर्ण हो गई है।

कई इसलामी देशों में औरतें एकांत में रहने लगीं और उन्हें अपने देशों में छिड़े युद्ध के दंश को झेलना पड़ा। कार्यक्रमों में सिखाई जानेवाली श्वसन और ध्यान की तकनीकों ने वहाँ के निवासियों को डिप्रेशन, घबराहट, रक्तचाप, माइग्रेन और मनोदैहिक विकारों से राहत दिलाई। जो लोग पहले लगातार आनेवाले दुःस्वप्नों की वजह से सो नहीं पाते थे, अब चैन की नींद सोने लगे। इराक में बलाड में, उसी जगह के पास जहाँ सद्दाम हुसैन पकड़ा गया था, बुर्के में कार्यक्रम आयोजित किए गए।

इराकी महिलाओं के आर्ट ऑफ लिविंग कोर्सों को करने के बारे में मवाहिब कहता है—

''पैंतीस वर्षों के युद्ध के बाद वे (इराकवासी) पहली बार हमारे साथ तनाव-मुक्त महसूस कर रहे थे। विशेषकर महिलाओं को कुरान के सिवाय किसी और चीज को देखने की इजाजत नहीं थी। उन्हें लगा कि हमें जो कहना है, वह बहुत नया था, पर साथ-साथ ही उसे समझने में उन्हें दिक्कत नहीं आई, क्योंकि यह बहुत व्यावहारिक है। इसलाम का वास्तविक अर्थ है शांति से रहना, फर्क इतना है कि इससे पहले उन्होंने इसका कभी अनुभव नहीं किया था।''

कोर्स में भाग लेनेवाला मुलूक कहता है, "अतीत के बारे में सोचना निरर्थक है। मेडीटेशन मेरे ऊपर आत्मविश्वास व जीने की इच्छा बनाए रखता है।" अपना पहला आर्ट ऑफ लिविंग कोर्स करने के तुरंत बाद अली ने डॉ. संतोष को एक और कोर्स आयोजित करने में मदद की और बाद में उसका व्याख्याता बन गया। बाद में अली आर्ट ऑफ लिविंग की एडवांस ट्रेनिंग का इराक से भारत के प्रतिनिधिमंडल का हिस्सा भी बना। वह और उसके साथी अम्मान, मुलूक और वाफना ने मुंबई आकर कई कोर्स किए और हर कोर्स ने इस ज्ञान की असीम ताकत का एहसास कराते हुए उनमें भीतर तक बदलाव किया। वह कहता है, "अरबी में 'हबीबी' शब्द का अर्थ 'प्यार' है। मैंने अपने जीवन में हजारों बार इस शब्द को सुना था, पर जब गुरुजी ने मुझे गले लगाते हुए कहा था 'हबीबी', तो वह शब्द एक तीर की तरह सीधे मेरे दिल में घुस गया था। पहली बार मैं शब्द के सही अर्थ को समझा था।"

किसी के यह पूछने पर कि पार्ट-II टीचर्स ट्रेनिंग कोर्स करने के बाद जब वह इराक लौटेगा तो क्या करेगा? तो अली का जवाब था, "निस्संदेह यह सब अपने परिवार व मित्रों को सिखाऊँगा और अपने देश की सहायता करूँगा। हम इराकवासी वर्षों से तनाव एवं मानसिक आघात झेल रहे हैं और हमें आर्ट ऑफ लिविंग जैसी तकनीकों की बहुत जरूरत है। आखिरकार श्वास का कोई धर्म नहीं होता है।"

आर्ट ऑफ लिविंग में सम्मिलित हर व्यक्ति का मिलन सुदृढ़ व जीवन बदलने वाला था।

"वर्ष 2006 में पहली बार मैं आश्रम में आया और वह मेरे जीवन का सबसे खूबसूरत महीना था। आर्ट ऑफ लिविंग ने मुझे सिखाया कि मैं कैसे अपना व दूसरों का खयाल रखूँ। हम अपनी स्वयं की श्वास की महत्ता नहीं समझते। वह कोर्स हमारी उस अवस्था तक पहुँचने में मदद कर सकता है, जहाँ पूर्ण स्पष्टता और केंद्र से हम इतने अनभिज्ञ थे।" यह कहना है इराकी संसद् की सदस्य और इराक के प्रधानमंत्री की पूर्व सलाहकार मरियम का।

श्रीश्री रवि शंकर के 'श्वास के द्वारा स्वास्थ्य' कार्यक्रम के प्रति उत्सुकता ने ही उसे आर्ट ऑफ लिविंग कोर्स की ओर आकर्षित किया। आज वह उससे जुड़ी हुई हैं—बँधी, डटी और उसमें डूबी हुई। आरंभिक प्रोग्राम पूरा करने के बाद उसने एडवांस व टीचर्स ट्रेनिंग प्रोग्राम किए।

"मैं श्रीश्री के हिंसा-मुक्त और तनाव-मुक्त दुनिया के स्वप्न व अनुभव से इतनी उत्साहित हुई कि मैंने इराक में उच्च राजनेताओं को आर्ट ऑफ लिविंग प्रोग्राम

सिखाना शुरू कर दिया और उसमें मुझे अपार सफलता मिली।'' वह बताती हैं।

उनकी कहानी ने इराक के प्रधानमंत्री नूरी अल-मालिकी को इतना द्रवित किया कि उन्होंने वर्ष 2007 में श्रीश्री को इराक आने का निमंत्रण दिया।

22 मई को श्रीश्री रविशंकर बगदाद पहुँचे। ऐसा पहली बार हुआ कि इराक सरकार ने खुद युद्ध-विध्वंसक देश में शांति दूत की तरह किसी भारतीय आध्यात्मिक गुरु को आमंत्रित किया था। इराक में श्रीश्री का स्वागत करते हुए इराकी प्रधानमंत्री ने कहा, ''वैसे तो बहुत सारी ताकतवर शक्तियाँ हैं, पर वे लोगों के दिलों व दिमागों को संगठित करने में असमर्थ रही हैं। यह कार्य केवल एक आध्यात्मिक गुरु द्वारा ही किया जा सकता है।''

यात्रा के दौरान श्रीश्री ने प्रधानमंत्री के साथ इराक में शांति कायम करने के बारे में विचार-विमर्श किया। उन्होंने जनसभा को भी संबोधित किया, जिसमें सुन्नी, शिया और कुर्द दलों के अनेक राजनीतिक नेताओं ने भाग लिया। श्रीश्री के अनुसार, ''इराक में चारों ओर क्रोध और घृणा व्याप्त है। इराकवासियों को क्रोध पर काबू पाना और बर्तमान के साथ सामंजस्य स्थापित करना सीखने की जरूरत है। इसके लिए दिमाग में बदलाव व दिल में परिवर्तन की जरूरत है। यहीं पर आध्यात्मिकता महत्त्वपूर्ण भूमिका निभाती है। हम इस प्रक्रिया को सुसाध्य बनाने में जुटे हैं।''

युद्ध से पीड़ित देश में शांति लाने के लिए श्रीश्री निरंतर प्रयास करते हुए शिया और सुन्नी संप्रदायों को, जो एक-दूसरे के विरुद्ध लड़ रहे थे, बगदाद में कई इराकी आदिवासी व राजनीतिक नेताओं से मिले, ताकि उन्हें करीब ला सकें और दोनों के बीच झगड़ों को दूर करा सकें। परस्पर विरोधी समुदायों के बीच सामंजस्य स्थापित करने की दिशा में उनकी फाउंडेशन कार्य कर रही है।

''हम पहले से ही यह कार्य कर रहे हैं। अगर आप हमारे केंद्रों में देखेंगे तो पाएँगे कि हम समुदायों को साथ लाने में सफल हो पाए हैं। सुन्नी और शिया हैं, फिर उत्तर में कुर्द हैं। इसलिए उन्हें संगठित करने का प्रयास पहले दिन से आरंभ हो गया था।'' उसने बताया।

कठिन स्थितियों में इराकियों को लंबे समय से चल रहे युद्ध और व्याप्त अस्थिरता के कारण हुए गहरे मानसिक आघात से बचाने के लिए आर्ट ऑफ लिविंग कार्य कर रहा है। उसके कार्यकर्ता इराक के विभिन्न हिस्सों, विशेषकर बगदाद में, मानसिक आघात से राहत पहुँचाने के लिए कार्यशालाएँ आयोजित कर रहे हैं। वे न केवल श्वसन व मेडीटेशन तकनीकें सिखा रहे हैं, बल्कि इराकी जनता को दवाइयाँ

व कपड़े भी उपलब्ध करा रहे हैं। यहाँ तक कि उस समय में भी जब अधिकांश गैर-सरकारी संगठनों को अस्थिरता व अपहरण के कारण इराक से अपने कार्यकर्ताओं को हटाने के लिए बाध्य होना पड़ा था, आर्ट ऑफ लिविंग के कार्यकर्ता तब भी निरंतर कार्य करते रहे।

प्रभावी हस्तक्षेप से प्रभावित हो अनेक इराकियों ने इराकवासियों को आर्ट ऑफ लिविंग तकनीक सिखाने के लिए विशेष ट्रेनिंग कोर्स किए। वर्ष 2006 में 43 सदस्यों की एक बेंच में, जिसमें अधिकांश महिलाएँ थीं, आर्ट ऑफ लिविंग के टीचर्स के रूप में प्रशिक्षण लिया। अब तक आयुर्वेदिक प्रशिक्षक शिविरों में हिस्सा लेने के अलावा 5,000 इराकवासी आर्ट ऑफ लिविंग की 'मानसिक आघात राहत कार्यशालाओं' में आ चुके हैं।

फाउंडेशन ने 'महिला सशक्तीकरण परियोजना' की भी पहल की, जिसके अंतर्गत स्थानीय महिलाओं को सिलाई व कंप्यूटर दक्षता में प्रशिक्षण दिया गया। इस प्रोग्राम से 500 से अधिक महिलाओं को लाभ पहुँचा। मवाहिब बताता है—

> "उनमें से कुछ तो विधवाएँ थीं, जबकि कुछ अपने परिवार के सदस्यों को खो चुके थे। कोई भी ऐसा परिवार नहीं था, जिसने अपने लोगों को नहीं खोया था। उन्होंने युद्ध की वजह से बहुत दुःख सहा था और अब उन्हें एक उम्मीद की किरण दिखी थी, क्योंकि हमने उन्हें उम्मीद दिखाई थी। हम उन्हें कंप्यूटर व सिलाई का प्रशिक्षण दे रहे थे और उन्हें मानसिक आघात से राहत दिला रहे थे। आर्ट ऑफ लिविंग की पहल से कई इराकवासियों को बड़े पैमाने पर लाभ हुआ था। हमारे कार्यकर्ताओं द्वारा सिखाई श्वसन तकनीकों की वजह से युद्ध से संबंधित तनाव के कारण उत्पन्न डिप्रेशन, घबराहट, रक्तचाप, माइग्रेन और अन्य मनोदैहिक विकारों में आराम मिला था।"

आर्ट ऑफ लिविंग के कार्यकर्ताओं द्वारा दिए गए प्यार, समर्थन और मित्र भाव से वे अभिभूत हुए थे, जिन्होंने उन्हें तनाव-मुक्ति तकनीकें और प्यार का संदेश फैलाने के लिए अपना जीवन खतरे में डाला था। 32 वर्षीय इराकी अहमद हिनून बताता है—

> "श्वसन अभ्यास करने के बाद मुझे बहुत आराम मिला। इस कार्यक्रम ने मेरी जिंदगी बदल दी। इतने वर्षों के बाद मैं अपने दिमाग को नियंत्रित करने में सक्षम हो

पाया। मैं अब जीवन की चुनौतियों का सामना करने को तैयार हूँ। असीमित हत्याओं, बमबारी व युद्ध के कारण इराक में जीवन बहुत तनावपूर्ण है। कोर्स करने के बाद हमें उम्मीद की नई किरण दिखाई दे रही है।''

बगदाद की रमिया सागबान कहती है—

''यह एक अद्भुत कार्यक्रम है। हम नहीं जानते थे कि आर्ट ऑफ लिविंग क्या है; पर यहाँ आने के बाद हम अपने शरीर, दिमाग व आत्मा के बारे में बहुत कुछ सीख रहे हैं और साथ ही अपनी भावनाओं को सँभालना भी सीख रहे हैं।''

प्यार दुनिया को कैसे अभिभूत कर देता है और एक कर देता है, इराकी व पाकिस्तानियों के दो अलग-अलग दलों का बेंगलुरु के आश्रम में आना इस बात का दुर्लभ उदाहरण है। उमर अल शेम्मरी बताते हैं कि आखिर वह और अन्य तीन इराकवासी क्यों बेंगलुरु आए हैं—

''इराक में डर के बंधक अगर तीन भारतीय हैं तो हम भारत में प्यार के बंधक चार लोग हैं।''

वफा नामक इराकी महिला से मुलाकात हुई, जो केवल श्रीश्री के आर्ट ऑफ लिविंग कोर्स के लिए भारत आई थी और जिसकी भारत-यात्रा गरिमा व रोमांच से भर गई थी। ऐसे समय में जब इराक में पासपोर्ट विरले ही जारी किए जाते थे, उसे कुछ दिनों में पासपोर्ट मिल गया। उसके तुरंत बाद ही वह मुंबई के लिए रॉयल जॉर्डनियन उड़ान पकड़ने के लिए जॉर्डन पहुँची। यह ऐसी महिला थीं, जिन्होंने कभी अकेले इराक में भी यात्रा नहीं की थी। उन्होंने कहा, ''पर मुझे अकेलापन महसूस नहीं हुआ। हर कोई मेरे परिवार की तरह बन गया। अल्लाह की कृपा से उन्होंने मुझे प्रथम श्रेणी में रखा।''

मुंबई पहुँचकर उन्हें यह देखकर बहुत घबराहट हुई कि आर्ट ऑफ लिविंग से उन्हें कोई भी मिलने नहीं आया था। बहुत सारे फोन करने के बाद वफा को पता चला कि आर्ट ऑफ लिविंग और उनके इराकी साथियों (जो पहले ही मुंबई पहुँच चुके थे) को उनकी उड़ान की जानकारी के साथ कोई संदेश मिला ही नहीं था।

''पर जो होता है, अच्छे के लिए होता है।'' कहती है वफा, ''हम सब मिले और अंततः भारत पहुँचने की बात पर मिलकर खूब हँसे और खुशियाँ मनाईं। जीवन को बड़े परिप्रेक्ष्य में देखने से जो एक निराशाजनक अनुभव हो सकता था, वह भी

मजाक बन गया था।''

जब मैंने वफा से पूछा कि उसे आर्ट ऑफ लिविंग में दिलचस्पी कैसे पैदा हुई, तो उन्होंने बताया—

''एक दिन मेरी बहन के पति, जो इराक के ऊर्जा मंत्रालय में काम करते हैं, घर आए और कहा, 'सबकुछ खत्म नहीं हुआ है। दुनिया में अभी भी मानवता बाकी है। भारतीय स्वैच्छिक कार्यकर्ता आर्ट ऑफ लिविंग नामक संगठन से हमारी मदद करने आए हैं। वे कहते हैं कि जो श्वसन तकनीकें वे सिखाते हैं, वे वास्तव में तनाव, मानसिक आघात और दु:ख को दूर करने में मदद करती हैं, जिनसे हम गुजर रहे हैं।' अपना दोपहर का भोजन करते हुए मैंने सोचा, 'वह कौन व्यक्ति है, जो ऐसे समय में युद्ध-पीड़ित इराक में अपने कार्यकर्ताओं को आने के लिए प्रेरित कर सकता है, जब हम इराकियों को अपने ही शहर में इधर-उधर जाने में डर लगता है?'

''चूँकि मैंने भारत, चीन और जापान में श्वसन तकनीकों के बारे में लेख पढ़े थे और टी.वी. पर कार्यक्रम देखे थे, जो स्वस्थ करने में मदद करती हैं, मैंने निर्णय लिया कि मैं आर्ट ऑफ लिविंग के कार्यकर्ताओं द्वारा बताए गए कोर्स करूँगी। मुझे अपनी बहन के पति से पता लगा कि आर्ट ऑफ लिविंग के शिक्षक डॉ. संपथ एक अन्य कोर्स का संचालन कर रहे हैं। मैंने तुरंत बगदाद के मेयर के साथ अपने ऑफिस से एक हफ्ते की छुट्टी ली और कोर्स में नाम दर्ज करा दिया।

''जब हमने सुदर्शन क्रिया की तो जो कुछ हुआ, वह एक स्वप्न की भाँति था। मैं उसे बता नहीं सकती। सुदर्शन क्रिया के दौरान मुझे अपनी छाती के आस-पास तीव्र दर्द महसूस हुआ। मेरी आँख और मेरे होंठ का कोना बहुत फड़फड़ा रहा था। मुझे बहुत डर लगा। मैंने श्वास पर ध्यान देना बंद कर दिया। पर डॉ. संपथ मेरे पास आए और उसे जारी रखने के लिए कहा। सुदर्शन क्रिया के बाद सारा दर्द दूर हो गया।

''मेडीटेशन सत्र किसी जादू की तरह थे, विशेषकर विस्तार वाले। हम कुरसियों पर बैठे थे, वैसे कुशन पर नहीं जैसे कि यहाँ आश्रम में हैं। मेरी बाँहें कुरसी के हत्थों पर थीं। अचानक मुझे महसूस हुआ, जैसे मैं कुछ नहीं हूँ! मुझे कुरसी का छूना तक महसूस नहीं हुआ। मैं नहीं जानती कि वह क्या था, पर लगा मैं कुछ नहीं हूँ। मैं बिलकुल हलकी हो गई थी।

''आखिरी दिन हमने बहुत मस्ती की। हमने कुछ ऐसा अलग किया, जो

पहले कभी नहीं किया था। कोर्स के पहले दिन कोर्स करनेवाले हम पच्चीसों लोग एक-दूसरे के लिए पूर्णतया अजनबी थे, पर आखिरी दिन हमें लगा, हम एक परिवार के हैं। हमने साथ बैठकर खाना खाया और अपनत्व की भावना को महसूस किया। उस समय मुझे पहले से कहीं अधिक इस बात की हैरानी हुई कि वह कौन व्यक्ति है, जो प्रेरित कर सकता है और इस तरह के कोर्स बना सकता है?

"इस आश्चर्यजनक तकनीक को सीखने के बाद मैं इसे दुनिया में फैलाना चाहती थी। वायु ईश्वर प्रदत्त उपहार है। हमें पता होना चाहिए कि उसका सही ढंग से इस्तेमाल कैसे करना है। आर्ट ऑफ लिविंग द्वारा सिखाई जानेवाली तकनीकें वायु और श्वास का बेहतर ढंग से इस्तेमाल करने का तरीका हैं।

"और अब मैंने उस जीवित प्रेरणा के बारे में भी जान लिया है, जो लोगों को इराक जैसी युद्ध स्थितियों में निर्भीक होकर जाने के लिए प्रोत्साहित करती है—वह हैं गुरुजी! मैं उनके जैसे व्यक्ति से पहले कभी नहीं मिली। हम दोनों की उम्र बराबर होने के बावजूद वह मेरे लिए पिता समान हैं।"

अप्रैल 2005 में वफा आर्ट ऑफ लिविंग टीचर बन गई और सबसे बड़े उपहार आर्ट ऑफ लिविंग कोर्स के साथ अपने देश के लोगों की मदद करने के लिए इराक लौट गई।

श्रीश्री की इराक-यात्रा के दौरान इराक के कई नेताओं ने इस बात पर सहमति जताई कि आज दुनिया में सबसे ज्यादा अहिंसा और सामंजस्य की जरूरत है। गुरुजी के अनुसार, "ऐसा तभी हो सकता है, जब दिमाग तनाव से मुक्त हो और भावनाएँ कोमल व परिशुद्ध हों। यह स्थिति बल या हिंसा के द्वारा नहीं पाई जा सकती है। केवल मेडीटेशन और श्वसन तकनीकों द्वारा ही हम इसे प्राप्त कर सकते हैं, जैसाकि दुनिया भर में देखा गया है।"

एक बार फिर 11 अगस्त, 2009 को हमने भारत की सूचना प्रौद्योगिकी राजधानी बेंगलुरु में अलग तरह की सूचना प्रौद्योगिकी की खोज करने के लिए इसलाम के विभिन्न राष्ट्रों से 35 लोगों के दल को देखा। वे स्वयं के लिए तथा अपने देश के लोगों के लिए 'आंतरिक परिवर्तन' के कार्यक्रम को निर्मित करने के लिए एकत्र हुए थे। अलग-अलग समूहों के सदस्य, जिसमें मोरक्को, फिलिस्तीन, इराक और पाकिस्तान के लोग भी थे, आर्ट ऑफ लिविंग के प्रशिक्षक बनने के लिए 'आर्ट ऑफ लिविंग इंटरनेशनल सेंटर' पर 'टीचर्स ट्रेनिंग प्रोग्राम' करने के लिए आए थे।

लेबनान के 55 वर्षीय यूसुफ माजिद अपने अनुभव बाँटते हुए कहते हैं—

> ''युद्ध और निरंतर होनेवाली हिंसा ने मुझे ऐसी स्थिति में पहुँचा दिया है, जहाँ मुझे लगा कि मैं किसी भी क्षण खत्म हो जाऊँगा। मेरे मन में अकसर आत्महत्या के विचार आते। मैं संवेदनाशून्य बन चुका था। किसी तरह का कोई रिश्ता मेरे लिए मायने नहीं रखता था। फिर वर्ष 2000 में एक मित्र ने मुझे आर्ट ऑफ लिविंग के बारे में बताया। उसकी वजह से मैं अधिक आशावादी, संतुलित और जीवन में किसी भी चीज के लिए तैयार हूँ। इसने मेरे विश्वास को पुख्ता किया है और अब मैं भीतर से सुरक्षित व अच्छा महसूस करता हूँ। अब मैं जीवन को सँभालने की इस निपुणता को अपने लोगों तक ले जाना चाहता हूँ। मैंने क्या किया, उन्हें इसका अनुभव कराना चाहता हूँ और अपने व दूसरों के जीवन में इस खूबसूरत बदलाव को लाने का एक अवसर देना चाहता हूँ।''

यूसुफ ही नहीं, बल्कि दिलचस्प बात तो यह है कि मध्य-पूर्व के सारे लोग मानते हैं कि वे जिस आंतरिक परिवर्तन का अनुभव कर रहे हैं, उन अनेक बीमारियों का उपाय हो सकता है, जिससे दुनिया पीड़ित है।

''केवल जब मैं संगति में हूँगा, तभी मैं अपने चारों ओर संगति निर्मित कर सकूँगा। आर्ट ऑफ लिविंग ने मुझे संगति एकात्मकता की भावना को महसूस करने समझने में मदद की। श्रीश्री ने हमें यह समझाया कि 'तुम' और 'मैं' कुछ नहीं हैं। केवल 'हम' हैं।'' फरीदा कहती हैं।

''हमें ऐसे और लोगों की जरूरत है, जो इसे समझें और एक सुगठित व सामंजस्यपूर्ण समाज का निर्माण करने की दिशा में कार्य करें। मैं अब उन हजारों लोगों तक पहुँचना चाहती हूँ, जिन्हें इस ज्ञान की अत्यधिक जरूरत है।'' वह कहती हैं।

'मानवता के प्रति बड़ी जिम्मेदारी' के लिए स्वयं को तैयार करने के अलावा आर्ट ऑफ लिविंग में सम्मिलित लोग अधिकांश समय आश्रम में रहते हैं और आश्रम की विभिन्न गतिविधियों के द्वारा भारत और उसके लोग तथा उसकी संस्कृति के बारे में सीखते हैं।

''मुझे इस स्थान का वातावरण और व्यवहार पसंद है। यहाँ विभिन्न पृष्ठभूमियों के लोग हैं, फिर भी यहाँ अपनत्व की भावना और बहुत अधिक सकारात्मकता है।'' कहना है फरीदा का। ''मैं आसानी से हर किसी के साथ घुल-मिल जाती हूँ।

मेरे लिए यह एक बड़े परिवार की तरह है।'' वह बताती हैं।

''मुझे यह जगह बहुत अच्छी लगती है। यह मेरा घर है। यह अनुभव इतना ताजगीपूर्ण व ऊर्जा भरनेवाला है कि इंशा अल्लाह, हम जल्दी ही और लोगों के साथ यहाँ लौटेंगे।'' यूसुफ वादा करता है। ''चूँकि वह सूचना प्रौद्योगिकी (आई.टी.) है।'' कहते हुए उसकी आँखों में चमक आ जाती है।

## पश्चिम एशिया—इजराइल और फिलिस्तीन में शांति के लिए प्रेरित करना

इतिहास में इजराइल का अनूठा स्थान है, क्योंकि वह विश्व के तीन प्रमुख धर्मों का मूल है। विडंबना तो यह है कि यह अपने में एक इतिहास है और अगर सटीक ढंग से कहा जाए तो इतिहास की अलग-अलग अवधारणाएँ हैं, जिसने अरब-इजराइल युद्ध पर सबसे अधिक प्रभाव डाला है।

दावों को सही ठहराने और उनका खंडन करने, दुश्मन को बदनाम करने तथा स्वयं के पक्ष को महिमामंडित करने के लिए बारी-बारी से इतिहास के विभिन्न वृत्तांतों और व्याख्याओं का इस्तेमाल किया गया है।

श्रीश्री अकसर कहते हैं कि किसी अन्य चीज की अपेक्षा धर्म के नाम पर इस धरती पर अधिक युद्ध लड़े गए हैं। इन्हीं स्थितियों में आर्ट ऑफ लिविंग बहुत कारगर सिद्ध होती है; क्योंकि यह प्यार, भाईचारा और जीवन में शांति जैसे मूल्यों को लाती है। लेकिन किसी बाध्यता या आदेश की तरह नहीं, बल्कि एक सुस्पष्ट अनुभव की तरह। यरूशलम में यह धर्मनिरपेक्ष व धार्मिक यहूदियों, इजराइल के अरब व फिलिस्तीन को करीब लाया। इजराइल-फिलिस्तीन युद्ध से दोनों ही पक्षों को भारी मुसीबतें सहनी पड़ीं। लोग वास्तविक शांति की इच्छा करने लगे, जो उनकी यातनाओं का अंत करे। आंतरिक शांति और ऊर्जा की पुन: प्राप्ति के साथ, सम्मिलित होनेवाले लोग इतने कम समय में अपने बीच में व्याप्त सामंजस्य व प्यार का फलता-फूलता संसार देख हैरान रह गए। इजरायल में आर्ट ऑफ लिविंग विविधता में एकात्मकता लाने की दिशा में कार्य कर रही है।

जब इजराइल के दक्षिणी भाग में गाजा के सीमा को छूती विभाजन रेखा के पास स्थित छोटे से नगर स्डेरोट में कोर्स सिखाने आर्ट ऑफ लिविंग की शिक्षिका डाफना साज गई थीं तो उनके परिवार व मित्रों ने पूछा था कि क्या उन्हें दिन और रात में किसी भी समय होनेवाले मिसाइल आक्रमणों से डर नहीं लगता? उनका उत्तर

सिर का 'न' में हिलना था। उन्हें विश्वास है कि गुरुजी की कृपा से सारी स्थितियों में हर चीज अच्छे के लिए ही होगी।

स्डेरोट में आर्ट ऑफ लिविंग पार्ट-I कोर्स होना जिस दिन तय था, उस दिन तेज बारिश होने लगी (सूखे और बिना मानसूनवाले मौसम में यह अनोखी घटना थी) और सीमा पार से मिसाइलों की बौछार होने लगी। जब डाफना स्थल पर पहुँची तो कोर्स के लिए नाम लिखानेवाले पंद्रह लोगों में से केवल चार ही वहाँ उपस्थित थे। उसने बाकी लोगों को फोन किया और पूछा कि वे क्यों नहीं आए हैं? बारिश और मिसाइल आक्रमणों के डर से कुछ लोग घरों से बाहर ही नहीं निकले थे। डाफना, जो अपने घर तेल अवीव से दो घंटे गाड़ी चलाने के बाद स्डेरोट पहुँची थी, ने लोगों को इस बात के लिए तैयार किया कि चाहे बारिश हो या धूप, रात हो या दिन, मिसाइल हों या नहीं, आपको आना ही है। आठ लोगों और अत्यधिक चिंता के साथ कोर्स आरंभ हुआ।

कोर्स का दूसरा दिन शहर में एंबुलेंसों के शोर मचाते हुए सायरनों और मिसाइलों के धमाकों के साथ शुरू हुआ। पता चला कि कोर्स के दो लोगों के घरों के पास एक मिसाइल गिरी है और वे घर से बाहर निकलने में हिचकिचा रहे थे। जब तक कि एक वृद्ध महिला ने यह नहीं कहा, "अब तो वह गिर ही चुकी है। हमें कोर्स के लिए जाना चाहिए। पर हम जल्दी निकल जाएँगे, हम केवल एक घंटे के लिए जाएँगे।" सुदर्शन क्रिया के दौरान अचानक दो मिसाइलों के फटने से उस स्थल का कमरा व खिड़कियाँ हिलने लगे। सारे लोग क्रिया करते रहे। हालाँकि एक महिला ने आँखें खोले बिना यह पूछा, "क्या वह मिसाइल थी?" डाफना ने आश्वासन भरे स्वर में कहा, "हाँ, पर अपनी क्रिया करते रहो।" उसने ऐसा ही किया।

क्रिया करने के बाद कमरे में इतनी शांति व्याप्त हो गई थी कि कोई भी हिला नहीं। यहाँ तक कि जिन दो महिलाओं ने जल्दी जाने की योजना बनाई थी, वे भी बिना किसी घबराहट के पूरे सत्र के लिए रुकी रहीं।

युद्ध और हिंसा के आतंक से उबरने की तीव्र जरूरत उन क्षेत्रों में गंभीरता से महसूस की जा रही थी, जो बरसों से उसे सहन कर रहे थे। इस जरूरत को पूरा करने के लिए, शांति के लिए श्वास की अभिलाषा के साथ पूरे इजराइल में कोर्स संचालित किए गए। सबसे ज्यादा आश्चर्यजनक सकारात्मक परिणाम विभाजन रेखा पर देखे गए, जहाँ सीमा के दोनों तरफ रहनेवाले लोग रोजमर्रा के तनावों के साथ जीते हैं। लोगों को अपने भीतर निहित आंतरिक मन में डूबकर इतने गहरे व

निश्छल बनाए रखने के लिए वर्ष में कई बार एडवांस मेडीटेशन कोर्स किए गए, ताकि वहाँ गिरती हुई मिसाइल भी कोई लहर न उठा सके।

इजराइल और फिलिस्तीनी अधिकार-क्षेत्रों के बीच की विभाजन रेखा के पास कई कार्यक्रम संचालित किए गए। आर्ट ऑफ लिविंग के कार्यकर्ता गाजा पट्टी के पास और यरूशलम व रामल्लाह की सीमा के पास कार्य करते हैं। सीमा के दोनों तरफ तनाव, डर और घबराहट को दूर करने के लिए लोग प्रभावशाली श्वसन तकनीकों का इस्तेमाल कर रहे हैं। इनमें से अधिकांश लोग लगातार मृत्यु के साये में जीते हैं। इसलिए यह आश्चर्य की बात नहीं है कि उनमें से कई लोग अत्यधिक तनाव, घबराहट व अनिद्रा जैसी समस्याओं के शिकार हो जाते हैं। कोर्स के बाद अधिकांश लोगों ने राहत महसूस की और जिन तनावपूर्ण हालातों में वे रह रहे हैं, उसके साथ तादात्म्य बिठाने में सफल हो पाए। आर्ट ऑफ लिविंग प्रोग्रामों ने लोगों में परस्पर जुड़ाव का एहसास कराया और दिखाया कि शांति पाना ही हम सबका एकमात्र लक्ष्य है।

आर्ट ऑफ लिविंग 'शांति के लिए श्वास' के उद्देश्य को निरंतर प्रक्रिया के भाग के रूप में इजराइल में एवं अरब गाँवों में बच्चों के लिए 'ए.आर.टी. एक्सेल कोर्स' संचालित किए गए।

पिछले वर्ष अगस्त में डाफना पाज, जो 'ए.आर.टी. एक्सेल टीचर' भी हैं, को गैलिली क्षेत्र के आस-पास इजराइल के उत्तरी भाग में अराराह के इजराइल अरब गाँव में कोर्स करवाने के लिए आमंत्रित किया गया। इजराइल का अरब शांति व शैक्षिक सक्रियतावादी वागीह सिदावी, जो आयोजक भी था, उस पर नौ से तेरह वर्ष के बारह बच्चों के समूह के लिए हिब्रू से अरबी में अनुवाद करने का कार्यभार भी था, पर अपनी व्यस्त दिनचर्या के कारण वह हमेशा आ नहीं पाता था और डाफना बिना बात किए बच्चों से अपनी बात कह देती थी, और यही नहीं, बहुत सारी हँसी के साथ। वे एक-दूसरे को बहुत अच्छी तरह से समझ गए और कोर्स बहुत अच्छी से पूरा हो गया। इसमें सम्मिलित बच्चे, विशेषकर लड़कियाँ, जो पारंपरिक अरबी संस्कृति में रचे-बसे परिवारों से थीं, इजराइली-यहूदी लड़कों की तरह उतनी आधुनिक नहीं थीं, उन सबने अपने रोजमर्रा के जीवन में कोर्स के सीधे प्रभाव को महसूस किया। एक बड़ी उम्र की लड़की ने इस बात की पुष्टि की कि कोर्स ने अपने परिवार के साथ बेहतर ढंग से व्यवहार व बातचीत करने में मदद की है। कोर्स समाप्त होने तक डाफना ने पाया कि बच्चे बहुत खुल गए थे, उनमें आत्मविश्वास आ गया था और वे बहुत सहज लग रहे थे।

तब से इजराइल–अरब क्षेत्र में कई कोर्स संचालित किए गए और उन्हें लोगों ने सराहा भी।

लेबनान के साथ युद्ध के दौरान इजराइल की उत्तरी सीमा के नजदीक हेफा शहर में आर्ट ऑफ लिविंग ने मानसिक आघात से राहत देनेवाले कोर्स उपलब्ध कराए—कार्यकर्ताओं ने उन निवासियों की, जो शहर छोड़कर नहीं जा सकते थे, जिन्हें भूमिगत बम आश्रयों में रहना पड़ रहा था, पानी, खाना और अन्य आवश्यक वस्तुएँ पहुँचाकर सहायता एवं देखभाल की। बच्चों का डर और घबराहट कम करने के लिए कार्यकर्ता उनके साथ खेलते व काम करते थे। यहूदी व अरबी दोनों आबादियों के लिए कार्यक्रम किए गए। प्रोग्राम में भाग लेनेवाले लोगों ने घबराहट व युद्ध की यातना से राहत व सुकून का अनुभव किया।

## अफगानिस्तान में शांति की चाह को प्रज्वलित करना

दो दशकों से ज्यादा के युद्ध और संघर्ष ने अफगानिस्तान को लगभग पूरी तरह बरबाद ही कर डाला था। कोई भी इस बात की कल्पना कर सकता है कि यह स्थान व उसके लोग, जिन्होंने इतना कुछ सहा हो, वे पूरी तरह से आत्मविस्मृत हो सकते हैं और सही व गलत की सारी समझ खो बैठते हैं। वे बेशक आत्मविस्मृत थे, पर उनके बुरे समय में उनकी प्राचीन आध्यात्मिक विरासत ने उनका पोषण किया।

“अफगानिस्तान में सबसे आश्चर्यजनक बात जो मुझे लगी, वह थी कि युद्ध व संघर्ष के इतने लंबे वर्षों के बावजूद लोगों ने अपना उत्साह व जोश नहीं खोया था। वे बहुत सौम्य एवं सत्कारशील थे। उनका लचीलापन अद्‌भुत था।” यह कहती हैं मानसिक आघात तनाव के बाद विकृति निदान विशेषज्ञ एन. गोडविन, जो अब आर्ट ऑफ लिविंग फाउंडेशन और आई.ए.एच.वी. के साथ पूर्णकालिक कार्यकर्ता हैं तथा अफगानिस्तान में उसके मुख्य प्रोग्राम पर कार्य कर रही हैं।

एन. गोडविन से मेरी मुलाकात तब हुई जब वह महिला अधिवेशन के लिए कुछ अफगान महिलाओं के साथ बेंगलुरु के आश्रम में आई थीं। वह इस क्षेत्र में हुए अपने अनुभवों को लेकर बहुत उत्साहित थीं। वह जिन भौतिक सुख-साधनों की अभ्यस्त थीं, उनका परित्याग करने के बावजूद उनके व्यक्तित्व में एक चमक थी और हमारी बातचीत के दौरान अफगानियों के प्रति उनका प्यार साफ झलक रहा था।

मैं समझना चाहता था कि अफगान समाज अत्यधिक रूढ़िवादी होने के कारण

वहाँ के लोग सिखाई गई तकनीकों को अपनाने के लिए कितने तैयार थे? मैंने एन. गोडविन से पूछा कि क्या उनको राजी करने में किसी तरह की परेशानी का सामना करना पड़ा?

"अफगान लोग बहुत उत्साहपूर्ण व कई मायनों में स्पष्ट हैं। वे यह भी जानते हैं कि वे सब अच्छा महसूस नहीं करते हैं। जब मैंने उनसे विशेषज्ञ के रूप में अपने अनुभवों की चर्चा की और बताया कि कोसोवो जैसे स्थान पर इन तकनीकों को कारगर होते देखा है (मैंने उन्हें कोसोवो में हुए कोर्स, उसमें सम्मिलित लोगों आदि की तसवीरें दिखाई), जहाँ उन्होंने मुसलमान आबादी के साथ काम किया था। वे इस बात से सहमत हो गए कि वे मदद चाहते हैं और इस बात की बहुत सराहना की कि हम उन्हें सहायता प्रदान करने इतनी दूर-दूर से आए हैं। उनके मन में इस बात के लिए बहुत सम्मान था।" एन. ने जवाब दिया और अपना सबसे यादगार अनुभव हमारे साथ बाँटा—

> "हमने उस घर में 'ए.आर.टी. एक्सेल प्रोग्राम' सिखाया, जिसमें अनाथ व परित्यक्त बच्चे रहते थे। सारी यातनाओं के बावजूद, जिससे ये बच्चे गुजरे थे, उनमें नियमित रूप से शत्रुतापूर्ण और कभी भी जान जाने जैसी परिस्थितियों का सामना करने से जमा आशंकाओं से बाहर आने की बहुत सारी खुशी व इच्छा थी। कोर्स ने उन्हें किसी से न डरने का अवसर दिया। वे हर प्रकार की अजीबोगरीब चीजें कर रहे थे और फिर हम सबने गाना शुरू कर दिया। उनकी संस्कृति में देखा जाए तो गाने व संगीत का चलन नहीं है। पर वे गाने व नाचने लगे। फिर वयस्क बावरची, जो कोर्स का हिस्सा नहीं था, अंदर आया और सहज ही वह भी नाचने लगा। यह हृदय को छूनेवाला अनुभव था। मैं बहुत भाग्यशाली हूँ कि इन तकनीकों के साथ वहाँ जा सकी और लोगों की मदद कर सकी। ऐसे सत्र अफगानियों के गहन अनुभवों के कारण व वे जिस तरह तकनीकों पर प्रतिक्रिया करते हैं, इसलिए भी और अधिक परिपूर्ण होते हैं। जिनके कारण वे परिवर्तन एकदम दृष्टिगोचर हो जाते हैं, जो उनके दृष्टिकोण में परिवर्तन लाने में अन्य कोई शायद सफल हो पाता है।"

## पाकिस्तान के साथ दूरियाँ मिटाना

इस सच के बावजूद कि भारत व पाकिस्तान के लोग रूप-रंग, संस्कृति, आदतों व भाषा में काफी समान होते हैं, यह एक घिसी-पिटी कहावत है कि उनके बीच गहरा अविश्वास है।

भारत और पाकिस्तान के बीच रिश्तों को सहज बनाने के प्रयास में श्रीश्री ने जुलाई 2004 में पाकिस्तान में ऐतिहासिक चार दिवसीय शांति अभियान शुरू किया और वहाँ जानेवाले पहले आध्यात्मिक नेता बनने का गौरव प्राप्त किया। अपनी यात्रा के दौरान शांति कायम करने के लिए आपसी विश्वास निर्मित करने के प्रयास में कराची और इसलामाबाद में राजनीतिक, व्यापारिक और धार्मिक नेताओं तथा सामाजिक सक्रियतावादियों से मिले। शांति व सामंजस्य के उनके आह्वान का पाकिस्तान के लोगों ने खुलकर स्वागत किया।

''श्रीश्री रविशंकर की हाल की पाकिस्तान यात्रा ने कई पाकिस्तानी लोगों के दिलों को छुआ और अब वे भारत तथा खासकर गुरुजी को और अधिक जानना चाहते हैं।'' कहती हैं पाकिस्तान की आर्ट ऑफ लिविंग की शिक्षिका नईम जमींदार।

''दो देशों के बीच शांति को बढ़ावा देने और बेहतर समझ को बहुत ही प्रोत्साहित करनेवाला संकेत है। हमें उम्मीद है कि निकट भविष्य में यहाँ और पाकिस्तान के लोगों को देखेंगे।'' नईम ने आगे कहा, जिन्होंने हाल ही में पाकिस्तान में आर्ट ऑफ लिविंग की गतिविधियों को फैलाने के लिए इंटेल कैपिटल, अमेरिका में अपनी शानदार नौकरी को छोड़ दिया।

''हम यहाँ श्रीश्री के प्यार के संदेश द्वारा प्रेरित होकर आए हैं और इस यात्रा ने हमें भारत व उसकी संस्कृति के बारे में एक नई समझ प्रदान की है। हमें सचमुच लगता है कि हम अपने ही घर में हैं।'' यह कहना है इसलामाबाद की साननिया का, ''हम पाकिस्तान वापस जाकर श्रीश्री के तनाव-मुक्त दुनिया के स्वप्न को पूरा करने का कार्य करेंगे और उनके प्यार व शांति के संदेश को फैलाएँगे।''

श्रीश्री मानते हैं कि भारत व पाकिस्तान दुनिया में दो सबसे पुरानी सभ्यताएँ हैं और संभवतः दुनिया में सबसे युवा देशों में से जहाँ भारतीयों की मध्यम आयु 24.9 वर्ष है और पाकिस्तान के लोगों की 19.8 वर्ष। वह कहते हैं, ''यह प्रदर्शित करने का पर्याप्त कारण है कि दोनों राष्ट्र के युवा बातचीत तथा एक-दूसरे को समझने के रास्ते खोलेंगे और इस प्रकार संशय, कड़वाहट एवं युद्ध के घने बादल छँट जाएँगे।''

पाकिस्तान में श्रीश्री के शांति व सद्भावना के संदेश को फैलाने के निरंतर प्रयास के भाग के रूप में दोनों देशों के युवाओं के बीच एक-दूसरे को ठीक ढंग से समझने की भावना पैदा करने के लिए 'आर्ट ऑफ लिविंग फाउंडेशन' की युवा शाखा 'डब्ल्यू.ए.वाई.ई.' (वर्ल्ड एलाएंस फॉर यूथ एन्वायरमेंट) के निदेशक दिनेश घोडके और खुर्शीद बाटलीवाला पाकिस्तान गए। कराची के इंडस 'स्कूल ऑफ आर्ट्स ऐंड आर्किटेक्चर' में 18 से 25 वर्ष की आयु के लगभग 100 से भी अधिक पाकिस्तानी

युवाओं ने हफ्ते भर का प्रोग्राम किया। इस प्रयास का उद्देश्य था दो देशों के बीच आपसी समझ और बातचीत के बेहतरीन मार्ग खोलना, पूर्वग्रहों को तोड़ना और समाज-सेवा, संस्कृति, कला व खेलों के माध्यम से लोगों को संगठित करना।

यात्रा को याद करते हुए दिनेश कहते हैं, ''वे सब इस बात से सहमत थे कि भोजन, फैशन, संगीत और तकनीक के साथ-साथ विवेक (ज्ञान) का भी वैश्वीकरण होना जरूरी है। देश की जड़ों को मजबूत करने और एक राष्ट्र की सोच को विस्तृत करने में युवाओं की मुख्य भूमिका होती है।''

और सीमा के आर-पार की मुलाकातों का इससे बेहतर संकेत और क्या हो सकता है, जिसने इस उम्मीद को जगाया कि भारत व पाकिस्तान के बीच बेहतर संबंध स्थापित करने के प्रयास में आध्यात्मिकता सारी खोई हुई कड़ियों को जोड़कर एक सूत्र में बाँध देगी।

## श्रीलंका में शांति के लिए प्रेरित करना

भारत का एक अन्य पड़ोसी राज्य, जो युद्ध से जूझ रहा है, वह है श्रीलंका। दो दशकों से अधिक समय से तमिल अलगाववादियों ने स्वर्ग जैसे माने जाने वाले द्वीप के उत्तर में स्वदेश के लिए सिंहलियों की अधिसंख्य आबादी के विरुद्ध युद्ध छेड़ रखा है, जिसके कारण 70,000 लोगों की जानें जा चुकी हैं।

श्रीश्री सक्रिय रूप से श्रीलंका में शांति वार्त्ता में संलग्न हैं। वर्ष 2005 के आरंभ में उन्होंने श्रीलंका के राष्ट्रपति और तमिल नेताओं के साथ समझौता करने के लिए दूतों को भेजा। जून 2005 में विरोधी पक्ष के नेता रानिल विक्रमसिंघे बेंगलुरु के 'आर्ट ऑफ लिविंग इंटरनेशनल सेंटर' में आए और श्रीश्री के साथ विचार-विमर्श किया। बढ़ते हुए तनाव के समय में श्रीलंका के राष्ट्रपति के अनुरोध पर श्रीश्री ने उत्तर-पूर्वी श्रीलंका में न्यायाधीशों, राष्ट्रपति और सेना के अफसरों व युवाओं के लिए विशेष कार्यक्रम संचालित करने के लिए विशेषज्ञों को भेजा।

सितंबर 2006 में विपक्षी दल के नेता और पूर्व प्रधानमंत्री रानिल विक्रमसिंघे और वर्तमान राष्ट्रपति महिंद्रा राजपक्षे के निमंत्रण पर वह एल.टी.टी.ई. (लिबरेशन टाइगर्स ऑफ तमिल ईलम) के नेताओं से शांति वार्त्ता करने किलिनोछाछी गए। उस समय व्यापक रूप से अस्थिरता व्याप्त थी। यद्यपि उनकी स्थानीय लोगों और साथ ही देश के उच्च प्रमुखों से बातचीत लोगों की सोच बदलने में सफल हुई। वह सरकार एवं सबसे प्रमुख (और सबसे दुर्दांत) अलगाववादी दल एल.टी.टी.ई. के बीच शांति स्थापित करने के लिए सक्रियता से संलग्न रहे।

शांति पर विचार-विमर्श करने के लिए श्रीश्री 80,000 श्रीलंकावासियों से मिले, जिसमें सिंहली, तमिल, राजनीतिक नेता, बौद्ध भिक्षु और कूटनीतिज्ञ भी शामिल थे। इन वार्त्ताओं और चलनेवाले आर्ट ऑफ लिविंग कार्यक्रमों के कारण जाफना में हजारों तमिल युवाओं ने हिंसा का मार्ग छोड़ दिया और उत्तर-पूर्वी श्रीलंका के लोगों को राहत पहुँचाने के लिए स्वैच्छिक कार्यकर्ताओं के साथ कार्य कर रहे हैं, जो दो दशकों से भी अधिक समय से जातीय हिंसा से पीड़ित हैं। शांति के प्रस्ताव को आगे ले जाने के लिए दलाई लामा सहित हिंदू बौद्ध नेताओं के साथ बनी एक समिति का गठन करने का श्रेय भी इन्हीं को जाता है।

अपनी जाफना यात्रा के दौरान वहाँ के 'आर्ट ऑफ लिविंग सेंटर' में उस शाम को तय श्रीश्री के सत्संग कार्यक्रम को रद्द करने के धमकी भरे फोन भी आए, क्योंकि कुछ घंटों पहले ट्रिंकोमाली में एक एल.टी.टी.ई. नेता की गोली मारकर हत्या कर दी गई थी। आयोजकों को कहा गया कि अगर कार्यक्रम के दौरान कोई अप्रिय घटना घट जाती है तो उन्हें उसकी पूरी जिम्मेदारी लेनी होगी। हमेशा की तरह सौम्य व शांत श्रीश्री ने सत्संग किया, जहाँ उन्होंने हजारों लोगों को गहन ध्यान कराया। 20 मिनट के ध्यान के बाद कई लोगों ने बताया कि उन्होंने अपने जीवन में इससे पहले कभी भी इतनी शांति व प्रसन्नता का अनुभव नहीं किया था।

श्रीलंका के संसद् सदस्यों के एक प्रतिनिधि मंडल ने यह विश्वास जताया कि 'जेनेवा शांति वार्त्ता' के असफल होने के बावजूद श्रीश्री की भागीदारी शांति-प्रक्रिया को आगे ले जाएगी। वे बेंगलुरु के 'इंटरनेशनल सेंटर' में 'शांति व सामंजस्य' नामक आर्ट ऑफ लिविंग के एक विशेष कार्यक्रम में भाग ले रहे थे।

''प्रोग्राम ने शांति के लिए कार्य करने के लिए हमारे विश्वास को पुनर्जीवित कर दिया है। शांति भीतर से आनी चाहिए। यहाँ (बेंगलुरु) आने के बाद हमें लगता है कि हमारी सोच विस्तृत हुई है और हमें शांति, प्यार, करुणा एवं अहिंसा का मूल्य समझ में आया है। इससे हमें उन चुनौतियों का सामना करने में मदद मिलेगी, जिनका हम अपने देश में नेताओं के रूप में सामना करते हैं।'' यूनाइटेड नेशनल पार्टी (यू.एन.पी.) राहत व मानव अधिकार समिति के प्रमुख डॉ. जयालाथ जयवर्धना ने कहा।

अप्रैल 2008 में ओस्लो, नॉर्वे में आई.ए.एच.वी. ने दक्षिण एशिया संघर्षों पर ऐतिहासिक अधिवेशन का आयोजन किया, जिसका मुद्दा था दक्षिण एशियाई राष्ट्रों, विशेषकर श्रीलंका में अंदरूनी सैन्य मतभेद। इसमें एल.टी.टी.ई. के समर्थक नेताओं व सिंहली साधुओं ने हिस्सा लिया, जिन्हें श्रीश्री एक साथ लाने में सफल हो गए

थे। श्रीलंका में शांति प्रक्रिया के लिए नॉर्वे के विशेष राजदूत जॉन हैनस्सेन बोअर, यूरोप की संसद् के सदस्य इरीका मन और निरी देवा तथा ओस्लो के डिप्टी मेयर एवं क्वालबेन विचार-गोष्ठी में कुछ प्रतिष्ठित यूरोपियन वक्ता थे।

अप्रैल-मई 2009 में जब सरकार ने विरोधों के चरम पर पहुँच जाने पर जाफना व एल.टी.टी.ई. के नियंत्रण में आनेवाले क्षेत्रों को साफ करने के लिए अपनी सेना को भेजा था, तब सरकार ने इस क्षेत्रों में फँसे तमिल निवासियों को सुरक्षा प्रदान करने के लिए विभिन्न शिविरों में भेजा। श्रीश्री 21 अप्रैल को श्रीलंका के वावुनिया में आंतरिक रूप से विस्थापित लोगों (आई.डी.पी.) के कल्याण केंद्रों में गए। उन्होंने कल्याण केंद्रों में सेना के कर्मचारियों की निस्स्वार्थ सेवा और उस मदद की सराहना की, जो उन्होंने शिविरों में कपड़े, दवाई, भोजन व अन्य राहत सामग्री वितरित करने में आर्ट ऑफ लिविंग के लोगों की की थी।

अपनी यात्रा के दौरान वह राष्ट्रपति महिंद्रा राजपक्षे से भी मिले और तमिलों की जल्दी ही अपने घरों पर लौटने की इच्छा उन तक पहुँचाई। ''तमिलों की अनकही यातनाएँ किसी के भी हृदय को झकझोर सकती हैं। ऐसी जगह जहाँ कभी भिखारी नहीं थे, उसे अपने लिए पानी, भोजन, कपड़ों और जीवन की भीख माँगनी पड़ रही है।'' उन्होंने कहा। उन्होंने राष्ट्रपति से तमिल लोगों को आई.डी.पी. शिविरों में लंबे समय तक न रहने देने की भी अपील की। ''गर्भवती महिलाएँ, बुजुर्ग, अमीर, गरीब—सभी इन शिविरों में दुःख में दिन काट रहे थे।'' उन्होंने कहा। इन शिविरों में इन नागरिकों की सुरक्षा को लेकर श्रीश्री राष्ट्रपति के आश्वासन से संतुष्ट थे और उन्हें इस बात का भी आश्वासन दिया गया कि नागरिकों के क्षेत्रों को साफ करने के बाद उन्हें अपने-अपने नगरों में पुनः बसा दिया जाएगा।

श्रीश्री ने श्रीलंका का अपना तीन दिवसीय अभियान विस्थापित तमिलवासियों को यह आश्वासन देते हुए समाप्त किया कि वे बहुत जल्दी ही अपने घरों को लौट जाएँगे। ''एक नई सुबह क्षितिज पर दिखाई दे रही है, इसलिए शांत रहें। 'आर्ट ऑफ लिविंग फाउंडेशन' और मैं हमेशा जरूरत के समय तुम्हारे साथ रहेंगे।'' शिविर में जाने के बाद उन्होंने कहा।

श्रीश्री ने वहाँ के लोगों को अपनी दबी हुई भावनाओं को बाहर निकालने का अवसर दिया और उन्हें आश्वासन दिया कि उनकी उन्हें फिक्र है।

## कोसोवो में जातीय घृणा का दमन करना

''भारत में मदर टेरेसा को भेजने के लिए हम कोसोवो का धन्यवाद करते हैं।

भारत योग और अपने प्राचीन आध्यात्मिक ज्ञान के फायदों को वहाँ ले जाकर इसका जवाब देगा, जिसकी आज कोसोवो में बहुत ज्यादा जरूरत है।" सितंबर 2007 में कोसोवो की अपनी दो दिवसीय यात्रा के दौरान श्रीश्री रविशंकर ने कहा।

पिछले 2000 वर्षों से इतिहास में बाल्कंस का कोसोवो क्षेत्र है। जातीय सर्ब एवं अल्बेनियों के साथ-साथ रहने की अक्षमता और उससे उपजी असुरक्षा विरोध के मुख्य कारण थे। पिछली शताब्दी का अंतिम दशक हालाँकि अभूतपूर्व जातीय विद्रोह का साक्षी है। श्रीश्री 'युद्ध' को 'कारण का सबसे खराब कृत्य' कहते हैं और ऐसा क्यों है, इसे समझना कठिन नहीं है।

कोसोवो में सर्बियाई सैनिकों के हटाए जाने और संयुक्त राष्ट्र के शांति बनाए रखने के प्रयास की पहल से जून 1999 में कोसोवो विरोध समाप्त हो गया था। मार्च 2004 में हिंसा ने कुछ समय के लिए फिर से अपना सिर उठाया था। भाग्यवश, उसे तुरंत नियंत्रण में कर लिया गया था, हालाँकि कोसोवो के स्वाधीनता के इकतरफा निर्णय से क्षेत्र में फिर से तनाव व्याप्त हो गया था।

कोसोवो स्वाधीनता सेना के अपंग सेवानिवृत्त सैनिकों की संस्था और एल.डी.के. सूचना केंद्र द्वारा उपलब्ध कराए गए आँकड़ों के अनुसार कोसोवो स्वाधीनता सेना के 2,634 अपंग सेवानिवृत्त सैनिक हैं। युद्ध के दौरान 13,000 लोग मारे गए, 3,500 व्यक्ति लापता हैं, 34,000 महिलाओं के साथ बलात्कार हुआ और उन्हें यातनाएँ दी गईं। जिन लोगों को जेल में रखा गया या जिन्हें पुलिस की यातना से गुजरना पड़ा, उनकी संख्या 7,00,000 थी।

हार्वर्ड के एक मेडिकल ग्रुप ने कोसोवो में युद्ध के परिणामों का आकलन किया और पता लगाया कि वहाँ के लगभग 80 प्रतिशत लोग आघात के बाद होने वाले तनाव-विकार या पी.टी.एस.डी. से पीड़ित हैं। पी.टी.एस.डी. उन लोगों को होता है, जिन्होंने युद्ध, बलात्कार या सड़क दुर्घटना जैसी जीवन को खतरे में डालनेवाली घटनाओं को देखा हो या उनका सामना किया हो। पी.टी.एस.डी. होने पर पुरानी बातों को याद करने, दुःस्वप्न, डिप्रेशन और अत्यधिक मनोवैज्ञानिक उत्तेजना का व्यक्ति शिकार हो जाता है। ब्रेन स्कैनिंग से यह पता चलता है कि यातना-पीड़ित और स्वस्थ मस्तिष्क कितने भिन्न तरीके से प्रतिक्रिया करते हैं। वर्तमान चिकित्सीय अनुसंधान कैट स्कैन और एम.आर.आई. जैसे परिष्कृत साधनों का इस्तेमाल करते हुए प्रमाण प्रस्तुत कर रहे हैं और हमें पता चल रहा है कि पी.टी.एस.डी. लक्षणों से युक्त व्यक्तियों में आघात के प्रभाव के कारण केंद्रीय स्नायु-तंत्र के कार्य में कठिनाई आती है।

सैन्य संघर्ष के बाद जीवित बचे लोगों को ठीक करने के लिए काम करने की जरूरत है। असैनिक हत्याकांड व हिंसा से बुरी तरह से प्रभावित क्षेत्र ड्रेनिस में युद्ध स्थिति की समाप्ति के तुरंत बाद आर्ट ऑफ लिविंग की गतिविधि आरंभ हो गई थी। फाउंडेशन के प्रशिक्षकों व कार्यकर्ताओं ने 'कोसोवो लिबरेशन आर्मी' (के.एल.ए.) के साथ तनाव दूर करने की कार्यशालाएँ आरंभ कर दी थीं। उसके कई सदस्य पी.टी.एस.डी. से पीड़ित थे और उनके शरीर पर चोटें भी आई थीं। अतीत के साथ सामंजस्य बिठाने के लिए श्वास बढ़ानेवाले माध्यमों के साथ बहुत जल्दी ही मानसिक उपचार हो गया। इन लक्षणों को ठीक करने में न सिर्फ आर्ट ऑफ लिविंग की श्वास तकनीकें बहुत प्रभावी साबित हुईं, वरन् एक बार सिखाए जाने के बाद ये तकनीकें छात्रों के शरीर को पुन: ऊर्जा प्रदान कर उनकी मदद भी करती हैं। इस तरह वे जब भी इनका अभ्यास करते हैं, तो उनके संपूर्ण स्वास्थ्य में सुधार होता है।

जल्दी ही आर्ट ऑफ लिविंग समाज के प्रत्येक वर्ग के लिए कोर्स संचालित कर रहा था, उनके घावों को भर रहा था और ऐसे माध्यम प्रदान कर रहा था, जिनके द्वारा आनेवाली पीढ़ी खुशी व संतुष्टि से रह सके। प्रदेश की आधारभूत संरचना को बचाने तथा मजबूत करने के लिए आर्ट ऑफ लिविंग ने कोसोवो में कई एजेंसियों के साथ मिलकर काम किया।

अब आर्ट ऑफ लिविंग स्नज़ेजाना निवेसिक (कोसोवो और अल्बेनिया के लिए आर्ट ऑफ लिविंग प्रोग्राम की निदेशक) और सैंजा कॉर्डिक जैसी प्रशिक्षकों के साथ, दोनों ही जैगरेब यूनिवर्सिटी की स्नातक हैं, और क्रोएशिया, बोस्निया, कोसोवो, सर्बिया एवं मक्दूनिया में, जो आज यूरोप में सबसे अधिक अस्थिर देशों में से हैं, पढ़ाती हैं, वहाँ कार्य कर रहा है। वे वहाँ बहुत ही बेहतरीन कार्य कर रही हैं। स्नजेजाना कहती हैं, "युद्ध के बाद के आरंभिक दिनों से मैं युद्ध-पीड़ित बाल्कंस में, विशेषकर कोसोवो में मानसिक आघात से पीड़ित लोगों के लिए काम कर रही हूँ। जिन लोगों ने आर्ट ऑफ लिविंग कोर्स में दाखिला लिया था, उनमें कई तो भयंकर रूप से मानसिक आघात झेल रहे थे, पर कोर्स ने उन्हें अपने मानसिक आघात से बाहर आने और अपनी ऊर्जा प्राप्त करने में मदद की।"

स्नजेजाना के शब्दों में—

"युद्ध के तुरंत बाद हमने कोसोवो में गुरुजी के ज्ञान को फैलाना शुरू कर दिया। यह कठिन, फिर भी आश्चर्यजनक कार्य था और अकसर हमें टैंकों पर आर्ट ऑफ लिविंग के पोस्टर चिपकाने पड़ते थे। कोसोवो में रूढ़िवादी मुसलमान रहते हैं,

जो नए ज्ञान से अनभिज्ञ हैं, साथ-ही-साथ वे प्रशंसनीय व सत्कारशील हैं, और जैसे ही वे हमसे खुले, उनके अंदर इस ज्ञान के लिए कृतज्ञता व सम्मान पैदा हो गया।''

स्नजेजाना की एक छात्रा इसका एक असाधारण उदाहरण है, जिसने न सिर्फ युद्ध के नरक को तथा जेल की यातना को झेला, वरन् जिस मानसिक पीड़ा से उसे गुजरना पड़ा, उससे उसका शरीर भी कमजोर हो गया। अपंग के.एल.ए. सेवानिवृत्त सैनिकों की संस्था के पूर्व निदेशक वेहबी रैफन बताते हैं—

''जब मैं दो वर्ष का था तब मेरे माता-पिता का देहांत हो गया। अनाथ होने के कारण मुझे सेना के स्कूल में भेज दिया गया। वर्ष 1974 में, जब मैं युवा था, मुझे एहसास हुआ कि कोसोवो में अल्बेनियों के साथ दोयम दरजे के नागरिकों जैसा व्यवहार किया जाता है। उस समय कोसोवो अलग था और साम्यवादी शासन ने बोलने की भी आजादी नहीं दे रखी थी। मेरे सार्वजनिक भाषणों और प्रदर्शनों में भाग लेने के कारण मुझे नौ सालों तक जेल में रखा गया।

''राजनीतिक कैदी होने के कारण मेरा जीवन नरक बन गया। मुझे धमकाया गया, परेशान किया गया, मारा गया, गरम चीजों से जलाया गया, बिजली के झटके दिए गए, पूरी-पूरी रात सवाल पूछे जाते और नींद व खाने से वंचित रखा जाता। जब भी मैं बेहोश हो जाता, वे मेरे चेहरे पर ठंडे पानी के छींटे डालते और फिर यातना देना शुरू कर देते।

''मैंने वर्ष 1994 से 1999 तक के.एल.ए. में कार्य किया और बाएँ पैर व रीढ़ में चोट आई। इस चोट से मुझमें हमेशा के लिए शारीरिक अक्षमता आ गई। मैं 'एसोसिएशन फॉर डिसएबल्ड कोसोवो लिबरेशन आर्मी वेटेरंस' का संस्थापक व निदेशक था। उस अवधि के दौरान मैंने शारीरिक चोटों के अलावा कई युद्ध पीड़ितों में युद्ध के बाद होनेवाले तनाव से जनित लक्षणों को भी देखा।

''उसी दौरान मैंने अपनी एसोसिएशन के सदस्यों से आर्ट ऑफ लिविंग प्रोग्राम के बारे में सुना, जो कोसोवो के ग्रामीण क्षेत्रों में संचालित किया जा रहा था और हमारे सदस्यों को ठीक होने में काफी मदद कर रहा था। जिन लोगों ने कोर्स किए थे, उन्होंने बताया कि उनकी सेहत, कार्य व सोच में सुधार हुआ है और शांति का अनुभव भी कर रहे हैं। मैंने स्थानीय आर्ट ऑफ लिविंग के कार्यकर्ताओं से संपर्क किया और लगभग 40 अपंग सेवानिवृत्त सैनिकों के एक समूह के लिए एक कोर्स संचालित करने की व्यवस्था की।

''मैंने स्वयं कोर्स में हिस्सा लिया और क्रोध, चिड़चिड़ाहट, नींद की समस्या, बीती बातों एवं डिप्रेशन से बहुत राहत महसूस की, और जो लोग यह कोर्स कर रहे थे, उनमें से कई लोगों को ठीक होते देखा। मैंने 'मदर टेरेसा एसोसिएशन' से संपर्क किया और कोसोवो में प्लेमीटीना कैंप के 105 निवासियों के लिए एक बहु-जातीय बेसिक कोर्स का आयोजन किया। कोर्स में भाग लेनेवाले अल्बेनिया, सर्ब और रोमानी थे, जो युद्ध की यातना झेल रहे थे। वर्कशॉप के बाद उन्होंने शांति व अपनी सेहत में सुधार अनुभव किया।

''उस भूमि में जन्म लेने के कारण, जिसका इतिहास यातना व युद्ध से भरा हुआ है, मैं अपनी आत्मा व शरीर को ऊष्मा प्रदान करने के लिए लगातार किसी एकांत व शांत कोने की तलाश में रहता था। गुरुजी ने मुझे उस कोने का मार्ग दिखाया, जो मेरे अंदर था। मैंने भी प्यार व प्रसन्नता के उस कोने को ढूँढ़ने में दूसरों की मदद करने के लिए अपना जीवन समर्पित कर दिया है, जो हममें से प्रत्येक के अंदर निहित है।

''वर्ष 2003 में मुझे डॉक्टरों ने बताया कि मुझे फेफड़े का कैंसर है। मैंने गरमियों में एडवांस कोर्स में प्रवेश लिया। मेडीटेशन के कई सत्रों और बैड एंटोगेस्ट में आयुर्वेदिक इलाज के स्टाफ द्वारा मेरा अच्छी तरह से खयाल रखे जाने के बाद मेरी सेहत दिन-ब-दिन सुधरने लगी। प्रतिदिन गुरुजी मुझसे पूछते कि मैं कैसा महसूस कर रहा हूँ? उनका प्यार और देखभाल सबसे मीठी दवाई थी। उन्होंने मुझे कहा कि चिंता करने के बजाय श्वास लो, ध्यान लगाओ और हँसो। जब मैं घर लौटा तो डॉक्टरों ने कहा, 'कैंसर नहीं है। तुम्हारे फेफड़ों में सिर्फ ग्रेनेड से धातु के कुछ टुकड़े हैं।' और मैंने कहा, ''पूरी जिंदगी अब सिगरेट नहीं पीऊँगा।'' मैंने धूम्रपान आसानी से छोड़ दिया।

''पिछले कुछ वर्षों में मुझे बहुत बार मारने की कोशिश की जा चुकी है। हर बार मैंने खतरे को महसूस किया और मुझे कुछ नहीं हुआ, मैंने सुरक्षित महसूस किया। हालाँकि जर्मनी की एक उत्कृष्ट टीचर अनंदा, जो प्यार और स्नेह की प्रतिमूर्ति हैं, ने मुझसे कहा कि इन सब घटनाओं का वर्णन करते हुए मैं गुरुजी को एक पत्र लिखूँ। तब से कुछ भी बुरा नहीं हुआ है और धमकी भरे इ-मेल तथा फोन आने बंद हो गए हैं।''

श्रीश्री के कार्यक्रमों ने कोसोवो में मानसिक आघात के शिकार लोगों को धैर्य, सामंजस्य व दूसरों को अपनाने के माध्यम प्रदान कर बहु-जातीय समाज में शांतिपूर्ण ढंग से रहने में मदद की है। उन्होंने जातीय और राष्ट्रीय सीमाओं द्वारा निर्धारित संकीर्ण

व्यक्तियों से अपनेपन के चक्र को विस्तृत कर अल्बेनियों व मक्दूनियों के बीच बातचीत भी कायम की।

आर्ट ऑफ लिविंग कोर्सों की सफलता विभिन्न सरकारी विभागों द्वारा की गई पहल की वजह से भी है, जिन्होंने अपने लोगों को स्वस्थ करने के लिए इस अनोखे प्रोग्राम को एक माध्यम के रूप में अपनाया।

संयुक्त राष्ट्र पुलिस के लगभग 140 'शांति संस्थापक' आर्ट ऑफ लिविंग के बेसिक कोर्स को कोसोवो लेकर गए। यू.एन.एम.आई.के. विशेष पुलिस यूनिट के कमांडर मेजर एस.के. सिंह ने कहा, "हमने सचमुच स्वयं में बदलाव महसूस किया। कोर्स ने हमें अत्यधिक संतुष्टि दी और हमारी खुशियाँ लौटाईं। कोर्स के दौरान हमारे हृदय व आत्मा में शांति थी और अपने सरकारी कर्तव्य निभाते हुए भी हमने इसके प्रभाव को महसूस किया।"

युद्धनीतिक योजना विभाग के निदेशक और स्वास्थ्य मंत्रालय में मानसिक स्वास्थ्य के पूर्व फोकस-बिंदु डॉ. फेरिड अगानी ने स्वास्थ्य मंत्रालय में प्रिंसिपल इंटरनेशनल अफसर डॉ. हन्नू व्यूरी को यह कहते हुए पत्र लिखा—"मैं व्यक्तिगत तौर पर आर्ट ऑफ लिविंग थैरेपिस्टों द्वारा प्रदान किए इलाजों द्वारा मरीजों को लाभ उठाते देख चुका हूँ। मेरा सुझाव है कि हमें सामुदायिक मानसिक स्वास्थ्य केंद्रों के कार्यक्रमों में आर्ट ऑफ लिविंग को शामिल करते हुए शुरुआत करनी चाहिए और फिर उसे जनता, सरकार व यू.एन.एम.आई.के. संस्थानों तक ले जाना चाहिए।"

स्वास्थ्य मंत्रालय ने अपने सारे मानसिक स्वास्थ्य केंद्रों व अस्पतालों के कर्मचारियों को आर्ट ऑफ लिविंग के प्रोग्राम करने के लिए अनुमति दे दी। वह कर्मचारियों को बी.डब्ल्यू. वर्कशॉप के टीचर बनने के लिए प्रशिक्षण लेने के लिए भी प्रोत्साहित करता है। मंत्रालय को यह एक अच्छा प्रोग्राम लगा, क्योंकि यह इसमें भाग लेनेवाले लोगों को अपने भीतर निहित शांति को पहचानने में मदद करता है।

मैं बैड एंटोगास्ट, जो ब्लैक फॉरेस्ट से घिरी एक खूबसूरत जगह है, में स्थित जर्मन आश्रम जा रहा था। जब मैं पक्षियों के कलरव को सुनता हुआ चल रहा था तो उनका गाना अचानक मुझे संस्कृत के भजनों में बदलता प्रतीत हुआ। लोगों से भरी बस आश्रम की ओर जा रही थी और मैं यह देखने के लिए तेजी से चलने लगा कि ये इतने खुश लोग कौन हैं! बस से मेरी मित्र सेंजा उतर रही थी, जो एडवांस कोर्स करने के लिए—जो कि अगले दिन शुरू होने वाला था—अन्य लोगों के साथ कोसोवो से हाल ही में आई थी। मैंने उससे पूछा कि क्या कुछ लोगों से उनके अनुभवों के बारे में बात की जा सकती है, अगर वे उसे हमारे साथ बाँटने को इच्छुक हों? मेरे

अनुरोध के प्रत्युत्तर में उन बेहतरीन लोगों ने मेरे समक्ष अपने हृदय खोलकर रख दिए। नेक्सीमेडिन ने मुझे बताया—

"मैं कोसोवो निवासी 26 वर्षीय विवाहित हूँ और मेरा एक बेटा है। बाल्कंस में युद्ध के अहिंसक दिनों के दौरान मैंने स्वयं को क्रोएशियाइयों के विरुद्ध लड़ते हुए सर्बियाई फौज में पाया। उस फौज से भागकर मैं बोस्निया चला गया, जहाँ मैं मुसलमान फौज में शामिल हो गया। वहाँ मैंने अपने जीवन के सबसे खराब दिन बिताए, यहाँ तक कि शवों के बीच सामूहिक कब्र में भी लेटा। वहाँ से मैं कोसोवो भाग आया और करवेलियन सेना के विरुद्ध लड़ने के लिए कोसोवो सेना में भरती हो गया। जब युद्ध समाप्त हुआ, मैं अल्बेनिया की सीमा से लगे पहाड़ों पर घूमता रहा। मैं पूरी तरह से विक्षिप्त हो गया था और अपने परिवार के बीच वापस लौटने तथा एक सामान्य जीवन बिताने में अक्षम था। मेरी रीढ़ की हड्डी में चोट लगी थी और बिना बैसाखियों के चल नहीं पाता था। यद्यपि जो गंभीर परिणाम मैं झेल रहा था, वह था पी.टी.एस.डी., जो दिन में कई बार मित्रों के दौरों, लंबे समय तक रहनेवाले स्मृति-लोप और बेहोशी के रूप में प्रकट होता था। अब मैं अपने घर लौटा तो मेरी स्थिति देख परिवारवाले निराश हो गए। जब डॉक्टर भी मेरी कोई मदद नहीं कर पाए तो उन्होंने मुझे आर्ट ऑफ लिविंग कोर्स करने के लिए कहा।

"कोर्स के दौरान मुझे इतना अच्छा महसूस होने लगा कि मैं दुबारा बेसिक कोर्स करने के लिए प्रशिक्षकों के साथ दूसरे शहर तक चला गया। कोर्स के बाद में पी.टी.एस.डी. के सारे लक्षण गायब हो गए। उसके बाद न मिरगी के दौरे पड़े, न स्मृति-लोप की समस्या आई और न ही मैं बेहोश हुआ—और ऐसा हुआ केवल दो हफ्तों के अल्प समय में। एक महीने के बाद मैं बिना बैसाखियों के सहज समाधि मेडीटेशन सीखने आया। मुसकराते हुए मैंने सबको बताया कि मैं नियमित रूप से अभ्यास कर रहा हूँ और अब मुझे बैसाखियों की जरूरत नहीं है। अब मेरे मन में गुरुजी से मिलने की तीव्र इच्छा है।"

अपनी बातचीत के दौरान मैंने उन लोगों द्वारा कृतज्ञता के एक जैसे उद्गारों को बार-बार सुना, जिनका शरीर, दिमाग व आत्मा पीड़ित थे। अपने ठीक होने के अनुभवों को बाँटते हुए वे आधुनिक युग के सबसे महान् गुरु को धन्यवाद प्रकट कर रहे थे, जो भारत के प्राचीन ज्ञान को उपचार के माध्यम और शांति के साधन के रूप में पश्चिम में ले गए थे। इस कोर्स को करनेवाले अन्य लोगों के अनुभव यहाँ प्रस्तुत हैं—

फेरीजाज में 'मेंटल हेल्थ सेंटर' में मनो–सामाजिक परामर्शदाता जाइरेफेट हाशमी का कहना था—

"कोर्स के आरंभ में मैंने तनाव से इतनी अधिक राहत महसूस की कि मुझे बहुत असहज लगा। मैं कोर्स छोड़ने का विचार करने लगा। अब मुझे खुशी है कि मैं कोर्स के अंत तक रुका रहा और स्वयं हलकेपन का आनंद और खुशी को महसूस करने का अवसर पाया, जो कि शुद्धीकरण की प्रक्रिया के बाद आता है। आर्ट ऑफ लिविंग कोर्स एक अभूतपूर्व ज्ञान है, प्रत्येक व्यक्ति को इसे करना चाहिए।"

फ्लोरा लेशी के शब्दों में—

"मैं पिछले सत्रह वर्षों से नर्स का काम कर रही हूँ और मुझे अपना काम पसंद है। युद्ध के बाद मैं अपने बच्चे को खोने से डिप्रेशन का शिकार हो गई थी। मैं अपनी बेटियों के भविष्य के बारे में सोचकर बहुत चिंतित रहती थी। आर्ट ऑफ लिविंग ने मुझे वर्तमान में जीना सिखाया और चिंताओं के भारी बोझ को मिटा दिया, जिसे मैं घसीटती रहती थी।"

रोज़ा सुलाज कहती हैं—

"मैं पिछले बाईस वर्षों से नर्स के रूप में कार्य कर रही हूँ। शुरुआत में मैं इस कोर्स में आने से हिचक रही थी, पर अब मुझे अपने निर्णय पर कोई पछतावा नहीं है। आर्ट ऑफ लिविंग ने मुझे मेरे पिता और परिवार के सदस्यों की मृत्यु की दर्दनाक स्मृतियों से छुटकारा दिलाया है। जब मेरे पिता और दो भाइयों को जला दिया गया था और युद्ध में दो रिश्तेदार लापता हो गए थे, तो इससे मुझे गहरा मानसिक आघात लगा था। हमें आज तक नहीं पता कि वे कहाँ हैं। जब से वह विपदा हम पर टूटी, तब से पाँच वर्ष बीत चुके हैं; पर अब मैं सीख चुकी हूँ कि वर्तमान में जीवन कैसे जीना है और खुश रहना है।"

नासेर लूमी, मेडिकल वर्कर—

"मैंने हत्याकांड देखा है और युद्धबंदी भी रह चुका हूँ। जब मैं जेल में था तो मुझे मारा–पीटा गया तथा यातनाएँ दी गईं और मेरे पाँव व हाथों को तोड़ा गया। पाँच बार मुझे कोल्ट बंदूक के साथ रूसी रूलेट बनने को बाध्य किया गया। आर्ट ऑफ लिविंग कोर्स ने मुझे सिखाया कि कैसे वर्तमान में जीना है और दुनिया तक शांति व

प्यार का संदेश पहुँचाते हुए कैसे सब माफ करते हुए आगे बढ़ना है।''

हनीफ होक्सा—

''17 अप्रैल, 1999 को मैं ग्रेशेटीका में 118 अल्बेनियाइयों के हत्याकांड का साक्षी बना। हमें अपना घर छोड़ने के लिए मजबूर किया गया। हमारे पास खाना तक नहीं था। मैंने सैनिकों को लाइन से निकालकर लोगों को मारते हुए देखा। जब मैं अपनी आँखें बंद करता हूँ, मुझे अभी भी असहाय लोग नजर आते हैं, जिन्हें मारने के लिए वे उन्हें एक घर के अंदर ले गए। आर्ट ऑफ लिविंग कोर्स ने मुझे पुरानी यादों से बहुत अधिक राहत दिलाई। मैं काफी प्रयासों के बाद अब हत्याकांड के दृश्यों को देखे बिना सोने लगा हूँ। मेरे दिमाग को वर्तमान में वापस लाने में श्वसन अभ्यास बहुत लाभदायक सिद्ध हुए।''

## चेचन्या

आर्ट ऑफ लिविंग कोर्स के एक भाग के रूप में 'तनाव से मुक्त कॉकैसस' के आर्ट ऑफ लिविंग की एक श्रेष्ठ टीम के प्रशिक्षकों को श्रीश्री का आशीर्वाद मिला। ये थे—एलेक्सी मोरोजोव, नीना नेस्टेरोवा, एल्ला शेवचेनको, क्टान जेम्स और आयोजक अनीला एखमेडोवा, केटरिन हर्टोग और इरीना मिखेलोवस्कया, जो चेचन्या के अत्यधिक अस्थिर क्षेत्र में कार्यशालाएँ आयोजित करने गए थे। उन्होंने क्षेत्र में लोगों के साथ बहुत जल्दी एक संबंध स्थापित कर लिया और इस बात का ध्यान रखा कि कॉकैसस के उस क्षेत्र में स्थानीय परंपराओं का अपमान न हो, और वे युद्ध एवं संघर्षों के कारण अत्यधिक वैमनस्य व यातनाएँ भोगने के प्रसिद्ध धरती के इस हिस्से में उपचार के तरीकों को पहुँचाने के लिए कटिबद्ध थे।

चेचन्या में अपने अनुभवों के बारे में स्टास जेम्स के डायरी नोट्स प्रस्तुत हैं—

''जब हम नेल चिके (चेचन्या के काबर्डोनो-बल्कारिया क्षेत्र में) के बच्चों के गरमियों के शिविर में पहुँचे तो 600 बच्चे तथा उनके साथ उनके माता-पिता और अध्यापक हमारे सामने आकर खड़े हो गए। उनका अद्भुत संसार रोमांच से भरा और अनपेक्षित था। आर्ट ऑफ लिविंग कोर्स जैसे-जैसे आगे बढ़ता गया, समय के साथ हमारी अपनी धारणा बदलती गई।

''वे बच्चे, जिन्हें हमने सिखाया, इन पाँच दिनों में हमारे मित्र बन गए। वे चेचन्या के बारह विभिन्न क्षेत्रों से आए थे (इसमें शहर, गाँव और पर्वतीय क्षेत्र भी

शामिल थे)। उन्होंने युद्ध, जबरदस्ती किए गए प्रवासन और हर प्रकार से वंचित स्थितियों को सहा था। कई तो रूसी भाषा नहीं जानते थे और अगर किसी को आती भी थी तो वे स्कूल नहीं जाते थे।

''पहले ही दिन हमने उनके अपने प्रति अविश्वास और रूस के लोगों के डर को महसूस कर लिया था। हमने अनुशासन की कमी भी देखी, जो उनके अध्यापकों द्वारा चिल्लाने तथा कठोर आदेश देने पर उन्होंने जिस तरह प्रत्युत्तर दिया, उससे देखने को मिली।

''वे एक-दूसरे पर भी अविश्वास करते थे। हमने चेचन्या के विभिन्न हिस्सों के बच्चों में बातचीत करने में भी पूर्ण अक्षमता महसूस की, साथ ही अपनी राष्ट्रीयता और संस्कृति के प्रति गर्व की कमी भी। आरंभ में वे डर रहे थे, क्योंकि अपनी आँखों को बंद नहीं कर पा रहे थे। कोर्स की बैठकों के दौरान उन्हें एक-दूसरे के साथ बातचीत में व्यस्त कर ऐसा प्रतीत हुआ कि वे अपने भीतर की डरावनी व अपरिचित चुप्पी से बचना चाहते हैं। लड़कों के बीच बहस के दौरान अनुनय का पहला माध्यम था शारीरिक सामर्थ्य दिखाना, चाहे सही बात पर बहस कर रहे हों या अनुचित।

''प्यार की पहली 'लहर' का अनुभव किया एलेस्की, इरीना और अनीसा ने, जिनके पास 90-90 बच्चों के दो समूह थे (6-15 वर्ष की आयु के 180 चेचन बच्चे, जिनमें से 150 लड़के थे)। इसके साथ ही नीना नेस्टेरोवा ने पुरुषों और महिलाओं के अलग-अलग समूहों में वयस्कों के लिए आर्ट ऑफ लिविंग कोर्स करवाना आरंभ कर दिया था। इन लोगों में शाली शहर से कराटे खिलाड़ियों की पिता-पुत्र की जोड़ी भी थी। साथ ही चेचन की प्रसिद्ध गायिका, संगीतकार व कवयित्री भी थीं। चार दिनों में पूरा शिविर पूजनीय भारतीय देवता गणेश को समर्पित 'गणेश शरणम्' गाने लगा था। यही नहीं, सारे चेचन बच्चे 'जय गुरु, देव गुरु, ओम नमो नारायण' भजन को सुनकर बहुत रोमांचित हो उठे थे। वे मंच पर इस तरह गायकों को घेरकर खड़े हो गए और ताली बजाने लगे, मानो जितने भी गाने उन्होंने सुने हैं, वे उनके मनपसंद के हैं। उन्हें बच्चों की क्रिया भी बहुत पसंद आई। उन्होंने उसे ध्वनि व लय के एक खेल के रूप में लिया और बहुत आनंद तथा हृदय के साथ उसका अभ्यास किया। उनके सुमधुर और लयात्मक समूह-गान के खुशनुमा वातावरण में हर कोई स्वयं को रमने से नहीं रोक पाया।

''और कोई भी दिन ऐसा नहीं बीता जब हमने चेचन 'लेजगिंकी' (एक राष्ट्रीय लोकनृत्य) न किया हो। जब भी इस आनंददायक और भव्य नृत्य की पहली ध्वनियों को सुना गया, चाहे कोर्स के दौरान या कोर्स के बाद के सत्र में, हर कोई अपनी जगह

पर खड़ा हो गया तथा एक घेरा बना लिया और एक नया जीवन शुरू हो गया। बच्चे अन्य सब चीजों के बारे में भूल गए। वे इस नृत्य को इस तरह पसंद कर रहे थे, मानो उन्हें इसमें जीवन का अर्थ मिल गया हो। हम एक और दुनिया की इस सुंदर और प्रसन्नतादायक सैर पर जाने से स्वयं को रोक नहीं पाए और उस नृत्य वृत्त में शामिल हो गए। हमें ऐसा प्रतीत हुआ कि अगर नृत्य 24 घंटे भी चलता, तो एक भी व्यक्ति घेरे से निकलकर बाहर नहीं जाता।

"सारे बच्चों को कोर्स इतना अच्छा लगा कि जब वह खत्म हुआ, वे हमारे पास आए और पूछा कि अब यह फिर कब होगा? हमने इन खिलखिलाते बच्चों से बहुत कुछ सीखा, जो हमारे अपने बच्चों की तरह ही थे। हमें प्रत्येक बच्चे में श्रीश्री की उपस्थिति महसूस हुई, जो प्यार की ताकत से हमारे धैर्य, ईमानदारी और विश्वास को परख रहे थे। जब भी हम एक-एक लड़के के पास गए, उनके हृदय हमारे लिए खुल गए और उनकी आँखों में देखते हुए, यथोचित सम्मान दिखाते हुए 'सलाम आलेकुम' के अभिवादन के साथ अपने हाथ आगे बढ़ा दिए। फिर हम आँखों में चमक लिये एक-दूसरे के हाथों पर ताली मारते और उतने ही सम्मान के साथ, लेकिन बच्चे की सी अधीरता के साथ वे कहते, 'वालेकुम अस्लाम'। कुछ ही दिनों में हमें ऐसा लगा, मानो सारे 600 बच्चे हमारे परिवार के सदस्य हैं, हमारे नजदीकी प्रियजन हैं। हमें ऐसा प्रतीत हुआ कि हम उनके सबसे प्यारे और विश्वसनीय पिता व माता, भाई व बहन बन गए हैं। हमारा उनके कंधों को पकड़ना और उनसे बात करना उन्हें पसंद आता। कुछ बच्चों ने निश्चय किया कि वे आर्ट ऑफ लिविंग के टीचर बनना चाहते हैं। हमारे फिल्म निर्माता व पत्रकार मित्र अरकादी को साक्षात्कार देते हुए उन्होंने बहुत गर्व महसूस किया।

" 'नारायण' नामक एलबम से साहिल के सुंदर भजनों के स्वरों और अपने हाथ ऊपर उठाते हुए एक साथ गाने व नृत्य करने के साथ कोर्स की समाप्ति हुई। उस सुंदर नृत्य व गीत को देख-सुनकर स्वत: ही मेरे मुँह से ये शब्द फूट पड़े, "आप सब एक संगठित, प्रसन्न चेचन परिवार हो!" चेचन्या के हमारे प्रशिक्षकों की आँखें आनंद व संतुष्टि से चमक रही थीं। पहली बार उन्होंने रूसी लोगों के मुँह से चेचन्या के लोगों और बच्चों के लिए समर्थन व विश्वास के शब्द सुने थे, जो अपने लोगों की सुंदरता व एकता की प्रशंसा में गा रहे थे।

"कोर्स की समाप्ति पर प्रत्येक बच्चे को एक स्टफ खिलौना दिया गया। वे इतने सम्मोहित हो उठे थे कि प्रतीत हो रहा था कि बहुत सालों में उन्हें पहला खिलौना मिला है। फिर ये बच्चे तो हमारे खुद के बच्चों जैसे बन गए थे, वे अपने दिलों में

रोशनी, प्यार और शांति का संदेश लेकर चेचन्या के बारह पृथक् प्रदेशों के लिए निकल पड़े।

''मास्को लौटने के बाद मैंने पंद्रह वर्षीय अपने एक नए चेचन मित्र एमिल को फोन करके पूछा कि 'कैसा चल रहा है?' उसने उत्तर दिया, 'टीचर, मैं दो दिनों से अभ्यास कर रहा हूँ और अनुमान लगाइए कि कौन हमेशा मेरे साथ रहते हैं? श्रीश्री रविशंकर'!''

## अफ्रीका में अहिंसात्मक तरीकों का प्रयोग तथा हिंसा का विरोध

श्रीश्री ने एक बार कहा था, ''संपूर्ण अफ्रीकी महाद्वीप में शांति और अहिंसा की लहर उत्पन्न करना जरूरी है, जो मुझे लगता है कि दक्षिण अफ्रीका से आरंभ होगी। प्रत्येक व्यक्ति को अपने जीवन का उत्तरदायित्व स्वयं उठाना चाहिए और ऐसा करने के लिए उसे अत्यधिक शक्ति की जरूरत होती है, जो केवल अध्यात्म से प्राप्त हो सकती है। आज हमें ऐसी आध्यात्मिकता की जरूरत है, जो सब धर्मों के लोगों को एक कर सके।''

पूर्वी अंतरीप के ग्रामीण समुदाय ने 'हाउस ऑफ ट्रेडिशनल लीडर्स' और 'आर्ट ऑफ लिविंग फाउंडेशन' के बीच भागीदारी स्वीकार करके इस आह्वान का जवाब दिया। यह भागीदारी ग्रामीण विकास के लिए अफ्रीका के पहले कार्यक्रम (पी.आर.डी.) को लागू करेगी। यह भारत में तैयार ऐसा परिवर्तनकारी कार्यक्रम है, जो उस देश के 25,000 से भी अधिक गाँवों में चल रहा है।

पी.आर.डी. का शुभारंभ रहारहेबे राज्य के राजा सेंडीले, पूर्वी अंतरीप की प्रधानमंत्री श्रीमती बेलीनडलेला और श्रीश्री द्वारा मेनग्कीशा ग्रंट प्लेस में किया गया। श्रीश्री उस समय दिसंबर 2006 में सरकार के आमंत्रण पर एक सम्माननीय अतिथि के रूप एक वर्ष लंबे चलनेवाले 'सत्याग्रह-100' के समारोह में सरकारी यात्रा पर गए थे। समारोह में महात्मा गांधी के सत्याग्रह अभियान के आरंभ के सौ वर्ष का स्मरणोत्सव मनाया गया।

राष्ट्रीय स्तर पर आर्ट ऑफ लिविंग द्वारा संचालित 'यूथ लीडरशिप ट्रेनिंग प्रोग्राम' (वाई.एल.टी.पी.) के लिए 100 युवाओं का चयन किया गया। बेरोजगार युवाओं को अपने ही समुदायों में बदलाव की प्रेरणा बनने के लिए प्रशिक्षित करना ही इस कार्यक्रम का उद्देश्य था। इन युवाओं ने 10 दिनों के आवासीय प्रशिक्षण कार्यक्रम के लिए नामांकन करवाया, जिसमें स्वयं को प्रेरित करने, अनुशासित करने के मूल्य, समुदाय की सेवा, समुदाय सशक्तीकरण और संबंधित मुद्दों को शामिल

किया गया। उन्हें नेतृत्व व बातचीत की कला और सामाजिक संघटन तकनीकों में प्रशिक्षित किया गया। उनके आत्मविश्वास को निर्मित करना, उनके व्यक्तिगत व संवेगात्मक विकास को सुदृढ़ करना और संगीत व उत्सव को उनके दैनिक जीवन का एक हिस्सा बनाना प्रोग्राम के अन्य उद्देश्य थे। प्रोग्राम ने जो उत्साह व विश्वास विकसित किया, वह परिवर्तन की कुंजी था। कोर्स का एक मुख्य भाग था—छात्रों को यह सिखाना कि अपने ही भीतर किस तरह समुदाय को निर्मित करना है। इन युवाओं पर आठ हफ्तों तक नजर रखी गई। क्षेत्रीय प्रशिक्षण हुआ, जहाँ उन्होंने प्रथम चरण में सीखी निपुणताओं का उपयोग किया।

प्रशिक्षण का चरण–II एक दस दिवसीय एक आवासीय प्रोग्राम था, जहाँ समस्या सुलझाने की निपुणताएँ, अंतर्वैयक्तिक निपुणताएँ और विभिन्न अन्य प्रबंधन तकनीकें सिखाई गईं। इस बार मानव संसाधनों तथा सामाजिक व आर्थिक विकास पर जोर दिया गया। इस चरण में भी व्यावसायिक प्रशिक्षण, जो प्रोजेक्ट मैनेजमेंट से लेकर रीसाइक्लिंग, एड्स जागरूकता और जैविक बगीचे से यूबंतू और नागरिकता के सिद्धांतों जैसे प्रचालन तंत्र तक था। ट्रेनिंग खत्म हो जाने के बाद 40 युवा युवा–नेताओं के रूप में स्नातक हो जाते हैं और उनके माध्यम से फिर ट्रेनिंग के बाद चल रही कई परियोजनाएँ उभरकर सामने आती हैं।

तब आर्ट ऑफ लिविंग का इस तरह बेहतर ढंग से स्थापित होना आसान नहीं था, जैसाकि वह आज अफ्रीका में है। एक युवा माँ राखी विट्ठल से बात कर रहा था, जो कुछ समय से विभिन्न तरह की परियोजनाओं पर समुदाय के साथ काम कर रही थीं। श्रीश्री रविशंकर की वह एक समर्पित शिष्या और सेवा–योद्धा हैं। राखी का श्रीश्री के उपक्रमों के साथ सम्मिलन कुछ वर्षों पहले तब आरंभ हुआ था जब उसने सोचना शुरू किया था—'अपने समाज में जीवन को और अर्थपूर्ण बनाने के लिए मैं क्या कर सकती हूँ?'

इसका उत्तर बहुत ही अलग ढंग से मिला।

अंतरराष्ट्रीय संबंधों व राजनीति शास्त्र में स्नातक राखी कुछ वर्षों से कार्य कर रही थी, जब तनाव ने उसके स्वास्थ्य पर प्रभाव डालना शुरू कर दिया था। थकी-टूटी राखी को महसूस हुआ कि उसे कुछ करना है। फिर उसने आर्ट ऑफ लिविंग नामक संस्था के बारे में सुना।

"मैंने सोचा, मैं जाकर कक्षाएँ लेती हूँ और देखती हूँ कि क्या होता है!" वह कहती है, "हमें कुछ विशेष श्वसन तकनीकें सिखाई गईं, जिसमें मैंने बहुत जल्दी दक्षता हासिल कर ली। आश्चर्य की बात है कि उसका असर तुरंत दिखाई देने लगा।

मुझे अच्छा महसूस होने लगा।''

प्रभावित राखी ने इसकी छानबीन करने का निश्चय किया। आर्ट ऑफ लिविंग के पीछे कौन व्यक्ति है और कैसे उसने इतने आसान और सफल कार्यक्रम को बनाने के बारे में सोचा?

इस खोज की यात्रा उन्हें भारत ले आई, जहाँ वह श्रीश्री रविशंकर से मिलीं और यह एहसास हुआ कि श्वसन तकनीकों के अलावा इस असाधारण पुरुष में और बहुत कुछ है। दक्षिण अफ्रीका के युवाओं का तुरंत ही शंकर की शिक्षाओं के प्रति खिंचाव हो गया। आनेवाले वर्षों में और अधिक सीखने के लिए राखी दस बार भारत आईं।

''पहली बार जब मैं गुरुजी के सामने थी तो मुझसे बोला नहीं गया।'' वह याद करते हुए बताती हैं, ''शब्द मेरे मुँह से निकल नहीं रहे थे और मैं लगातार रोए जा रही थी। मैं और अधिक सीखने के लिए बार-बार वहाँ जाती रही। समय बीतने के साथ उन्होंने वहाँ तक मेरा मार्गदर्शन किया, जहाँ मुझे पता था कि मुझे क्या करना है। मुझे दक्षिण अफ्रीका लौटना था और अपने द्वारा अर्जित ज्ञान को दूसरों तक पहुँचाना था।''

वह यात्रा बहुत आसान नहीं थी।

'विश्व स्वास्थ्य संगठन' के अनुसार गरीब समुदाय तनाव के प्रति अत्यधिक संवेदनशील हैं, जो डिप्रेशन और संबंधित शारीरिक लक्षणों के रूप में परिलक्षित होता है। विट्ठल को अपने समाज के गरीबों की मदद करने की जरूरत महसूस हुई और उसका अर्थ था—नगर-क्षेत्रों में जाना, जहाँ जरूरत सबसे ज्यादा थी।

''अध्ययन दरशाते हैं कि गरीबी और मानसिक तनाव के एक अंतहीन चक्र को बनाकर वास्तव में मानसिक व शारीरिक स्वास्थ्य की कीमत एक देश की आर्थिक स्थिति को और बिगाड़ देती है।'' यह कहना है राखी का, पर बिना संपर्कों के नगर-क्षेत्रों में एक अकेली औरत इसे कैसे शुरू करती?

वह कहती है, ''मैं सोवेटो गई और गलियों के नुक्कड़ पर खड़े लोगों से बात करना शुरू कर दिया।''

उसकी मुहिम तब आगे बढ़ी जब उसने युवा संगठनों के साथ काम करना शुरू किया। आरंभ में कुछ ही लोग उसके दल में शामिल हुए; पर धीरे-धीरे लोग इसे जानने लगे। सभी युवा ऊर्जा से ओत-प्रोत थे, इसलिए कार्यशालाओं में उन्हें आनंद आना स्वाभाविक ही था। वोस्लूरस से 26 वर्षीय बोनगेनी मैशनीनी जैसे युवा कोर्स आयोजित करने के लिए आए। बोनगेनी 'दक्षिण अफ्रीकी युवा परिषद्' के

लिए काम करता है, जो नगर-क्षेत्रों में विश्वविद्यालयों में शिक्षा देती है। यौन शिक्षा, एड्स, कैंसर आदि के बारे में बताने के लिए वह कार्यशालाएँ आयोजित करता है। वह 'न्यू एज एन्वायरमेंट ऐंड रिक्रिएशन, साउथ अफ्रीका' नामक एक युवा संगठन में एक्जीक्यूटिव भी है, जो लीडरशिप ट्रेनिंग और संघर्ष प्रबंधन पर कार्यशालाएँ आयोजित करता है। वह कहता है—

> ''आर्ट ऑफ लिविंग ने मेरे लिए बहुत कुछ किया है। मेरा कोई लक्ष्य नहीं था और मैं नहीं जानता था कि मैं कहाँ जा रहा हूँ। मैं बहुत ज्यादा शराब व सिगरेट पीता था। अब मैं काफी हद तक केंद्रित हो गया हूँ। मेरा मन अस्थिर रहा करता था और बहुत सारी लड़कियाँ मेरी मित्र थीं। पर अब मेरा दिमाग शांत है और अब मेरी सिर्फ एक ही लड़की मित्र है। मैंने स्वयं में बहुत से बदलाव महसूस किए हैं। मेरी बहन व माँ अब इस दुनिया में नहीं हैं, पर मुझे नहीं लगता कि मैं अकेला हूँ। मुझे लगता है कि मैं एक बहुत बड़े परिवार का हिस्सा हूँ। वाई.एल.टी.पी. ने मेरे जीवन को बदला है। जब हम वापस आए तो मैंने गौर किया कि किस तरह रास्तों पर आते-जाते लोग अभिवादन करते हैं। वह उस जीवन को आप में देख सकते हैं, उस रोशनी को आप में देख सकते हैं।''

राखी 'श्वास-पानी-ध्वनि प्रोग्राम' को सरल, पर परिवर्तनकारी प्रोग्राम के रूप में वर्णित करती है। यह लोगों को अपनी भावनाओं व तनाव पर नियंत्रण रखना सिखाता है। वर्ष 2000 से वंचित समुदायों को बी.डब्ल्यू.एस. कोर्स सिखाए जा रहे हैं। यह कोर्स आर्ट ऑफ लिविंग के प्रशिक्षकों व स्वैच्छिक कार्यकर्ताओं द्वारा सिखाया जाता है और अब वाई.एल.टी.पी. के युवा नेता भी इसे सिखाने लगे हैं। पर राखी का कहना है कि कोर्स का मुख्य पहलू है समुदाय विकास व सशक्तीकरण। स्वास्थ्य व पोषण पर भी जोर दिया जाता है। बी.डब्ल्यू.एस. अकसर समुदाय की बेहतरी तथा उस क्षेत्र में जरूरतमंदों का उद्धार करने में मदद करने के लिए सामुदायिक परियोजनाओं को चलाता है। वह कहती हैं—

> ''कुछ उत्कृष्ट परियोजनाएँ चालू हैं। हमने कंप्यूटर केंद्रों की जरूरत को महसूस किया और कंप्यूटर का खर्च उठाने के लिए कुछ कंपनियों से संपर्क किया। हमने युवा नेताओं के लिए सशक्तीकरण कोर्स चलाए और आय उत्पन्न करने के उपयोगी तरीके के रूप में अचार बनाने ज़ैसी निपुणताएँ स्थानीय महिलाओं को सिखाईं। हमें

आम, मसालों व तेल के लिए भी पैसे मिल गए। हमने जैविक खेती की पहल भी की। भोजन का दिमाग पर अत्यधिक प्रभाव पड़ता है, इसलिए हम भूमि के लिए स्थानीय अधिकारियों से मिले, ताकि उसका इस्तेमाल वहाँ के निवासी सब्जियाँ उगाने के लिए कर सकें। हम प्रत्येक घर में एक बगीचा देखना चाहते हैं।''

आर्ट ऑफ लिविंग और खाद्य सुरक्षा के गायूटेंग विभाग ने एक भागीदारी की। जैविक खाद्य बगीचों पर बी.डब्ल्यू.एस. में सम्मिलित 100 लोगों के लिए डोबसोनविले, सोवेटो में प्रशिक्षण दिया गया। प्रशिक्षण पाने का केवल एक ही आधार था कि सम्मिलित लोगों ने बी.डब्ल्यू.एस. प्रोग्राम किया हो। विभाग ने प्रशिक्षण, उपकरण, पौध और छह महीने का अनुवर्ती प्रशिक्षण कार्यक्रम की सुविधा जुटाई।

माँ बनने के बाद भी विट्ठल के काम में कोई रुकावट नहीं आई। अपने बच्चे के जन्म के बाद वह हर प्रकार की परियोजनाओं पर काम करती रही। वह कहती है, ''लोग आने को तथा अपने समाज के लिए कुछ करने को कितने आतुर थे, यह देखकर आश्चर्य होता है।'' एक वर्ष पहले से चैट्सवर्थ के 'नेल्सन मंडेला यूथ सेंटर्स' में आर्ट ऑफ लिविंग के कार्यकर्ता बी.डब्ल्यू.एस. सिखा रहे हैं। यह स्कूल जानेवाले बच्चों व युवाओं दोनों को सिखाया गया। वोंदू एक नशा-मुक्ति मंच चलाता है। श्रीश्री योग के साथ बी.डल्ब्यू.एस. धीरे-धीरे इस मंच का मुख्य भाग बन गया। नशीले पदार्थों का सेवन करनेवाले, उसे बेचनेवाले बी.डब्ल्यू.एस. करते हैं और उसमें सफलता भी देखने को मिली है। इसमें भाग लेनेवाले एक व्यक्ति ने बताया कि आर्ट ऑफ लिविंग ने मुझे सिखाया है कि कैसे नशीले पदार्थों को 'न' कहना है।

वेरीलेम की 23 वर्षीय टूलीसीले मैक्नयाना एक दुकान में एक विक्रेता के रूप में कार्य करती है। वह बुजुर्ग महिलाओं तथा उच्च विद्यालयों में बी.डब्ल्यू.एस. सिखाती है। वह कहती है—

''हमें अच्छी प्रतिक्रिया मिली है। खासकर स्कूल के बच्चों से, जो कहते हैं कि वे अपनी पढ़ाई पर ज्यादा ध्यान केंद्रित कर पा रहे हैं, दूसरों का अधिक आदर करने लगे हैं, पहले की तरह लापरवाह नहीं रहे हैं। उनका वहाँ मन लग रहा है और स्कूल के कार्य के प्रति वे कहीं अधिक जिम्मेदार हो गए हैं।

''पहली बार जब आर्ट ऑफ लिविंग से मेरा परिचय कराया गया तो मैं अपने जीवन में घटी घटनाओं की वजह से काफी तनावग्रस्त थी। कोर्स करने के बाद मैं बिलकुल ही नई इनसान बन गई। वास्तव में, मेरा पुनर्जन्म हो गया। मुझे शांति का

एहसास हुआ, मेरा दिमाग हमेशा शांत रहने लगा और अब मुश्किल लोगों का मुकाबला आसानी से कर सकती हूँ। मैं आसानी से अब अपने काम के बोझ को भी सँभाल पा रही हूँ और तनावग्रस्त नहीं होती हूँ। कोर्स ने जादू जैसा काम किया है।

"अगर यह ज्ञान पूरी दुनिया तक फैल सके तो वह रहने के लिए एक बेहतर जगह बन सकती है, बल्कि एक आश्चर्यजनक जगह। हर कोई शांति से रहेगा, एक-दूसरे से बात करेगा। कोई हिंसा, कोई हत्या नहीं होगी।

"अपने समुदाय के लिए सारे बच्चों को गलियों व रास्तों पर भटकने से बचाना मेरा सपना है। मैं उन्हें दिखाना चाहती हूँ कि जीवन वह नहीं है, जैसा वे सोचते हैं। मैं चाहती हूँ कि वे स्कूल जाएँ, अपने माता-पिता के साथ अच्छा व्यवहार करें और ऐसे इनसान बनें, जिन पर हम भरोसा कर सकें। मैं चाहती हूँ कि वे जानें कि वे मांस और रक्त भी हैं, कि वे फिर भी बदल सकते हैं। मैं उन्हें बदलने में उनकी मदद करना चाहती हूँ।"

रविवार की एक सुबह डोबसोनविले के एक शिविर में लोग एकत्र होने लगे। सूरज की रोशनी खिली हुई थी—पिकनिक मनाने के लिए उत्तम मौसम था; पर आगेवाले लोग छुट्टी या मस्ती करने के मूड में नहीं थे।

उस क्षेत्र में यह बात फैल गई थी कि एक चिकित्सीय शिविर लगा है। इसलिए बीमार इस आशा से आए कि विशेषज्ञ उनकी बीमारी का निदान कर पाएँगे या कम-से-कम उन्हें परामर्श व सलाह तो दे ही देंगे। वे वहाँ बैठ गए और अपनी बारी आने की प्रतीक्षा करने लगे।

जब स्थानीय युवाओं ने हमें बताया कि किसी तरह के चिकित्सीय परामर्श की जरूरत है, तब डोबसोनविले में चिकित्सा शिविर लगाया गया। राखी कुछ पेशेवर डॉक्टरों से मिली और उनसे सिर्फ एक दिन के लिए अपनी सेवाएँ मुफ्त में देने का अनुरोध किया, ताकि बीमारों को मार्गदर्शन व निदान मिल सके। शिविर लगा दिया गया।

विट्ठल ने बाद में बताया, "यह एक अविश्वसनीय अनुभव था। डॉ. अनीता खूसल और अन्य चिकित्सीय विशेषज्ञों की मदद से हम उस दिन 207 मरीजों को परामर्श दे पाए।

"हालाँकि हमें एहसास हुआ कि हम तो सिर्फ एक अंश मात्र की ही मदद कर पाए हैं। खाने की आदतों, श्वास व सोने के तरीकों आदि से संबंधित कई समस्याएँ थीं। एच.आई.वी. एड्स का परामर्श देने की सबसे अधिक जरूरत थी, इसलिए हम

जल्दी ही एक और शिविर लगा रहे हैं, जिसमें एक प्रतिष्ठित विषाणु-वैज्ञानिक आकर मदद करने को सहमत हो गए हैं।''

60 वर्षीया फरीदा इस्माइल, जो तपेदिक व एच.आई.वी. मरीजों के लिए समन्वयक के रूप में स्वास्थ्य मंत्रालय में काम करती हैं, कहती हैं—

> ''मैं हर जगह सच की तलाश कर रही थी और मैंने कई किताबें भी पढ़ी थीं। मलेशिया, बैंकॉक व सिंगापुर की अपनी यात्रा और वहाँ के सारे मंदिरों को देखने के बाद जब मैं वापस अपने ऑफिस गई तो वहाँ मुझे श्रीश्री रवि शंकर पर एक पुस्तिका देखने को मिली। उस चित्र पर मेरी नजर ठहर गई, क्योंकि उसे देख मुझे ईसा मसीह की याद आ गई।
>
> ''प्रोग्राम करने के बाद मैंने देखा कि मेरे कंधों से एक भारी बोझ हट गया है। मैंने फिर से स्वयं को जीवित महूसस किया। मुझे अपने गठिया के दर्द से छुटकारा मिल गया, जो इतने दिनों से तंग कर रहा था और मैंने अपने दमे का पंप व गोलियाँ लेनी बंद कर दीं। गठिया होने से पहले जो चीजें मुझे सुख देती थीं, मैंने उनका आनंद उठाना शुरू कर दिया। मेरे जीने का उत्साह वापस आ गया।
>
> ''मुसलमान होने के कारण मैंने पाया कि आर्ट ऑफ लिविंग कोर्स करने के बाद मेरी दैनिक प्रार्थनाएँ ज्यादा अर्थपूर्ण हो गई हैं। मैं श्वास अभ्यास करती और अरबी शब्दों का प्रयोग करते हुए मंत्र पढ़ती। श्वास नियंत्रण मेरे हृदय की गति के साथ सामंजस्य में था और मेरी प्रार्थनाओं को कहीं ज्यादा सशक्त व गहन बना दिया, इसलिए अधिक फायदेमंद भी।''

दूसरी ओर, जोहानान्सबर्ग में चंद्रानन 'चिंट्ज' बेहना कहीं अधिक मुश्किल काम कर रहा था। वह कैदियों की मदद कर रहा था। वह रोज लीयूकोप जेल के कैदियों और पैरोल पर छूटे लोगों को 'तनाव का सामना कैसे किए जाए', यह सिखाने जाता। वह प्रिजन 'स्मार्ट' (SMART—स्ट्रेस मैनेजमेंट एंड रिहेबिलिटेटिव ट्रेनिंग) नामक प्रोग्राम का एक हिस्सा था, जिसकी विस्तृत जानकारी मैं आपको बाद में दूँगा। वह जेलों में स्वयं-विकास व पुनर्वास प्रशिक्षण के प्रति इतना समर्पित था कि अपनी इस परियोजना पर काम करने के लिए अपनी पूर्णकालिक नौकरी तक छोड़ दी। उसने अपनी कंपनी एस.ए. ब्रेवरीज से पूछा कि क्या वह पार्ट-टाइम काम कर सकता है, ताकि वह 'प्रिजन स्मार्ट प्रोग्राम' पर ध्यान दे सके?

''चिंट्ज, जो उसी समय प्रशिक्षक बना था, जिस समय मैं व नम्रता, जिसे

हम एक खुश व जिंदादिल व्यक्ति के रूप में याद करते हैं, यह मानने से इनकार करता था कि कैदियों के साथ काम करना एक तनावपूर्ण काम है। ''उनके साथ काम करते हुए मुझे अत्यधिक आश्चर्यजनक अनुभव हुए और उनके साथ बिताए हर क्षण को मैं पसंद करता हूँ। प्रोग्राम कैदियों की उनके व्यक्तिगत स्वास्थ्य-लाभ में मदद करता है।'' वह कहता है, ''यह वहाँ जेलों और समाज से हिंसा और नशीले पदार्थों पर निर्भरता कम करने के लिए है। हम ऐसा उन्हें अनिवार्य जीवन जीने की कला सिखाकर करते हैं, जो व्यक्तियों को अपने किए कार्यों का उत्तरदायित्व लेने और भविष्य की विरोधाभासी स्थितियों का सफलतापूर्वक सामना करने में मदद करता है।''

कठोर अपराधियों के साथ काम करना उसे कैसा लगा?

''उनसे डरने के बजाय मैंने स्वयं को सुरक्षित महसूस किया।'' वह कहता है। वहाँ कुछ ऐसे अच्छे लोग थे, जो उस आवेश से छुटकारा पाने की कोशिश कर रहे थे, जो उनके जीवन का एक अभिन्न हिस्सा बन गया था। वह वहाँ श्रीश्री के माध्यम के रूप में उन्हें वह एकांत देने के लिए गया था, जिसकी वह तलाश कर रहे थे।

इसके अलावा राखी और चिंट्ज की तरह आर्ट ऑफ लिविंग के ऐसे अन्य युवा और समर्पित स्वैच्छिक कार्यकर्ता हैं, जो मेहनत व निस्स्वार्थ भाव से दूसरों के जीवन में हीलिंग, प्यार और अपनेपन का एहसास भरने की कोशिश में लगे हैं। एक आकर्षक युवा लड़की दीपाली ऐसी ही एक कार्यकर्ता है, जिसने श्रीश्री रवि शंकर से प्रभावित होने के बाद युद्ध व आतंक से त्रस्त क्षेत्रों में जाने के लिए मुंबई के अपने सुविधाजनक जीवन को छोड़ दिया। उसने भारत के उत्तर-पूर्वी राज्यों में बहुत ही प्रशंसनीय काम किया और अब वह अफ्रीका के आइवरी कोस्ट पर है और जरूरतमंदों को प्यार व शांति का संदेश दे रही है।

आइवरी कोस्ट पश्चिम अफ्रीका का सुंदर देश है। दुर्भाग्यवश, यह क्षेत्र और कैमरून, जो अफ्रीका के पश्चिमी तट पर है, कई वर्षों से युद्ध झेल रहा है। आइवरी कोस्ट में भेदभाव और आर्थिक अस्थिरता दो ऐसे मुद्दे हैं, जिन्होंने अन्य समस्याओं को जन्म दिया है। दो वर्ष के असैनिक युद्ध, जो वर्ष 2002 में शुरू हुआ था, में देश विद्रोहियों द्वारा संचालित 'उत्तर' और सरकार द्वारा चालित 'दक्षिण' में बँट गया। अर्थव्यवस्था और आधारभूत ढाँचा पूरी तरह से गिर गया और बीमारी व अस्वस्थता फैलने का कारण बना। असैनिक युद्ध से पहले ही देश ने उथल-पुथल का सामना किया। इस समय वह अपने दुःखदायी अतीत के चक्रवात में फँसा है।

श्रीश्री के मार्गदर्शन में आइवरी कोस्ट में 'आर्ट ऑफ लिविंग फाउंडेशन' का कार्य वर्ष 1999 में शुरू हुआ था। हालाँकि क्षेत्र में फैले तनाव के कारण ये प्रयास कुछ समय के लिए रुक गए थे, पर फिर 2002 में पूरे उत्साह के साथ आरंभ हो गए थे और आज तक जारी हैं। स्थानीय तथा भारत व फ्रांस के प्रशिक्षकों को एक दल ने तनाव दूर करने की श्वसन कार्यशालाएँ आयोजित करनी शुरू कीं और पीड़ितों को परामर्श देने के लिए गाँव-गाँव गए। तनाव के साथ कैसे निपटा जाए, इस ज्ञान को बाँटते हुए दल ने स्थानीय लोगों को स्वच्छता व स्वास्थ्य के बारे में बताया, दीन-हीन लोगों को दवाइयाँ दीं और सामाजिक एकता व उद्धार के लिए कार्य करने के लिए प्रेरित किया। केवल जातीय मतभेदों के शिकार लोगों तक ही आर्ट ऑफ लिविंग के कार्यकर्ताओं ने अपने ध्यान को सीमित नहीं किया, वरन् इसके मूल कारण को ठीक करने का भी प्रयास किया। लोग उनके प्रयासों से अभिभूत हो उठे। "कैसे इतनी दूर भारत में बैठा कोई व्यक्ति हमारी इतनी चिंता कर रहा है और किसी को हमारी मदद करने के लिए भेज रहा है?" वहाँ के एक निवासी जीन क्लोड ने कहा। (श्रीश्री के संदर्भ में)।

डेयोकोटो में डीओला और ग्यूरे दो परस्पर विरोधी जनजातियाँ हैं। भूमि और आर्थिक मुद्दों पर मतभेदों ने इतना वैमनस्य पैदा किया हुआ है कि बिना हमला किए कोई दूसरे के गाँव में पैर तक नहीं रख सकता है। आर्ट ऑफ लिविंग टीम ने प्रत्येक परस्पर विरोधी गुट के 15 युवाओं को वाई.एल.टी.पी. के लिए एकत्र किया। कोर्स में बिताए आठ दिनों ने उनके दृष्टिकोण को आश्चर्यजनक रूप से बदल दिया। कोर्स ने विश्वास का एक भाव पैदा करने में मदद की और इस तरह उनके मतभेदों को दूर करने की दिशा में एक कदम उठाया गया। "हम एक साथ रहे और पाया कि हमारे तरीके काफी समान हैं। डरने की कोई बात नहीं है। हम भाई-भाई हैं।" कोर्स करने के बाद डीओला जनजाति के एक सदस्य एडेमा ने कहा। शांति की पहल करने के लिए एक जनजाति के सदस्य ने एक गाँव दूसरी जनजाति के सदस्य को वापस कर दिया, जिस पर उसने जबरदस्ती कब्जा किया था। सबसे अधिक खुशी की बात तो यह थी कि दूसरों को बुलाने से पहले वे सारे घरों का पुनर्निर्माण कर रहे थे और उस क्षेत्र को ठीक कर रहे थे। समुदाय आपसी सामंजस्य के अलावा युवाओं ने आर्ट ऑफ लिविंग के '5 एच प्रोग्राम' को भी कार्यान्वित करना शुरू कर दिया, जो स्वास्थ्य, घर, स्वच्छता, मानवीय मूल्यों व विविधता में एकता पर केंद्रित है। अपने गाँवों का उत्तरदायित्व उठाने के लिए वे प्रेरित हुए और सफाई अभियान व सड़कों की मरम्मत में संलग्न हैं।

तनाव दूर करने और समुदाय के लिए नई सोच के द्वारा वहाँ के लोग जीवन के एक नए उत्साह से भर गए हैं। सामुदायिक प्रयासों ने लोगों को एक बेहतरीन जीवन दिया है। वहाँ रहनेवाले जिन लोगों को हर कुछ महीनों बाद कई बार मलेरिया हो जाता था, वे मलेरिया से मुक्त हो गए। असैनिक युद्ध की भयानक स्मृतियों से छुटकारा पाने के लिए जिन युवा लड़के-लड़कियों को शराब की जरूरत पड़ती थी, वे बिना किसी बाहरी सहारे के चैन से सोने लगे।

नवंबर 2007 में लाइबेरिया सीमा से लगे क्षेत्र और लाइबेरिया व आइवरी कोस्ट के बीच हिंसा के प्रवेश-द्वार मान में 40 आइवरी लोगों के लिए वाई.एल.टी.पी. आयोजित किया गया। पर्वतों और जंगलों के बीच स्थित एक दर्शनीय स्थान पर लोगों को तनाव दूर करनेवाली श्वसन तकनीकें व ध्यान लगाना सिखाया गया। इन गहन कार्यक्रमों व परामर्श के बाद एकत्रित लोगों ने उस दिशा में सोचना शुरू किया, जिससे सामुदायिक विकास में योगदान दे सकें।

इसमें भाग लेनेवाले लोगों द्वारा बाँटे गए अनुभवों के द्वारा यह स्पष्ट हो गया था कि उनके जीवन को एक नई दिशा मिल चुकी है। एक महिला, जो अपने पति की हत्या के बाद जीने की इच्छा खो चुकी थी, मानती है कि कोर्स में आने से पहले वह आत्महत्या करना चाहती थी और कोर्स करने के बाद उसे जीवन को नए सिरे से देखने का अवसर मिला।

एक अन्य व्यक्ति ने कहा कि युद्ध के बाद वह जातिभेद करने लगा था और ऐसे किसी व्यक्ति के लिए अपने दरवाजे नहीं खोलता था, जो दूसरी जनजाति का होता था। फिर भी, कई भिन्न-भिन्न जनजातियों के लोगों के साथ आठ दिन बिताने के बाद उसे एहसास हुआ कि सब एक हैं। तब से उसके दरवाजे कभी बंद नहीं हुए हैं।

ये अनुभव उन अपूर्ण बदलावों को दरशाते हैं, जो तब होते हैं जब व्यक्ति मानसिक आघात और अवरोधों से मुक्त होता है। जब लोग बदलाव के संवाहक के रूप में स्वयं को उत्तरदायी मानने लगते हैं और बदलाव लाने के लिए एक-दूसरे से हाथ मिला लेते हैं। समुदाय तरक्की करता है और साथ ही समाज भी।

आर्ट ऑफ लिविंग की योजनाओं के प्रभाव और फायदों को पहचानते हुए आइवरी कोस्ट में 'समन्वय मंत्रालय' ने व्यक्तिगत तौर पर श्रीश्री द्वारा शुरू किए गए कार्य का समर्थन किया। प्रशासन व 60 गैर-सरकारी संगठनों के बीच हुई एक सभा में हर कोई फाउंडेशन के साथ संबंध जोड़ना चाहता था।

1 दिसंबर, 2007 को डेयोकोचे में एक शांति सम्मेलन हुआ। वहाँ उपस्थित

लोगों में थे—'राष्ट्रीय समन्वय मंत्रालय' के मंत्री डजीडजी डेनो सेबस्टीन और उनकी पत्नी बेटरीसिया डेनो सेबस्टीन, डयोकोचे के मेयर श्री तिहि कपो विक्टर, डेयोकोचे के पुलिस कमिश्नर, युवा नेता व गाँव-प्रमुख।

मंत्री ने बताया कि कैसे अधिकांश गैर-सरकारी संगठन उनके पास बहुत प्रभावशाली परियोजनाओं व बड़े-बड़े बजट के साथ मिलने आए थे। हालाँकि वे सारी परियोजनाएँ दराजों में ही बंद हो गईं और कभी सामने नहीं आईं। आर्ट ऑफ लिविंग उन कुछ गैर-सरकारी संगठनों में से है, जिसने बिना किसी का इंतजार किए आगे बढ़कर आइवरी कोस्ट के सबसे गड़बड़ीवाले क्षेत्रों तक पहुँचने का बीड़ा उठाया। उन्होंने कहा, ''श्रीश्री का प्रयास मानवजाति को उनकी संपूर्णता में देखता है और शरीर, दिमाग व आत्मा को ठीक करता है। आर्ट ऑफ लिविंग उन विरले गैर-सरकारी संगठनों में से एक है, जो ग्रासरूट स्तर पर काम करता है, जनता के करीब है और समस्या की जड़ तक जाता है।''

फाउंडेशन द्वारा प्रशिक्षित स्थानीय युवा नेताओं के द्वारा किए कार्य से डेयोकोचे के मेयर इतने प्रभावित थे कि उन्होंने भविष्य की उनकी सारी परियोजनाओं के लिए सहयोग देने का वादा किया। यही नहीं, प्रत्येक व्यक्ति यह मानता है कि कभी उन्होंने जिसका सपना देखा था—वह शांति व उन्नति प्राप्त हो सकती है।

स्थानीय युवा नेताओं ने बताया कि कैसे विभिन्न जनजातियों के बीच व्याप्त गलतफहमियाँ युद्ध को इस हद तक पहुँचाने का कारण बनीं। उन्होंने यह भी बताया कि आर्ट ऑफ लिविंग के युवाओं द्वारा की गई पहल के कारण ही स्थिति को शांत करने में मदद मिली। कई युवा आए और बताया कि कैसे वाई.एल.टी.पी. से पहले उनके दिमाग अन्य जनजातियों के प्रति बिलकुल बंद थे, विशेषकर युद्ध के बाद। हालाँकि प्रोग्राम करने के दौरान उन्होंने देखा कि उन्होंने एक-दूसरे के साथ लड़ने में अपना समय, ऊर्जा व संसाधन व्यर्थ लगा दिए। अब वे इस सच को जान गए हैं कि वे सब एक ही परिवार का हिस्सा हैं। कुछ ने बताया कि कैसे आर्ट ऑफ लिविंग प्रोग्राम से उनके मन व जीवन में शांति आई है और कैसे युद्ध के द्वारा पैदा हुआ आघात व घृणा मिट गई है। उन्हें इतनी ज्यादा शांति का अनुभव हुआ कि कई गाँवों में विभिन्न जनजातियों के बीच समस्याएँ सुलझाने के लिए वे मध्यस्थ बन गए हैं और अब वे गाँवों के 'बुद्धिमान' कहलाते हैं।

□

# 6

# आतंकवाद के पीड़ितों को स्वस्थ करना

श्री श्री अकसर कहते हैं, ''प्रत्येक अपराधी के अंदर एक पीड़ित व्यक्ति है, जो मदद के लिए रो रहा है। अगर आप पीड़ित को ठीक कर देते हैं तो आप धरती पर से अपराध को मिटा देते हैं।'' जब आतंकवादियों के लिए करुणा, प्यार और उन्हें समझाने जैसे शब्दों का प्रयोग किया जाता है तो अधिकांश लोग खीझते हैं, क्योंकि वे मानते हैं कि समाज को सुरक्षित रखने के लिए आतंकवादियों को उपयुक्त पाठ पढ़ाना जरूरी है।

वह कार्य, जो अपने व दूसरे दोनों के लिए सिर्फ विनाश व यातनाओं की वजह बनता है, आतंकवाद है। ऐसे कार्यों में, लक्ष्य प्राप्त करने की कोशिश में मानवीय मूल्य खो जाते हैं। आतंकवादी प्रेरित लोग होते हैं, अपना जीवन जोखिम में डालने तथा उद्देश्य के लिए लड़ने के लिए तैयार रहते हैं। वे पैसे के लिए नहीं, वरन् अपनी बात कहने के लिए ऐसा करते हैं। उन्हें लगता है कि उनका एकमात्र विकल्प है—बंदूक उठाना, बम फेंकना और स्वयं आत्मघाती हमलों की शरण लेना। यद्यपि उन लोगों का अनुभव, जिन्होंने बहुत ही निष्ठुर आतंकवादियों के साथ 'आर्ट ऑफ लिविंग कार्यशाला' की है, यह है कि उनके साथ करुणा जताना और उन्हें प्रभावी समाधान सुझाने से उन्हें अपराध व हिंसा के अंतहीन चक्र को तोड़ने में मदद मिली है।

यही कश्मीरी आतंकवादी मोहम्मद अफरोज, जिसके पोटा अभियोगों को हाल ही में हटाया गया है, ने मुंबई के भायखला जेल के प्रथम तल पर बैरक नं. 6 में लोगों की भीड़ को बताया, ''कोर्स के द्वारा मुझे असीम शांति प्राप्त हुई है। अब मुझे न तो गुस्सा आता है और न ही किसी के प्रति मेरे मन में कोई विरोध है। जेल

से छूटने के बाद मैं इस कोर्स को अपने परिवार के सदस्यों एवं समुदाय के लोगों तक पहुँचाना चाहता हूँ।'' यह आर्ट ऑफ लिविंग कार्यशाला की समाप्ति के समय की बात है और वह बाकी सम्मिलित लोगों के साथ अपना अनुभव बाँट रहा था, जैसाकि आमतौर पर कोर्स के आखिरी दिन किया जाता है। वस्तुत: जमानत पर छूटने का एक कारण यह कोर्स भी था, ऐसा अफरोज ने बताया। कैदियों में आए बदलाव से अधिकारी इतने प्रभावित थे कि उन्होंने आशा व्यक्त की कि जेल से छूटने के बाद भी ये कैदी इस अनुशासन को कायम रखेंगे और उन्हें महसूस हुआ कि इससे उन्हें एक सामान्य जीवन बिताने और शांति के मार्ग पर टिके रहने में मदद मिलेगी।

धर्मांधता और आतंकवाद पर मेरे प्रश्नों के उत्तर में श्रीश्री का यह कहना है—

> ''आतंकवाद हमारे में निहित अज्ञानता है, जो हमारी मानसिकता को संकीर्ण बना देता है। धर्मांधता और कट्टरपन आपको ईश्वर से दूर ले जाते हैं। जो लोग धर्मांधता का प्रदर्शन करते हैं, उनकी निंदा नहीं करनी चाहिए, बल्कि उन्हें करुणा की जरूरत है। आतंकवाद भय पैदा करता है और गरीबी, यातना व मृत्यु में वृद्धि करता है, जिससे किसी को भी कोई फायदा नहीं होता है। समाधान प्रस्तुत करने या ढूँढ़ने के बजाय आतंकवाद विनाश को एक उत्तर के रूप में देखता है। आतंकवाद के कार्य में मानवीय मूल्य खो जाते हैं।''

यह पूछने पर कि लोग आतंकवाद की ओर क्यों मुड़ते हैं, श्रीश्री का कहना है—

> ''लक्ष्य-प्राप्ति के लिए निराशा और हताशा सबसे पहला कारण है। जब लोग किसी लक्ष्य को पाने के लिए आतुर होते हैं और उसे पा नहीं पाते हैं तो हताशा उनके अंदर हिंसा पैदा कर देती है। पुण्य और स्वर्ग की गैर-प्रामाणिक अवधारणा पर विश्वास दूसरा कारण है। 'अगर मैं ईश्वर के लिए लड़ता हुआ मर जाता हूँ तो मैं स्वर्ग में जाऊँगा, क्योंकि ईश्वर चाहता था कि ऐसा हो।' कौन जानता है? इन कथनों का सत्यापन कोई भी नहीं कर सकता है। तीसरा कारण यह दृढ़ विश्वास है कि 'मेरा रास्ता ही एकमात्र रास्ता है', चौथा है, लक्ष्य-प्राप्ति के लिए मानवीय मूल्यों की उपेक्षा करना, और पाँचवाँ है जीवन के लिए सम्मान व कद्र में कमी होना।''

आतंकवाद ईश्वर की एक अवधारणा पर आधारित है कि वह कुछ का साथ देता है और कुछ से क्रोधित रहता है। यह धारणा ईश्वर की सर्वव्याप्तता और सर्वशक्तिमत्ता को क्षीण कर देती है। कैसे एक सर्वव्यापी ईश्वर कुछ लोगों को छोड़ सकता है? कैसे एक सर्वशक्तिमान ईश्वर क्रोधित हो सकता है? क्रोध और हताशा तब उत्पन्न होती है जब कोई कुछ करने या कुछ नियंत्रित करने में असमर्थ होता है। ईश्वर के इस सीमित विचार के साथ आप ईश्वर के सेवक बनने के बजाय उसके उद्धारक बन जाते हैं। ईश्वर एक बेचारा इनसान है, जो कहीं बैठा है, क्रोधित हो रहा है और आप उसकी मदद करने की कोशिश कर रहे हैं। आतंकवाद यह समझने में असफल रहता है कि ईश्वर को भिन्नता व विविधता पसंद है, कि दुनिया में विचारों के बहुत सारे मत विद्यमान हैं। आतंकवाद जीवन का सम्मान या कद्र नहीं करता है। आतंकवाद तब उत्पन्न होता है, जब कोई स्वयं को किसी विशेष धर्म या समुदाय के सदस्य के रूप में सबसे महत्त्वपूर्ण व्यक्ति मानता है और फिर उस सीमित पहचान के लिए अपना जीवन अर्पित करने को तैयार रहता है। हमें सबसे पहले अपने को ईश्वर का हिस्सा मानना होगा और फिर मानवता का हिस्सा।

## भारत में

**सिमी (SIMI) :** मन में सवाल उठता है कि रूढ़िवादी की मानसिकता क्या है? वह क्या है, जो उसको घृणा के मिशन पर जाने को उकसाता है? ऐसे व्यक्ति से कैसे निबटना चाहिए? कुछ वर्षों पहले 'सिमी' के कुछ कार्यकर्ताओं व श्रीश्री के बीच हुई बातचीत का साक्षी बनने का हमें सौभाग्य प्राप्त हुआ। हमें लगा कि वह महत्त्वपूर्ण होगा और वर्तमान परिप्रेक्ष्य में आँख खोलनेवाला साबित होगा। इस अवसर की पृष्ठभूमि श्रीश्री की एक केरल यात्रा थी। केरल के विभिन्न शहरों में श्रीश्री के उन शहरों में यात्रा के साथ मेल करने के लिए 'आनंदोत्सवम्' की शृंखला तैयार की गई। यात्रा शुरू होने के हफ्ता भर पहले, नवंबर के अंत में, एक आश्चर्य देखने को मिला। अखबारों ने घोषणा की कि सिमी (स्टूडेंट्स इसलामिक मूवमेंट ऑफ इंडिया) ने पूरे केरल में 6 दिसंबर को एक आम हड़ताल की घोषणा की है। उस दिन बाबरी मसजिद को गिराए जाने को एक साल पूरा हुआ था। संयोगवश, 6 दिसंबर को ही केरल की सांस्कृतिक राजधानी त्रिचूर में 'आनंदोत्सवम्' आयोजित करने की योजना थी। पुलिस ने यह भी चेतावनी दी कि उन्हें बम फेंके जाने की धमकियाँ मिली हैं। यद्यपि जब श्रीश्री से आयोजित समिति के अध्यक्ष जेवियर ने इस बारे में बात की तो उन्होंने यकीन दिलाया कि सत्संग होगा। 6 दिसंबर को,

हालाँकि अखबारों के यह सूचना देने के बाद कि समारोह रद्द हो गया और बमबारी के डर से पुलिस ने भी अपनी अनुमति वापस ले ली थी, एक लाख से अधिक लोगों ने सत्संग में हिस्सा लिया।

अगले दिन श्रीश्री ने कुछ सिमी नेताओं को प्रवचन देने का निर्णय लिया। एक आयोजक के घर श्रीश्री से मिलने चार नेता आए। वे (सिमी नेता) 20 से 30 वर्ष के बीच के उत्साही युवा थे। उनमें से एक पवित्र 'कुरान' लेकर आया था। उनका व्यवहार कुछ सख्त और रूखा था। उनकी आँखें एकदम स्थिर थीं और प्रतीत होता था कि उनमें एक आग धधक रही है। वे इस बात के लिए तैयार लग रहे थे कि श्रीश्री उन्हें जो भी कहेंगे, वे उसे नकार देंगे। श्रीश्री के चेहरे पर उनकी चिर-परिचित मुसकान थी।

मंच तैयार था। विरोध के संकेत साफ दृष्टिगोचर हो रहे थे। एक ओर अपनी विचारधारा से बँधे उग्र और अधैर्य ढीठ युवा थे, जो अपनी श्रेष्ठता प्रमाणित करने पर आमादा थे, दूसरी ओर एक ऊर्जायुक्त, विद्वान् संत था—एकदम शांत, सही व्याख्याएँ प्रस्तुत करता हुआ, जो समझदारी की एक असामान्य गहराई और विस्तार को गुंजायमान कर रही थी। कमरे में बैठे हम सब लोग यह देखने को उत्सुक थे कि श्रीश्री कैसे इन अशांत युवाओं से व्यवहार करते हैं। श्रीश्री ने उन्हें गले लगाया और बैठने के लिए कहा। उनके दृष्टिकोण में अंशमात्र भी बदलाव नहीं आया था। एक आम द्रष्टा यह मानने की भूल कर सकता था कि ये युवा श्रीश्री के परम भक्त हैं। हमारे लिए यह उस निस्स्वार्थ प्रेम को देखने का एक और अन्य अवसर था, जिसका दृष्टांत श्रीश्री देते हैं—

दल का नेता पहले बोला—

**सिमी** : आप हमसे मिलना चाहते थे?

**श्रीश्री** : हाँ, मैं यह जानना चाहता था कि आपका संगठन आनंदोत्सवम् के विरुद्ध क्यों था?

**सिमी** : हमें लगा कि 6 दिसंबर को 'आनंदोत्सवम्' करना एक जान-बूझकर उठाया गया प्रयास है, ताकि हमारी धार्मिक भावनाओं का अपमान हो। क्या आप हमारे धर्म के बारे में जानते हैं? क्या आप 'कुरान' में विश्वास करते हैं?

**श्रीश्री** : हाँ, बिलकुल।

**सिमी** : *(इस उत्तर की उन्हें अपेक्षा थी, इसलिए 'कुरान' की ओर इंगित करते हुए उन्होंने अगला प्रश्न किया)* : हम विश्वास करते हैं कि

'कुरान' ज्ञान का एकमात्र स्रोत है। आप क्या कहते हैं?

**श्रीश्री :** 'कुरान' उन विभिन्न प्रकार के ज्ञान में से एक है, जो समय-समय पर मनुष्य तक पहुँचाया गया है।

**सिमी :** पर ईश्वर ने कहा कि यही एकमात्र ज्ञान है। 'कुरान' का मार्ग ही एकमात्र मार्ग है, कोई और रास्ता है ही नहीं।

**श्रीश्री :** यह संदेश सारे धर्मों के धर्मग्रंथों में पाया जा सकता है। वेद कहते हैं, 'नान्या: पन्था: अयनाय विद्यते', जिसका अर्थ है कि सच के सिवाय और कोई मार्ग है ही नहीं। 'बाइबल' में भी ऐसा ही कहा गया है। ईसा मसीह कहते हैं, 'मेरे पिता तक पहुँचने के लिए आपको मुझसे होकर जाना होगा। मैं ही एकमात्र मार्ग हूँ।'

**सिमी :** हमारे धर्मग्रंथ कहते हैं कि मूर्तिपूजा करना पाप है, यह ईश-निंदा है।

**श्रीश्री :** आखिरकार पाप और पुण्य है क्या? ये दोनों आपस में जुड़े हैं। सापेक्ष अस्तित्व संपूर्ण चित्र नहीं होता है। उदाहरणतया, दूध अच्छा है, पर बहुत ज्यादा दूध का सेवन आपको मार सकता है। विष हानिकारक है, पर विष की एक बूँद आपका जीवन बचा सकती है। अधिकतर जीवन-रक्षक दवाइयों में विष होता है, वे न तो पूर्णतया अच्छे हैं, न ही बुरे। वे सिर्फ वहाँ हैं। सच द्वैतता से परे है और ईश्वर ही पूर्ण व एकमात्र सच्चाई है। तो पाप की बात कहाँ से आ जाती है?

**सिमी :** फिर भी, आप हिंदू लोग कई भगवानों की पूजा करते हैं, जबकि हमारा मानना है कि केवल एक ही ईश्वर है और उसका संदेश है कि स्वर्ग ही जाना चाहिए।

**श्रीश्री :** विभिन्न रूपों में केवल एक ही ईश्वर है।

**सिमी :** *(किसी भी व्याख्या को सुनने के लिए अनिच्छुक व असहनशील। उन्होंने श्रीश्री को बीच में रोका)* : पर 'कुरान' कहता है कि आप केवल अल्लाह की पूजा करो, जो निराकार है; जबकि हिंदू मूर्तियों की पूजा करते हैं, जो केवल पत्थर हैं।

**श्रीश्री :** क्या आप 'कुरान' का आदर करते हैं?

**सिमी :** *(श्रीश्री के प्रश्न से थोड़े से हैरान और धर्मपरायणता से)* : हाँ, ये ईश्वर के शब्द हैं।

**श्रीश्री :** क्या आप मक्का का आदर करते हैं?

**सिमी :** हाँ, बिलकुल! वह हमारा पवित्र स्थान है।

**श्रीश्री :** वैसे ही हिंदू ईश्वर की सृष्टि को ईश्वर की तरह पूजते हैं। जैसे ध्वनि (कुरान), अर्धचंद्रमा, काबा और रमजान का महीना आपके लिए पवित्र हैं, वैसे ही हिंदू गंगा, हिमालय व अपने अन्य साधुओं को पवित्र मानते हैं। तुम्हारी बेटी का चित्र तुम्हारी बेटी नहीं है, पर फिर भी तुम अपनी बेटी के चित्र को बहुत पसंद करते हो। जब तुम उस चित्र को देखते हो तो क्या तुम्हें अपनी बेटी की याद नहीं आती है?

**सिमी :** नेताओं ने सहमति में सिर हिलाया।

**श्रीश्री :** एक प्रतीक ईश्वर नहीं होता, पर एक ईश्वर की तरह उसकी पूजा की जाती है। प्रतीक की पवित्रता का सम्मान करने का भाव आपको जाग्रत् और जीवंत बनाता है। यही कारण है कि प्राचीन ऋषियों ने हर किसी को, ईश्वर की सारी सृष्टि को तथा अपने पूरे जीवन को पवित्र मानने की सलाह दी है। उन्होंने ईश्वर को सर्वव्यापक माना है और उनकी सृष्टि उनसे वैसे ही अलग नहीं हो सकती है, जैसे कि नर्तक से नृत्य।

आत्मा को विविधता पसंद है। क्या केवल एक ही प्रकार की सब्जी व फल होता है? ईश्वर ने कई प्रकार की सब्जियाँ व फल बनाए हैं। केवल एक ही प्रकार का पेड़ नहीं होता है, एक ही प्रकार का साँप, बादल...नहीं होते हैं...यहाँ तक कि विभिन्न अवसरों के लिए आप अपने कपड़े बदलते हैं, फिर वह चेतना, जो इस पूर्ण सृष्टि में परिलक्षित होती है, नीरस कैसे हो सकती है? कई रूपों में केवल एक ही ईश्वर है। केवल एक ही ईश्वर की बात की जाती है। जब आप ईश्वरत्व में विविधता को अपना लेते हैं, तब आप धर्मों में रूढ़िवादी नहीं रहते हैं।

सिमी नेताओं के एक–दूसरे की ओर देखते रहने और दूसरे से कुछ बोलने की उम्मीद करने के कारण कमरे में एक नीरवता व्याप्त हो गई थी। फिर जैसे मुँह छिपाने के अंदाज में सिमी नेता ने उत्तर दिया, ‘‘मुझे अन्य विद्वानों से इस बारे में बात करने की जरूरत है।’’ अपने चेहरे पर करुणा का भाव लाते हुए श्रीश्री ने

हाथ हिलाते हुए कहा, ''कोई बात नहीं। धर्म के बारे में भूल जाओ, हम सब मानव हैं। हमारा समाज शांतिपूर्ण होना चाहिए। हमें विकास पर ध्यान केंद्रित करना चाहिए।''

**सिमी** : नहीं, नहीं! आप क्या कह रहे हैं? आप इस दुनिया की बात कर रहे हैं। हम यहाँ जो करते हैं, वह नगण्य है। 'कुरान' कहता है कि शाश्वत जीवन में हमें क्या मिलता है, वह मायने रखता है और यह कि हमें भौतिक जीवन के बारे में चिंता नहीं करनी चाहिए। समाज की सेवा करके तो आप यहीं रह जाते हैं। आपको अल्लाह की बात माननी चाहिए। अल्लाह ही एकमात्र ईश्वर है और मोहम्मद आखिरी पैगंबर हैं।

**श्रीश्री** : आपको लगता है कि सिक्खों के गुरु पैगंबर नहीं हैं? क्या मीराबाई एक पैगंबर नहीं थीं? चैतन्य महाप्रभु क्या थे?

एक बार फिर से वहाँ सन्नाटा छा गया। उनके भाव बदल गए। कठोरता में कमी आई और उसके स्थान पर कुछ अनिश्चितता सी नजर आई। अपने सामने रखी गई चुनौतियों से बेफिक्र श्रीश्री एकदम सहज लग रहे थे।

**सिमी** : नहीं! आप स्वर्ग में तभी जा सकते हैं जब आप अल्लाह और 'कुरान' में विश्वास करते हैं।

**श्रीश्री** : नहीं बंधु, हमारे यहाँ बुद्ध, महावीर, नानक, ईसा, शंकराचार्य हुए हैं...तुम्हें क्या लगता है कि वे स्वर्ग में नहीं हैं? अगर नहीं तो मैं उनके साथ होना चाहूँगा।

**सिमी** : आप इतने अच्छे इनसान हैं, पर हमें आप पर दया आती है; क्योंकि आपको सच का पता नहीं है। आप अल्लाह के पास नहीं जा सकते हैं। आपको अल्लाह स्वीकार नहीं करेगा। ईश्वर कभी भी आप पर दया नहीं दिखाएगा।

**श्रीश्री** : कोई बात नहीं (एक शरारती मुसकान के साथ), मैं इन लोगों के साथ रहूँगा (शंकराचार्य, ईसा आदि)।

हम श्रीश्री के धैर्य और वस्तुनिष्ठता को सराह रहे थे, पर फिर भी हम उस गलत शिक्षा के बारे में चिंतित थे, जिसके अधीन वे युवा थे। हमने यह भी देखा कि कमरे में उपस्थित कुछ और लोग भी शायद यह सोचकर परेशान हो रहे थे कि उनकी एक

झलक पाने को हजारों लोग बाहर खड़े हैं। आखिर क्यों श्रीश्री इन लोगों के साथ इतना समय बिता रहे हैं, जो निस्संदेह उन विचारों को मानने को तैयार नहीं थे?

**सिमी :** क्या आप जानते हैं कि 1,400 वर्ष पहले रेगिस्तान के बीच में, ईश्वर ने सृष्टि के सदस्यों को क्या बताया था? उस समय जब कोई विज्ञान नहीं था, ईश्वर ने बताया था कि अणु सबसे लघुतम कण है।

**श्रीश्री :** *(मुसकराते हुए)* हाँ, यही बात शास्त्रों में भी कही गई है, जिन्हें 10,000 से भी अधिक वर्षों पूर्व लिखा माना जाता है। शास्त्रों में कहा गया है कि पृथ्वी लगभग 19 अरब वर्ष पुरानी है। सत्य समय व अंतरिक्ष से परे है। वह एक समय या एक स्थान तक सीमित नहीं है। व्यक्ति के पास वैज्ञानिक आध्यात्मिकता होनी चाहिए।

बातचीत को समाप्त करने के उद्‌देश्य से श्रीश्री ने उन्हें प्रसाद के रूप में लड्डू दिए। अब तक उनके चेहरों पर मुसकान परिलक्षित होने लगी थी। जब वे जाने लगे, उन्होंने उन्हें गले से लगाया। वे पहले की अपेक्षा कम रूखे प्रतीत हो रहे थे। क्या उनके दृष्टिकोण बदल गए थे? हम सोच रहे थे कि क्या ये बदले हुए दृष्टिकोण, अगर हमने ठीक पहचाना था तो, कायम रहेंगे या वे अपने पुराने पागलपन में लौट आएँगे? पर एक बात तो अवश्य हुई थी—श्रीश्री ने उनपर ऐसा प्रभाव डाला था, जिसे वे कभी नहीं भूल पाएँगे।

आर्ट ऑफ लिविंग कोर्स ने हजारों आतंकवादियों के जीवन को बदला। उनके जीवन को व्यावहारिक, मित्रवत् और सरल, फिर भी सशक्त तकनीकों के द्वारा परिवर्तित किया। इससे उन्हें अपने खोए हुए आत्म-सम्मान को पाने, अपनी विकृत मानसिकता से बाहर आने और समाज के साथ घुलने-मिलने में मदद मिली। मई 2006 में सी.एन.एन.-आई.बी.एन. द्वारा दिखाए गए एक अंश में एक कश्मीरी आतंकवादी कहता है, ''जब मैं कोर्स करने आया तो उन्होंने पूछा कि मैं क्या चाहता हूँ? और मैंने कहा कि मैं ए.के.-47 चाहता हूँ। लेकिन कोर्स करने के बाद मैं सिर्फ प्यार देना चाहता हूँ।''

## गुजरात दंगे

दंगे भारत में जीवन का एक तरीका बन गए हैं। वे कहीं भी, कभी भी उभर

जाते हैं। दंगे अपने साथ हिंसा की जिस घिनौनी वास्तविकता को लाते हैं, लोगों को उनके साथ रहना पड़ता है। कई बार कुछ नहीं होता, कई बार वह हर तरह से इतनी अधिक क्षति का कारण बनते हैं, जैसाकि वर्ष 2002 में गुजरात में हुआ था, कि दोनों तरफ के समुदायों को अत्यधिक पीड़ा सहनी पड़ती है। हर बार की तरह गुरुजी के सरल शब्द हमें सुकून देते हैं और रोशनी भी दिखाते हैं। भगवान् श्रीराम के जन्मस्थान पर हिंदुओं और मुसलमानों के बीच चला आ रहा मतभेद इन दंगों का कारण था। श्रीश्री, जो दोनों समुदायों के बीच मध्यस्थ का काम कर रहे थे, मानते हैं कि आनेवाले समय में सांप्रदायिक सामंजस्य बनाए रखने के लिए सर्वोच्च न्यायालय के क्षेत्र से रामजन्मभूमि–बाबरी मसजिद के मुद्दे को सुलझाना ही समाधान है। एक सभ्य दुनिया में रहते हुए हम इस 400 साल पुरानी समस्या को बिना सुलझे नहीं रहने दे सकते हैं। श्रीश्री, जो दंगों के तुरंत बाद दंगाग्रस्त राज्य में गए थे, ने जाना कि गुजरात हिंसा का मूल कारण राम मंदिर मुद्दा है। उनका ध्येय है उस विश्वास को पुनः कायम करना, जो दोनों संप्रदाय एक–दूसरे में खो चुके हैं। उन्होंने कहा, "अदालत का फैसला बेशक मुद्दे को सुलझा दे, परंतु दो संप्रदायों के बीच क्रोध और घृणा की भावना राष्ट्रीय हित में हानिकारक है। विभिन्न धार्मिक प्रमुखों के बीच वार्त्ता और इस मुद्दे से राजनीतिज्ञों को बाहर रखकर इस मुद्दे को सुलझाया जा सकता है।" गुजरात की वर्तमान स्थिति के बारे में बात करते हुए उन्होंने कहा, "दोषियों को दोष देने और एक–दूसरे पर आरोप लगाने के बजाय पीड़ितों की जरूरतों व आवश्यकताओं की पूर्ति करना, उन्हें पुनः बसाने के तरीके ढूँढ़ना और उनका आत्मविश्वास पुनः कायम करना अनिवार्य है।"

अपनी यात्रा के दौरान श्रीश्री कुछ शरणार्थी शिविरों में गए और पीड़ितों से बात भी की। वह अहमदाबाद में मुसलमान समुदाय के धार्मिक प्रमुखों से भी मिले। उन्होंने उनसे कहा, "समय कम है और उसे हम एक–दूसरे को दोष देने में बरबाद नहीं कर सकते हैं।" उन्होंने दो संप्रदायों के बीच की दूरी भरने के लिए उनके विचार भी जाने। वह हिंदू संप्रदाय के प्रतिनिधियों से भी मिले और दूसरे संप्रदाय की अपेक्षाओं को उन तक पहुँचाया।

श्रीश्री के अनुसार, "पहले गलतियाँ हुई हैं। उन्हें माफ करना व भुला देना ही बुद्धिमानी होगी। एक सभ्य समाज के रूप में हम माफ करने की आदत को न अपनाना बरदाश्त नहीं कर सकते हैं। हमें समाज व व्यक्तियों की भलाई के लिए विश्वास निर्मित करना शुरू करना चाहिए।" उन्होंने लोगों से सामाजिक सुरक्षा व समस्त धर्मों के बीच विश्वास की भावना बनाए रखने की अपील की, "हम साथ–

साथ रहे हैं और हमें साथ-साथ रहना चाहिए, अलग-अलग रहना संभव नहीं है। जितनी जल्दी हम ऐसा कर लेंगे, उतना ही अच्छा होगा।'' उन्होंने कहा कि उनकी बातों ने उन लोगों के घावों पर मरहम की तरह काम किया, जिन्होंने दोनों तरफ के वैमनस्य को सहा था। दोनों तरफ के पीड़ितों व आक्रमणकारियों के लिए कई शिविर लगाए गए, ताकि उनके दिलों में शांति लाई जा सके और इसके द्वारा राज्य में।

## मुंबई दंगे

एक अन्य शहर, जिसने पिछले कुछ वर्षों में कई दंगों को झेला है और जो हिंसा में लिप्त है, वह है मुंबई। हमारी प्रिय मित्र राजश्री पटेल, जिनके साथ हमने पहला एडवांस कोर्स किया था, के पास दंगे में फँस जाने के अनुभव और जिस विश्वास के कारण वह उससे बाहर निकल आईं, बताने के लिए एक सुंदर कहानी है—

''यह 1992 की बात है। मैंने तभी गुजरात में अध्यापन की तीन महीने की सीमा खत्म की थी। जैसे ही मैं वापस लौटी, श्रीश्री ने मुझे मुंबई जाने को कहा। 'तुम्हें धमाकों का सामना करना पड़ेगा।' उन्होंने कहा। उसके बाद वह अपनी यूरोप-यात्रा पर चले गए।

''मेरा पहला कोर्स चैंबूर आर.सी.एफ. कॉलोनी में होना था। यह क्षेत्र नगर की ठीक दूसरी तरफ स्थित था। कोर्स के दूसरे दिन जब मैं घर पहुँची तो मुझे बॉम्बे स्टॉक एक्सचेंज में बम फटने की खबर मिली। अगली सुबह तक शहर में दंगे हो गए थे। एक सीमित कर्फ्यू लगा दिया गया।

''जिस परिवार के साथ मैं रह रही थी, उसने मुझे कोर्स में न जाने के लिए बहुत रोका। मैं समझ रही थी कि वे मेरी सुरक्षा को लेकर चिंतित थे। वहाँ जाने का मतलब था, उस संवेदनशील इलाके से गुजरना, जहाँ दंगे अपनी चरम सीमा पर थे। पर मैं जाना चाहती थी, उन कुछ लोगों के लिए, जो कोर्स कर रहे थे, जो शायद आ जाएँ। वहाँ होना मेरी जिम्मेदारी थी।

''चूँकि परिवार नहीं चाहता था कि मैं कार चलाकर जाने का जोखिम उठाऊँ, मैं बाहर आकर टैक्सी की तलाश करने लगी। मैंने स्टैंड पर एकमात्र खड़ी टैक्सी को देखा और ड्राइवर से पूछा कि क्या वह मुझे चैंबूर ले जा सकता है? उसने मुझे बहुत ही अविश्वास से देखा, मानो उसे यकीन नहीं हुआ हो कि उसने सही सुना है! उसने सिर हिलाकर मना करते हुए कहा कि वहाँ जाना असंभव है। मैं उसे मनाती रही। उसने कहा कि मेरा वहाँ अकेले जाना सुरक्षित नहीं है। मैंने उसे बताया, 'मैं अकेली

नहीं हूँ।' वह समझ गया कि मैं जाने को कितनी आतुर हूँ! 'क्या आप जानती हैं कि मेरी टैक्सी और मेरा क्या होगा?' उसने मुझसे पूछा। 'चिंता मत करो,' मैंने उससे कहा, 'तुम सुरक्षित रहोगे और तुम्हारी टैक्सी भी, अब हम चलते हैं।' उसने सीधे मेरी आँखों में देखा और किसी बात ने उसे मुझ पर विश्वास करने को बाध्य किया।

''हमने देखा कि दंगों के धधकते हुए बिच्छू हर जगह मौजूद थे। बसें व कारें जल रही थीं, खिड़कियों को चूर-चूर कर दिया गया था। लोग लूटपाट कर रहे थे। हर तरफ पुलिस व सेना के जवान थे। वह बिलकुल युद्धक्षेत्र की तरह लग रहा था। पर तब तक एक अजीब से सुकून का भाव मेरे अंदर विद्यमान रहा, जब तक कि एक जगह हमें रुकने के लिए नहीं कहा गया। टैक्सी ड्राइवर ने बताया कि हमें अब वापस मुड़ना होगा। 'अगर ऐसा है तो मुझे यहीं उतार दो।' मैंने कहा। उसने ऐसा करने से इनकार कर दिया। अनिच्छा से वह ड्यूटी पर तैनात पुलिस अफसर के पास गया और बताया कि मैं चेंबूर तक जाना चाहती हूँ। 'क्या?' अफसर ने हैरानी से पूछा, 'यह कौन 'पागल' महिला है।' यह देखने के लिए झुक कर उसने मुझे उत्सुकता से देखा। एक बार फिर से किसी ने मेरे माध्यम से उससे बात की और वह बोला, 'ठीक है, जाओ, पर जल्दी करो।'

''चेंबूर पहुँचने के बाद मैंने ड्राइवर को आश्वस्त किया कि वापस जाते समय उसे कुछ नहीं होगा। जैसे ही मैंने अपने एक छात्र के घर में प्रवेश किया, फोन बजा। श्रीश्री थे, 'क्या मैंने तुम्हें बताया नहीं था कि तुम्हें धमाके देखने को मिलेंगे?' उन्होंने थोड़ी अप्रसन्नता से कहा। उन्हें अगले दिन जर्मनी से लौटना था और उनका टिकट मुंबई होकर वापस जाने का था। मैंने उनसे कहा कि वह टिकट बदलवा लें, क्योंकि मुंबई सुरक्षित नहीं है। पर वह पूर्णतया शांत रहे, 'मुझे यकीन है, मेरा ध्यान रखने का रास्ता तुम ढूँढ़ लोगी।' उन्होंने कहा, जिसके उत्तर में मैंने कहा, 'मैं या आप?'

''उन्होंने मुझे अपनी फ्लाइट की जानकारी दी और फोन रख दिया। मैं कोर्स पर पहुँची तो देखा, हिस्सा लेनेवाले सभी लोग मेरी प्रतीक्षा कर रहे हैं। मजबूत दीवारों के साथ कॉलोनी सुरक्षित इलाका थी। एक भाग लेनेवाले ने मुझसे पूछा कि क्या वह जल्दी जा सकता है? मैंने कहा, 'नहीं।' सत्र के अंत में एक महिला ने अपने घर पर मुझे चाय के लिए आमंत्रित किया। उसके घर के लिए जाते हुए मैंने गौर किया कि वही व्यक्ति, जो जल्दी जाना चाहता था, मुझसे कुछ कदम आगे है। वह भी उसी घर की ओर मुड़ा, जिस पर तख्ती टँगी थी—पुलिस कमांडर।

''मेरे साथ चल रही महिला ने बताया कि वह व्यक्ति उसका पति है और वह कर्फ्यू की वजह से जल्दी जाना चाहता था। मैंने उनसे पूछा कि एयरपोर्ट जाने के

लिए क्या मुझे कोई सवारी मिल सकती है? उन्होंने कहा कि यह तो असंभव है, क्योंकि क्षेत्र में 'देखते ही गोली मार देने' के आदेश हैं। मैंने उन्हें बताया कि मेरा वहाँ जाना क्यों जरूरी है। उन्होंने मेरे लिए पुलिस कार की व्यवस्था कर दी।

"उनका जूनियर मेरे साथ गया। हमारे साथ सुरक्षा अधिकारी भी था। जैसे ही हम बुरी तरह से क्षतिग्रस्त क्षेत्र से निकले, मुझे हवा में जलते हुए मांस की बू आई और लगा कि लोग गलियों में डंडे, हँसियाँ और अन्य हथियार लिये जलती हुए कारों के पीछे छिपे हैं। मैंने देखा कि एक जीप हमारा पीछा कर रही है। वहाँ और भी ज्यादा सुरक्षा अधिकारी थे।

"हम एयरपोर्ट पहुँचे और मैंने तुरंत श्रीश्री को ट्रॉली खींचते हुए देखा। मैं तुरंत कार से उतरी और उनकी ओर बढ़ी। जैसे ही मैंने उनका अभिवादन किया, मैंने एक बंदूक के मूठ के खिंचने की आवाज सुनी। तुरंत मेरे चारों ओर तीन अफसर खड़े हो गए। 'देखा, तुम्हें रास्ता मिल गया।' श्रीश्री ने कहा। हम हँस पड़े और घर की ओर चल दिए।"

## मुंबई ट्रेन धमाके

मुंबई, वह शहर जिसकी लगातार परीक्षा ली जाती है, को एक बार फिर से 11 जुलाई, 2006 को अशांत बनाया गया, जब उपनगरीय रेलवे, जो हजारों मुंबईवासियों का यातायात का मुख्य साधन है, पर 11 मिनटों की अवधि में सात बम विस्फोट हुए। हमलों में 209 लोगों की जानें गईं और 700 से अधिक लोग घायल हुए।

हमेशा की तरह शहर को साहस व सम्मान के साथ अपने पैरों पर खड़ा करने के लिए आर्ट ऑफ लिविंग के कार्यकर्ता मदद के लिए आगे आए। आघात से राहत पहुँचाने के प्रोग्राम, पीड़ितों व प्रत्यक्षदर्शियों के मेडीटेशन सत्र अब भी 'आर्ट ऑफ लिविंग फाउंडेशन' द्वारा चलाए जाते हैं।

उन कई लोगों के लिए, जो इन ट्रेनों में थे और धमाकों के बाद मचनेवाली भगदड़ तथा यातना के प्रत्यक्षदर्शी हैं, इन कार्यशालाओं से उनको बहुत राहत मिली। ये कुछ कथन इस सच के साक्षी हैं—"धमाके की स्मृतियाँ, खून से सनी लाशें और चीखें मुझे कई रातों तक परेशान करती रहीं, जब तक मेरी पत्नी पुष्पा मुझे जबरदस्ती इस कोर्स को करवाने के लिए नहीं ले गई।" "इस कोर्स ने मेरे संपूर्ण अस्तित्व में प्राण फूँक दिए।" दिनेश तिरोदकर ने कहा। पुष्पा ने मुसकराते हुए एक बात की पुष्टि की, "मेडीटेशन के बाद ही दिनेश पूरी रात चैन से सो पाए।" "कोर्स के कुछ

सत्रों को करने के बाद ही अब मैं ज्ञान के साथ किसी भी तरह की विपदा का सामना करने को तैयार हूँ। वस्तुत: आज के सत्र में भाग लेने के लिए मैंने गोरेगाँव से मलाड तक लोकल ट्रेन में ही यात्रा की है।'' प्रफुल्ल होते हुए विश्वास राव ने बताया।

## 26/11

26/11 के आतंकवादी हमलों के कारण यातनापूर्ण 60 घंटों, जिसने मुंबई को जलता और खून में डूबा छोड़ दिया था, उसका सबसे बुरा प्रभाव शहर के तीन प्रतिष्ठित होटलों ताजमहल, ट्रीडेंट और ओबेरॉय के कर्मचारियों पर पड़ा था, जो अपने मेहमानों का खयाल रखने के कारण निर्भीक बने रहे थे। यद्यपि उन कर्मचारियों ने बहुत कुशलता व साहस से स्थिति का सामना किया था, पर जिस यातना का उन्होंने अनुभव किया था, वह उनकी मन:स्थिति पर एक अमिट छाप छोड़ गया है।

उस कठिन परीक्षा के आघात से उभरने में मदद करने के लिए ओबेरॉय और ट्रीडेंट होटल के 100 से अधिक कर्मचारियों को श्रीश्री के मुंबई आर्ट ऑफ लिविंग के प्रशिक्षकों द्वारा संचालित आर्ट ऑफ लिविंग कोर्स कराया गया।

रमेश रमन, जिन्होंने इस सारे कार्य को सँभाला था, कहते हैं—

''हमने कर्मचारियों को हमलों के आघात से बाहर निकलने में मदद करने के लिए आर्ट ऑफ लिविंग कोर्स का आयोजन किया। कोर्स साढ़े तीन दिनों तक चला; इसमें भाग लेनेवालों को विभिन्न तरह की संवेदनाओं का सामना करना सिखाया गया। परिणाम आश्चर्यचकित करने वाले थे और दोनों होटलों के निदेशकों ने धन्यवाद करते हुए हमें पत्र लिखा कि हमलों से उत्पन्न भय और तनाव से उनके कर्मचारियों को राहत दिलाने में उसने कितनी मदद की।''

बाद में श्रीश्री स्वयं मुंबई आए और उन्होंने कहा—

''यह स्पष्ट है कि जब समाज पर हमला होता है और हम अपने प्रियजनों को खो देते हैं, वह बड़े दु:ख का कारण बनता है। वह डर का कारण भी बनता है। पर अगर हम इस दु:ख और इसके साथ उत्पन्न होनेवाले डर के साथ बैठे रहेंगे तो जीवन सर्वनाश के रास्ते चला जाएगा; पर अगर हम इस ऊर्जा को दिशा देना और इस युद्ध का सामना साहस से करना चाहते हैं तो हमें सबसे पहले अपने दिमाग को शांत करना होगा और धैर्य की स्थिति में आना होगा। हमें समदर्शी बनना होगा। यहाँ प्रियदर्शिनी

पार्क (स्थल) में हम लोगों के लिए प्रार्थना करते हैं, जो हमें छोड़ गए हैं और समदर्शी बनने का संकल्प लेते हैं।

"पर हमें साथ मिलकर यह संकल्प करना चाहिए कि हम अपने देश की रक्षा करने की दिशा में काम करेंगे। हमें उन लोगों की योग्यताओं का भी परीक्षण करना है, जिन्हें हम चुनते हैं। हमें ऐसे सामाजिक नेताओं की जरूरत है, जो सत्यदर्शी (सच्चे), समदर्शी (शांत व पक्षपात रहित) और दूरदर्शी हों। हमें उन लोगों से अपने देश को बचाना है, जो अपने निजी लाभ के लिए मुद्‍दों को तोड़-मरोड़कर पेश करते हैं और वोटबैंक की राजनीति पर चलते हैं।

"दूसरे, हमें यह भी संकल्प लेना है कि हम क्रोध में कोई भी काम न करें, बल्कि समाज के कल्याण के लिए अपनी ऊर्जा को सही दिशा दें। हमें उन लोगों का भी पर्दाफाश करना है, जो हिंसा का समर्थन करते हैं, फिर चाहे वे किसी भी धर्म के क्यों न हों! कई बार हम उन लोगों को बचाते हैं, जो गलत होते हैं। हमें उस मानसिकता से बाहर आना होगा, जो हमें हमारे अपने धर्म व समुदाय के उन लोगों को बचाने के लिए हमसे कहती है, जो गलत कर रहे हैं। यह बहुत जरूरी है। मैं उन सारे परिवारों को, जिन्होंने अपने प्रियजनों को खोया है, कहना चाहता हूँ कि आत्मा कभी नहीं मरती है। जो चले गए हैं, वे ईश्वर के साथ जाकर मिल गए हैं और उनकी आत्माएँ अभी भी आपके साथ हैं, हमारे साथ हैं, संपूर्ण राष्ट्र के साथ हैं। इसलिए हमें उनके लिए बैठकर आँसू नहीं बहाने चाहिए, क्योंकि वे शहीद हैं। हमारे सहित प्रत्येक व्यक्ति की मृत्यु आएगी। पर उन्होंने अपना जीवन हमें जगाने तथा यह एहसास कराने के लिए बलिदान दिया है कि अन्य लोग यातना न सहें, कि ऐसा फिर दुबारा न हो। यह जान लें कि एक बार जब आप शरीर छोड़ देते हैं तो आत्मा को कोई यातना नहीं झेलनी पड़ती। यद्यपि पीछे रह गए लोग उनकी कमी का दंश सहते हैं। आप जिस दु:ख को महसूस कर रहे हैं, उसे उचित दिशा देना जरूरी है। डिप्रेशन में न जाएँ, हम हर जगह आघात से राहत पाने की कार्यशालाएँ चला रहे हैं। वे लोग, जिन्होंने इन हमलों को देखा है और जो उन आघातों से पीड़ित हैं, जो उनके दिमाग पर छा गए हैं, उन्हें इस नकारात्मकता को दूर करने के लिए प्राणायाम और मेडीटेशन सीखने की जरूरत है। इसलिए इस बात से सुनिश्चित रहें कि जो लोग निराशा व भय महसूस कर रहे हैं, उन्हें इन मानसिक आघात राहत शिविरों में भाग लेना तथा मेडीटेशन सीखना चाहिए, ताकि वे एक बार फिर से आशा, उत्साह और खुशी से भर सकें।"

## दुनिया में अन्यत्र

### बेसलेन हत्याकांड

''सेवा प्यार की एक अभिव्यक्ति है। जितना भी संभव हो, सेवा करें। अपने आपसे पूछें कि आप अपने आस-पास के लोगों और पूरी दुनिया के लिए कैसे उपयोगी हो सकते हैं ? और तब आपका हृदय खिलखिलाने लगेगा।''

**—श्रीश्री रवि शंकर**

श्रीश्री ने अनेक लोगों को अपनी सुख-सुविधाओं के परिवेश से परे जाकर अपने आस-पास के लोगों को सांत्वना और खुशी प्रदान करने के लिए प्रेरित किया है। केवल भारत में ही नहीं, बल्कि विश्व भर में आर्ट ऑफ लिविंग के स्वैच्छिक कार्यकर्ता प्यार के स्पर्श को उन तक पहुँचाते हैं, जो अपने प्रियजनों को खो चुके हैं या आतंकवाद के अर्थहीन कृत्य से आहत हुए हैं। एशिया में बेसलेन स्कूल में बच्चों और उनके माता-पिता की हत्या की त्रासदी के एक घंटे के भीतर ही आर्ट ऑफ लिविंग के प्रशिक्षक शिकार हुए लोगों के जीवित बचे लोगों, दु:खी मित्रों व रिश्तेदारों को सांत्वना देने पहुँच गए थे। निकटवर्ती क्षेत्र (वस्तुत: पूरा शहर और आस-पास के क्षेत्र) को रूस की सेना व सरकार ने सील कर दिया था, ताकि उस जगह में या बाहर कोई गतिविधि न हो। रूस में आर्ट ऑफ लिविंग अभियान के प्रमुख राकेश शाह बताते हैं—

''हम किसी तरह अपने कुछ प्रशिक्षकों को उस जगह के पास भेजने में सफल हो गए थे, जहाँ वह दु:खद घटना घटी थी। बचे हुए बच्चों या अभिभावकों से संपर्क स्थापित करना बिलकुल असंभव था, क्योंकि रूस की सरकार ने उन्हें अपने संरक्षण में ले लिया था और किसी भी गैर-सरकारी संगठनों, मीडिया आदि को उनसे मिलने पर पूरी तरफ से रोक लगा दी थी। जीवित बचे बच्चों व अभिभावकों के साथ केवल सरकारी मनोवैज्ञानिकों को बात करने की अनुमति थी। इसलिए हमने उनके रिश्तेदारों व मित्रों और शहर के लोगों तथा उन सेना के जवानों को कोर्स सिखाना शुरू कर दिया, जो वहाँ स्थायी रूप से नियुक्त थे।

''यद्यपि हमारे बारे में सुनकर नौ बंधक चुपचाप हमारे पास आए और हमने उन्हें बंद कमरों में वह कोर्स सिखाया। वे गहरे सदमे में थे। कार्यशाला से उन्होंने राहत व सुकून महसूस किया। इन सबके बावजूद सच तो यह है कि उस दु:खद घटना के बाद तीन महीनों में हमें एहसास हुआ कि उस घटना ने उनके रिश्तेदारों

और शहर के लोगों को एक भारी मनोवैज्ञानिक सदमा दिया है। लगातार होनेवाली हत्याओं और चल रहे युद्ध के कारण रूसी सेना, जो वहाँ तैनात थी, वह भी अत्यधिक तनाव का शिकार थी। हमें महसूस हुआ कि हमें उन्हें तनाव से बाहर आने के लिए कार्यशालाएँ आयोजित करने की जरूरत है, कुल मिलाकर हमने 31 कोर्स किए, जिसमें बेसलेन और चेचन्या क्षेत्र में निकटवर्ती इलाकों में से 689 लोगों ने भाग लिया। भाग लेनेवाले कई लोग पीड़ितों के मित्र, पड़ोसी और रिश्तेदार थे। हमारे कोर्सों में वे सदमे, आघात एवं अवसाद की स्थिति में आए थे।

"हमने रूसी सेना के 298 लोगों को, जिसमें सैनिक व अफसर भी शामिल थे, श्वास-पानी-ध्वनि व पार्ट-II कोर्स भी सिखाया। बच्चों और किशोरों को हमने 'ए.आर.टी. एक्सेल कोर्स' सिखाए, जिसमें 80 बच्चों ने हिस्सा लिया और अगले दो महीनों में युवाओं के लिए दो कोर्स चलाए। निस्संदेह, हमें बंधक बच्चों को सिखाने, यहाँ तक कि उनसे मिलने तक की इजाजत नहीं मिली। वस्तुतः घटना के तुरंत बाद बच्चों व उनके माता-पिता को स्वास्थ्य-लाभ और आराम के लिए बेसलेन सरकार बेसलेन से काफी दूर एक बाल केंद्र में ले गई थी। उनके पास किसी भी स्वतंत्र मीडिया या गैर-सरकारी संगठनों को जाने की अनुमति नहीं थी। यद्यपि हम उस इलाके में कार्यरत अस्पताल के कर्मचारियों व सेना के मनोवैज्ञानिकों को कोर्स सिखाने में कामयाब हो गए। याद रखें कि बहुत वर्षों से चेचन्या क्षेत्र में व्यापक स्तर पर चल रहे आतंकवाद व हिंसा की बेसलेन केवल एक घटना थी, इसलिए वहाँ कार्यरत लोग, विशेषकर जो सेना, अस्पतालों आदि में थे, अत्यधिक तनाव में थे। सारे कोर्सों की प्रतिक्रिया बहुत सकारात्मक थी और हम आस-पास के इलाकों में और ज्यादा कोर्स करते रहे। तब से बेसलेन त्रासदी को झेलनेवाले 1,400 से अधिक बच्चों, अध्यापक, चिकित्सक, नर्स व कर्मचारियों को आर्ट ऑफ लिविंग कोर्स से लाभ पहुँचा है।"

## 9/11

बीते वर्षों में जब भी हमारी धरती पर कोई दुःखद घटना घटी है, आई.ए.एच.वी. के साथ मिलकर 'आर्ट ऑफ लिविंग फाउंडेशन' के कार्यकर्ता प्रकृति या मानव की स्वेच्छाचारिता के शिकार लोगों की सहायता करने के लिए सेवा व भाईचारा की भावना के साथ आगे आए हैं। 11 सितंबर, 2001 के हमलों के बाद जब न्यूयॉर्क शहर के 'वर्ल्ड ट्रेड सेंटर' (डब्ल्यू.टी.सी.) ट्विन टावरों से दो हवाई जहाज (यूनाइटेड एयरलाइंस की उड़ान 175 और अमेरिकी एयरलाइंस की उड़ान 11) टकराए थे और जिसमें 2,973 लोगों की मृत्यु हुई थी, इसमें 19 अपहरणकर्ता भी थे—तब

सबसे पहले मदद के लिए आगे आनेवाले आर्ट ऑफ लिविंग के कार्यकर्ता ही थे।

उन्होंने डब्ल्यू.टी.सी. पर आग बुझानेवाले लोगों को भोजन दिया और उन्हें तनाव से राहत पहुँचानेवाली एक्सरसाइज सिखाईं। "मुझे यह हमेशा याद रहेगा कि कैसे यह शहर इस दु:खद घटना के दौरान इन आग बुझानेवालों की सहायता में जुट गया था; पर मैं आपके दल के योगदान को भी हमेशा याद रखूँगा। आपने तब अपनी सहायता दी, जब उसकी सबसे ज्यादा जरूरत थी और जब वह एक आम बात बन गई, उससे भी पहले, आपने सचमुच कमाल कर दिखाया!" बाद में 'बटालियन 32' के फायर चीफ जेम्स बोसार्ट ने फाउंडेशन को लिखा। डब्ल्यू.टी.सी. के हमलों के एक घंटे के भीतर ही आर्ट ऑफ लिविंग के कार्यकर्ता होफ्फेल्ड ने अपने आस-पास के उन सब लोगों को एकत्रित किया, जिन्होंने 'आर्ट ऑफ लिविंग फाउंडेशन' के तनाव-मुक्ति कार्यक्रमों को किया था और मानसिक आघात से पीड़ित लोगों के लिए सार्वजनिक कार्यशालाएँ आयोजित कीं, साथ में सैंडविच तैयार करवाए, जिन्हें वे उस दिन आग बुझानेवालों के लिए लाए थे। होफ्फेल्ड बताते हैं—

> "सारे अग्निशमन कर्मचारी हूपर स्ट्रीट स्टेशन का प्रयोग कर रहे थे। जब हमने सैंडविच से भरे अपने बैग उन्हें दिखाए तो हमने हजारों अग्निशमन कर्मचारियों को रास्तों पर थकी हालत में बैठे पाया। विपदा का सामना करने में जुटे होने के कारण उन्हें अपने सदस्यों के लिए खाना नहीं मिला था।"

कुछ ही दिनों में देश भर से 'आर्ट ऑफ लिविंग फाउंडेशन' के अन्य कार्यकर्ता मदद के लिए आ गए। उन्होंने न्यूयॉर्कवासियों के लिए बिना कोई फीस लिये सदमे व तनाव से बाहर आने के लिए कार्यशालाएँ आयोजित कीं। आज तक 1,000 से अधिक लोग मुफ्त आघात कार्यक्रमों में हिस्सा ले चुके हैं; हालाँकि विपदा के आरंभिक कुछ ही हफ्तों में बड़ी संख्या में लोगों को आघात से बाहर निकालने में पूर्व प्रभावी विश्लेषण रूढ़िगत मन:चिकित्सा की क्षमता पर प्रश्नचिह्न लगा चुके हैं। आर्ट ऑफ लिविंग पार्ट-I और 'श्वास-जल-ध्वनि' के प्रशिक्षक तथा उसमें भाग लेनेवालों ने बताया कि सदमे के लक्षणों में आश्चर्यजनक सुधार आया है। यह बात नीचे दिए तीन उदाहरण भी साबित करते हैं—

## उदाहरण 1 : स्थायी भय

ट्विन टावर के गिरने और अपने अपार्टमेंट को विषाक्त बादलों की चपेट में

आते देखने के बाद से पी नामक 28 वर्षीय महिला को लगातार घबराहट के दौरे पड़ने लगे थे। वह अकेले रहने से डरती थी, बाहर जाने से डरती थी और एकदम 'सुन्न, अवसादग्रस्त व गतिहीन' हो जाती थी। आतंकवादी हमले के बारह हफ्तों के बाद उसने अपने थेरैपिस्ट की सलाह पर यह कोर्स किया। पहली सुदर्शन क्रिया ने उसे हलकेपन का एहसास और एक स्पष्टता प्रदान की, दूसरी क्रिया के दौरान वह प्रसन्न और शांत महसूस कर रही थी, मानो उसका शुद्धीकरण हो गया हो। कोर्स ने उसे उन लक्षणों से राहत दिलाकर नए सिरे से जीवन जीने में मदद की।

पी शराब की लत से बाहर निकल रही हैं, जिन्होंने 9/11 से पहले दो वर्षों तक बिलकुल शराब नहीं पी थी। 2005 में जब उनका साक्षात्कार किया, तो उन्होंने कहा कि योग ने उन्हें शराब न पीने और सिगरेट छोड़ने में मदद की। वह आज भी प्राणायाम व सुदर्शन क्रिया का अभ्यास करती हैं और एडवांस कोर्स कर रही हैं। उनमें अब पी.टी.एस.डी. या डिप्रेशन के कोई लक्षण नहीं हैं।

## उदाहरण 2 : रात को सो न पाना

48 वर्षीय एम. नामक महिला 9/11 के बाद दो हफ्तों के लिए रात को एक घंटे से ज्यादा सो नहीं पाती थीं। वह इतना लड़खड़ाती रहती थीं कि अपने वेट्रस के काम पर जा नहीं पाती थीं। पहली सुदर्शन क्रिया के दौरान, जब भी तेज श्वास चक्रों से गुजरीं, वह डर से चिल्लाईं, क्योंकि इससे उन्हें इस बात की याद आ जाती थी कि इस डर से कैसे धूल भरे बादलों से बचने के लिए कि कहीं वह मर न जाएँ, वह भागते-भागते साँस ले रही थीं। हालाँकि अगले दिन, क्रिया के दौरान वह शांत रहीं और उन्होंने खुशी महसूस करते हुए सत्र खत्म किया। उस रात वह 12 घंटों तक सोईं।

## उदाहरण 3 : खाने में दिक्कत आना

9/11 के बाद एल. नामक महिला को इतनी उबकाई आती थी कि वह कुछ खा नहीं पाती थीं। तीन हफ्तों तक जब भी उन्होंने कुछ खाने की कोशिश की, तो उलटी कर दी। अपनी पहली सुदर्शन क्रिया के बाद वह खाना खा पाईं। दूसरी क्रिया करने पर हफ्तों बाद पहली बार उन्हें भूख लगी।

> "आर्ट ऑफ लिविंग कोर्स मेरे शरीर से दुःख को साफ करने का मौका था। उसे करने के बाद ऊर्जा की भावना के साथ जुड़ी वास्तविक शांति का एहसास हुआ।" कहना है न्यूयॉर्क के एक एटॉर्नी ऐलन क्रिस्टन का।

'आर्ट ऑफ लिविंग फाउंडेशन' को 'बैक ऑन ट्रैक अमेरिका' में हिस्सा लेने के लिए आमंत्रित किया गया, जो ऐसा सम्मिलन है, जिसका लक्ष्य है—11 सितंबर के बाद के व्यापारिक वातावरण में अमेरिका के आस-पास कारोबार को पुनः कायम करना। 'बैक ऑन ट्रैक अमेरिका' के एस.बी. टी.वी., अमेरिका ऑनलाइन, एमट्रैक आदि जैसे भागीदारों के साथ संगठित होकर कार्य कर रही 'आर्ट ऑफ लिविंग फाउंडेशन' की तनाव-नियंत्रण सेवाएँ प्रदान करने के लिए अमेरिका के आस-पास अन्य शहरों में गई।

एस.बी. टी.वी. के सी.ई.ओ. और संस्थापक जेन एप्पलगेट कहते हैं—

"इन दिनों हम सबके लिए जीवन तनावग्रस्त है और मेडीटेशन न सिर्फ लोगों को प्रभावी ढंग से तनाव व घबराहट से राहत दिलाने में मदद करता है, बल्कि वह मानसिक स्पष्टता व एकाग्रता बनाए रखने में भी सहायता करता है—ऐसी विशेषताएँ, जिसकी कद्र कोई भी कारोबार कर सकता है। 'आर्ट ऑफ लिविंग फाउंडेशन' मेरी सूची में सबसे ऊपर है।...मैं उनके कार्यक्रमों को जानता हूँ। मैं उनकी विश्वसनीयता और इस क्षेत्र में उनके अनुभव का सम्मान करता हूँ। मुझे बहुत खुशी है कि वे इस सम्मिलन का एक हिस्सा हैं।"

## मैड्रिड में गोलीबारी

11 मार्च, 2004 को दुनिया ने एक और दुःखद घटना को घटते देखा। इस बार वह मैड्रिड, स्पेन में हुई थी। आतंकवादियों ने एक बार फिर से लोगों को कष्ट पहुँचाया था। इस बार ट्रेन को लगातार गोलीबारी का शिकार बनाया। मैड्रिड की यात्री ट्रेन व्यवस्था पर लगातार एक साथ गोलीबारी की गई, जिसने 191 लोगों की जानें लीं और 1,700 से अधिक लोग घायल हुए। प्रत्यक्षदर्शी और पीड़ित इतने गहरे सदमे में थे कि वे रो भी नहीं पा रहे थे। सब में क्रोध और बदला लेने की भावना थी, जबकि कुछ लोग अवसाद और सदमे का शिकार हो गए।

फ्रांस के थेरैपिस्ट और आर्ट ऑफ लिविंग के कार्यकर्ता सिल्वी डूनेंड, जिन्होंने हमलों के बाद आघात के बाद होनेवाले तनाव से राहत दिलानेवाले कोर्स आयोजित किए, कहते हैं, "मैंने ऐसे लोगों को देखा, जो रो तक नहीं पा रहे थे। वे उस दुःखद घटना के बारे में सोच-सोचकर डर रहे थे। विस्फोटकों की वजह से कई लोगों के कान के परदे फट गए थे। जो श्वास तकनीकें हमने उन्हें सिखाईं, उन्होंने 11-एम के कई पीड़ितों को तनाव से बाहर आने में मदद की।"

"मेरा नाम मार्ता है। आतंकी हमलों में मेरे अंकल की जान चली गई। मेरे अंदर अत्यधिक क्रोध था और मैं उससे छुटकारा पाना चाहती थी। मैं एक सामान्य जीवन नहीं जी पा रही थी।" एक युवा महिला ने 20 लोगों के सामने यह बात कही, जो उसकी स्वीकारोक्ति पर चुपचाप सिर हिला रहे थे। वह गृहिणियों, छात्र, मनोवैज्ञानिकों आदि का समूह था। वे एक साथ एक ही जगह पर इसलिए थे, क्योंकि उनके बीच एक बात आम थी—मैड्रिड में आतंकी हमलों के कारण मिले आघात से उत्पन्न तनाव। उसकी स्वीकारोक्ति के बाद, जो उन दर्दनाक कहानियों में से केवल एक थी, जो गोलाबारी अपने पीछे छोड़ गई थी, मार्ता उस मनोवैज्ञानिक लक्षण से उबरने के लिए तैयार थी, जो उसके जैसे हजारों लोग उस त्रासदी के बाद झेल रहे थे। वह भय और घबराहट से छुटकारा पाना चाहती थी। वह ऐसा तब महसूस करती थी, जब वह ट्रेन में कदम रखती थी। ऐसा अपने अंकल को खोने के कारण पैदा हुए डिप्रेशन की और उसके सो न पाने की वजह से था। उसके जैसे लोगों की मदद करने के लिए आर्ट ऑफ लिविंग ने मैड्रिड में तनाव और आघात से राहत दिलाने के लिए अनेक कार्यशालाएँ आयोजित कीं। उन हजारों लोगों को श्वसन तकनीकें और तनाव दूर करने के अन्य तरीके सिखाए गए, जो प्रत्यक्ष या अप्रत्यक्ष रूप से आतंकी हमलों से प्रभावित हुए थे। पीड़ितों के लिए राहत शिविरों ने जैसे एक दवा का काम किया, क्योंकि उनमें से कई लोगों ने दु:स्वप्नों और अनिद्रा से आजादी तथा शांति व सुकून महसूस करने की बात कही।

## दक्षिण ओसेटिया

अलग हो गए ओसेटिया के लिए रूस व जॉर्जिया के बीच मतभेद व वैमनस्य से पीड़ित लोगों को राहत देने के लिए आर्ट ऑफ लिविंग बीच में आया। 20 अगस्त, 2008 के बाद स्खीनवाली में रूस के कार्यकर्ताओं के एक दल ने, जिसमें डॉक्टर व मनोवैज्ञानिक भी शामिल थे, 24 घंटे काम किया।

इस पुस्तक के छपने जाने तक राहत सत्रों से 2,35,000 से अधिक आघात पीड़ित लोगों को फायदा पहुँचा था, जिसमें श्वसन तकनीकें व मेडीटेशन शामिल था। रूसी सैनिक और शांतिरक्षक एवं दक्षिणी ओसेटिया के शांतिरक्षक, जो प्रत्यक्ष रूप से खतरे में थे, ने भी सत्रों में भाग लिया।

एक तरफ रूसी सेनाओं और दक्षिणी ओसेटिया के अलगाववादियों के बीच और दूसरी तरफ जॉर्जिया की सेना के बीच घमासान युद्ध के बावजूद कार्यकर्ता डटे रहे और हर वर्ग के लोगों की सहायता करते रहे। दक्षिण ओसेटिया के स्वास्थ्य

देखभाल और राष्ट्रपति प्रशासन द्वारा इस प्रयास का स्वागत व समर्थन किया गया।

इसके अतिरिक्त पदाधिकारी, अध्यापक, स्कूल एवं बच्चे और प्रभावित क्षेत्रों के अस्पतालों में तैनात चिकित्सकों को भी आर्ट ऑफ लिविंग के बीच में पड़ने से बहुत फायदा हुआ। ओसेटिया के पत्रकारों और राष्ट्रपति प्रशासन के कर्मचारियों ने भी यह प्रोग्राम किया। आर्ट ऑफ लिविंग ने स्खीनवाली में दो सेंटर स्थापित किए, जहाँ लोगों ने सुबह व शाम को राहत सत्रों में भाग लिया।

अगस्त 2008 से यह क्षेत्र कूटनीतिज्ञ तनाव व मतभेदों को झेल रहा था और जॉर्जिया व दक्षिण ओसेटिया के बीच लगभग युद्ध का माहौल ही बन गया था। दक्षिण ओसेटिया में जाति-राजनीतिक विरोध, जो 1989 में आरंभ हुआ था, ने 1991-92 में असैनिक युद्ध का रूप ले लिया था। अनगिनत शांति प्रयासों के बावजूद विरोध अनसुलझा ही रहा।

जॉर्जिया संघर्ष के तुरंत बाद जब वे नॉर्वे में नोबेल पुरस्कार विजेताओं को व्याख्यान दे रहे थे, श्रीश्री ने दुनिया में विरोधों व मतभेदों को सुलझाने के लिए संवाद की ताकत पर जोर दिया। उन्होंने कहा—

> ''संवाद स्थापित करने और मध्यस्थों को बनाने की अत्यधिक जरूरत है। मध्यस्थ की भूमिका बहुत महत्त्वपूर्ण होती है और उसे स्वयं को बिना थोपे एक उत्प्रेरक की भूमिका निभानी चाहिए। तनाव बातचीत में अवरोध पैदा करता है। किसी भी संवाद को स्थापित करने के लिए एक मध्यस्थ की जरूरत होती है और यह मध्यस्थ की निपुणता है, जो संवाद को सफल बनाती है।
>
> ''गलत जानकारी और अफवाहें हमेशा मतभेदों को बढ़ावा देती हैं। मध्यस्थ को उन्हें सुनना तथा दोनों दलों के बीच एक विश्वास कायम करना चाहिए। स्थिति को और खराब होने से बचाने के लिए मध्यस्थ का स्थिति को समझना अत्यंत जरूरी है।
>
> ''अधिकांश मतभेद पहचान पर आधारित होते हैं। हम यह भूल गए हैं कि सबसे पहले और सर्वप्रथम हम मानव हैं। इसी पहचान के बाद अन्य पहचान, जैसे धर्म, राष्ट्रीयता और लिंग आते हैं। हमें 9/11 की स्थिति के बाद डर, अविश्वास और विरोध से बाहर आने के लिए अपनी संकीर्ण पहचान से परे जाना होगा। भविष्य में आतंकवाद को रोकने के लिए बच्चों को एक बहुसांस्कृतिक और बहुधार्मिक शिक्षा प्रदान की जानी चाहिए।''

□

# 7

# सदमे से उबारना

विपदाएँ हमें पूरी तरह से असहाय होने का एहसास करा सकती हैं। कैटरीना तूफान और सुनामी के भयावह चिह्न अभी पूरी तरह से मिटे भी नहीं थे कि पाकिस्तान और भारत में आए विनाशकारी भूकंप की खबर मिली। अखबार में छपी फोटो, प्रसारित खबरें या पत्रिका में छपे लेख को पढ़कर हम सोचने लगे कि हम पीड़ितों की सहायता कैसे करेंगे! इसके विपरीत, मीडिया में भूकंप की छपी खबरों ने मुझे यह सोचने पर मजबूर कर दिया कि कैसे हाल में आए सुनामी व तूफान के पीड़ित और उनके जीवित बचे प्रियजन, मित्र व परिवार के लोग कितनी जल्दी मीडिया से गायब हो गए। अन्य दो त्रासदियों के पीड़ितों को बहुत जल्दी भुला दिया गया; पर एक व्यक्ति जो नहीं भूले, वह हैं श्रीश्री रविशंकर। वह अखबारों के मुख्य पृष्ठों की खबरों के गायब हो जाने के बाद भी काम में जुटे रहे। उनकी करुणा असीमित है।

## पाकिस्तान और भारत में भूकंप

8 अक्तूबर, 2005 को 7.6 रिक्टर पैमाने पर आए भूकंप ने उत्तरी पाकिस्तान और उत्तर भारत के हिमालयी क्षेत्र में व्यापक विनाश किया। भूकंप में 75,000 से अधिक लोगों की जानें गईं। संयुक्त राष्ट्र के अनुसार, 4 करोड़ लोग प्रत्यक्ष रूप से प्रभावित हुए। वस्तुत: यह संख्या हिमालय क्षेत्र में सर्दियों में होनेवाले हिमपात के शुरू होने से पहले की है, जब अत्यधिक ठंड पड़ने के कारण निश्चित रूप से और लोग इससे पीड़ित होते। एक अनुमान के अनुसार, इससे 5 अरब अमेरिकी डॉलर (300 अरब पाकिस्तानी रुपए) का नुकसान हुआ था।

भूकंप के कारण यह भारी नुकसान तीव्र दबाव और अव्यवस्थित निर्माण की वजह से भी हुआ था। पर्वतीय क्षेत्रों में रहनेवाले अधिकांश लोगों का जीवन भू-स्खलन द्वारा बाधित हो गया था, जिससे सड़कें बंद हो गई थीं और उसकी वजह से पाकिस्तान में लगभग 3.3 करोड़ लोग बेघर हो गए थे। प्रभावित क्षेत्रों में लोकोपकारी व चिकित्सीय सहायता पहुँचाने के लिए भारत व पाकिस्तान के बीच की नियंत्रण-रेखा पर आर-पार जानेवाले पाँच स्थलों को खोल दिया गया था और राहत कार्य में सहायता करने के लिए विश्व भर से अंतरराष्ट्रीय राहत दल वहाँ पहुँचे थे। अपनी सहायक संस्था आई.ए.एच.वी. के साथ आर्ट ऑफ लिविंग दल के कार्यकर्ता पेलाकोट के बाहरी क्षेत्र व बेला गाँव में तुरंत सहायता करने तथा राहत शिविर लगाने के लिए पहुँच गए थे। उन्होंने वहाँ अधिकांश स्थानीय बच्चों का विनाश देखा, जो तब मारे गए थे, जब उनके ऊपर उनकी स्कूल की बिल्डिंग गिर गई थी।

पीड़ितों को राहत सामग्री वितरित करना विशेषत: जरूरी था, क्योंकि उन्हें क्षेत्र को अत्यधिक ऊँचाई और सर्दियों के आगमन से होनेवाले ठंडे मौसम का सामना करने का खतरा बना हुआ था। आरंभ में बचे हुए लोगों को भोजन और आवास जैसी आधारभूत सुविधाएँ पहुँचाना उनका उद्देश्य था। कार्यकर्ताओं ने टेंट, कंबल, कपड़े, खाना, दवाइयाँ व टीके वितरित किए; क्योंकि ये लोगों की मूलभूत आवश्यकताएँ मानी जाती हैं। ''हमारे कार्यकर्ताओं को इन गाँवों तक पहुँचने के लिए सहायता सामग्री लेकर कुछ किलोमीटर की चढ़ाई चढ़नी पड़ी।'' कहना है आई.ए.एच.वी. के कार्यक्रम निदेशक संजीव कक्कड़ का, जिन्होंने बारामूला से राहत कार्यों का निरीक्षण किया।

कई इलाकों में न तो बिजली थी, न ही पर्याप्त पानी। अन्य गैर-सरकारी संगठनों व सेना के साथ मिलकर आर्ट ऑफ लिविंग के कार्यकर्ताओं ने पानी व बिजली की आपूर्ति बहाल की। एक चिकित्सीय शिविर लगाना अनिवार्य था, क्योंकि सर्दियों के आगमन से पर्वतीय क्षेत्रों में बीमारियों और जमानेवाले ठंड का खतरा बढ़ जाता है।

शेष बच गए लोगों में तनाव का स्तर बहुत अधिक था। उन्हें अपने प्रियजनों के जाने और अपने घरों के गिरने का दु:ख झेलना पड़ रहा था। वे बीमारी व शारीरिक अक्षमता के कारण लगातार तनाव में थे। स्थिति का सहजता से सामना करने में मदद करने के लिए बचे हुए लोगों के लिए आर्ट ऑफ लिविंग के प्रशिक्षकों ने आघात से राहत पाने के कार्यक्रम चलाए, ''हमने सामग्री बाँटी, लाशें निकालीं

और जो कर सकते थे, हमने किया। अब हम वापस जाएँगे और अवसाद व सदमे से बाहर आने में लोगों की मदद करेंगे।'' टीम लीडर खालिद वासिम ने बताया। अगर उन लोगों के अनुभवों को देखें, जिन्होंने यह कोर्स किया, तो वे अपने उद्देश्य में सफल हुए।

''जब तक हमने श्वास तकनीक नहीं की थी, मेरा हृदय लगातार जोर-जोर से धड़कना बंद नहीं हुआ था···जब से भूकंप आया था तब से। अब आखिरकार मुझे राहत मिली है। मैं अपने पड़ोसियों को भी इस कोर्स को करने के लिए कहूँगी।'' यह कहना है शालकोट गाँव, बारामूला, कश्मीर की बेगम अजी का।

पंद्रह वर्षीय अशफाक कहता है—''मुझे लगता था कि मेरे दिमाग ने काम करना बंद कर दिया है, क्योंकि भूकंप के बाद मैं अपनी स्मरण-शक्ति खो चुका था। कोर्स करने के बाद मैं अपने अंदर ताजगी महसूस कर रहा हूँ और मैंने भविष्य के बारे में सोचना शुरू कर दिया है।''

गाबरा गाँव के 14 वर्षीय अरशाद खान का कोर्स के बारे में कहना है—''भूकंप के बाद मैं प्रत्येक सुबह एक झटके से उठ जाता था और मेरे पूरे शरीर में दर्द रहता था। रात को जरा से शोर से मुझे बहुत डर लगता था और मैं अपनी माँ को बहुत याद करता था, जिसकी भूकंप में मृत्यु हो गई थी। अब मैं राहत महसूस कर रहा हूँ और शोर से भी डर नहीं लगता है।''

13 वर्षीय इशफाक अहमद का कहना है—''मैं बहुत ज्यादा अवसाद से घिरा हुआ था। मैं तो मरना चाहता था। मेरे घुटनों में भयंकर पीड़ा रहती थी। पर अब दर्द चला गया है और साथ ही बुरे विचार भी।''

''जब आपने हमें नीचे चावल के खेतों में बुलाया था, मुझे लगा कि खाने के लिए बुला रहे हैं। जब हमने श्वसन अभ्यास किए तो मुझे बहुत आश्चर्य हुआ। भूकंप के समय से मेरे दिमाग में एक भूत सवार था; पर अब मेरा दिमाग एकदम शांत है।'' कहना है जरीफा बानू का, जिसे आर्ट ऑफ लिविंग कोर्स करने से बहुत फायदा हुआ।

मुझे बताया गया कि तब से राहत कार्य तथा अन्य वैसे ही कार्यक्रम वहाँ चल रहे हैं। उनके साथ ही बच्चों का टीकाकरण और कपड़े पहुँचाने एवं सदमे से राहत दिलाने के कोर्स भी चल रहे हैं। इन विपदाग्रस्त समुदायों के पुनर्वास की दीर्घकालीन योजना सुचारु रूप से चल रही है। एक अनोखी पहल भी शुरू की गई है, जिसका उद्देश्य है ईको-फ्रेंडली सामग्री का इस्तेमाल करते हुए घरों का निर्माण करना, जो कड़ी ठंड में गरम रहते हैं, भूकंपरोधी हैं। आसानी से निर्मित हो जाते हैं, लंबे समय

तक चलते हैं तथा उन्हें बनाने में लागत भी कम आती है। बेला में एक स्थानीय प्रशिक्षक को इन घरों के निर्माण के लिए प्रशिक्षित किया गया और पहले दो 'ईको-घर' उसके द्वारा बनवाए गए हैं। वे घर अब और घरों के लिए एक नमूने का काम करेंगे।

आर्ट ऑफ लिविंग कार्यकर्ताओं के प्रयासों के प्रत्युत्तर में गाँववालों ने यह माना है कि उन्हें लगता है कि उनके समुदाय में जीवन वापस लौट रहा है।

## कैटरीना तूफान

29 अगस्त, 2005 को कैटरीना तूफान ने दक्षिणी लूसियाना पर अपना गुस्सा दिखाया, जिसके कारण अमेरिका के पूरे खाड़ी तटीय इलाके के करोड़ों लोगों को अपना घर छोड़ना पड़ा। कई लोग जो वहाँ से गए थे, वे इतने असहाय थे कि उनके पास लौटने के लिए कुछ नहीं था। इस विपदा ने इस इलाके पर बहुत गहरा प्रभाव डाला था। सन् 1928 में आए ओकीछोबी तूफान के बाद से अमेरिका में बाढ़ के साथ आया कैटरीना तूफान सबसे प्राणघातक था। एक अनुमान के अनुसार इस तूफान के कारण 81.2 अरब अमेरिकी डॉलर का नुकसान हुआ और संयुक्त राष्ट्र के इतिहास में आनेवाली यह सबसे महँगी प्राकृतिक विपदा थी। उसके वेग से आस-पास के इलाके नष्ट हो गए और परिवार बिखर, अनेक विस्थापित हो गए तथा सरकार को एक बड़ी त्रासदी को सँभालने में पूरी तरह जुट जाना पड़ा।

कैटरीना तूफान में बच गए लोग इस आकस्मिकता, अवास्तविकता और तूफान के वेग से सदमे में आ गए। लगभग 1,500 लोग बाढ़ में बह गए और हजारों लोग अंत:आघात से लड़ रहे हैं। परिवार, घर और जीविका ने ऐसा सदमा दिया, जिसकी जकड़ में न्यू ऑर्लिएंस और आस-पास के क्षेत्र आज भी हैं। अनेक लोगों के लिए किसी समय खूबसूरत रहे शहर की रिक्तता और खालीपन की स्मृतियाँ किसी दर्दनाक हादसे से कम नहीं हैं। यहाँ तक वापस आने पर भी कई लोग रास्तों से गुजरते हुए अवशेषों को देख नहीं पा रहे थे। यही नहीं, कई लोग सो या अपनी आँखें बंद नहीं कर पा रहे हो, उनके मन में न शांति थी, न सुरक्षा। यहीं पर आई.ए.एच.वी. ने अपनी भूमिका निभाई। एक तरफ जहाँ कई संगठन आवश्यक सामग्री और अन्य चीजें वितरित कर रहे थे, आई.ए.एच.वी. ने प्रभावित लोगों के दिमाग में व्याप्त आघात, डर और मानसिक अशांति को निकालने की जरूरत को समझा। श्रीश्री रविशंकर मानते हैं कि जब तक मानसिक आघात से लोग बाहर नहीं आते हैं, भोजन व दवाइयाँ काम नहीं करती हैं। जब तक इस विपदा की दर्दनाक

यादें उनपर हावी रहेंगी, लोगों को न तो शांति मिल सकती है और न ही वे खा या सो सकते हैं।

कैटरीना तूफान में बचे लोगों को अपने घर व जीवन को पुनः स्थापित करने के साथ-साथ उनके मानसिक स्वास्थ्य को भी ठीक करना था। इसलिए विपदा के लिए खास तैयार योग श्वसन तकनीकों में प्रशिक्षित 17 प्रशिक्षक तूफान आने के अगले दिन ही वहाँ पहुँच गए।

श्रीश्री के मार्गदर्शन में आई.ए.एच.वी. और 'आर्ट ऑफ लिविंग' फाउंडेशन के कार्यकर्ता कैटरीना शरणार्थियों को प्यार और सेवा प्रदान करने के लिए एकजुट हुए। हाउसटोन में कार्यकर्ताओं ने जरूरी सामग्रियाँ जुटाईं और शरणार्थियों को भोजन व सहायता प्रदान करने एस्ट्रोडोम गए, जबकि देश भर के कार्यकर्ताओं ने धन दान में दिया और कैटरीना राहत प्रयासों के लिए धन जुटाने के लिए योजनाएँ चलाईं। उस पहले संकटपूर्ण हफ्ते में कार्यकर्ताओं ने पूरे हाउसटोन शहर में लगे राहत शिविरों में लगभग 200 बच्चों को राहत पहुँचाई।

तीस दिनों के अंदर ही आई.ए.एच.वी. कार्यकर्ता बेटन रूह हाउसटोन, डल्लास और ऑस्टिन में शरणार्थियों के लिए तनाव व मानसिक आघात से राहत दिलानेवाली कार्यशालाएँ आयोजित कर रहे थे। ऑस्टिन में कैटरीना शरणार्थियों को राहत पहुँचाने और उनसे मिलने के लिए श्रीश्री विशेषकर भारत से वहाँ गए।

"हालाँकि कई लोग यह जानते थे कि किस तरह से वे अपने घर को फिर से खड़ा करें, पर यह नहीं जानते थे कि अपने दिमाग से नकारात्मक विचारों को कैसे बाहर निकालें?" श्रीश्री ने कहा।

कैटरीना के बाद बेटन रूह की आबादी न्यू ऑर्लिएंस के शरणार्थियों के वहाँ आ जाने से रातोरात दुगुनी हो गई। स्कूल, सड़क मार्ग व कारोबार पर इसका प्रभाव पड़ा। इस प्रकार जहाँ न्यू ऑर्लिएंस शहर लगभग खाली हो गया था, आई.ए.एच.वी. के अपने कार्यकर्ताओं को उत्तर की ओर बेटन रूह में भेजा। अक्तूबर 2005 से जनवरी 2006 के बीच लगभग 200 लोग बेटन रूह पहुँचे। लोगों ने आर्ट ऑफ लिविंग के 'आघात राहत कोर्स' किए। इस प्रकार आई.ए.एच.वी. ने एक विस्थापित आबादी को एक समुदाय में परिवर्तित करने में मदद की।

"आर्ट ऑफ लिविंग कोर्स ने मुझे अत्यधिक तनाव और मेरे अंदर व्याप्त कोलाहल से बाहर आने में मदद की। इसने मुझे अपने अंतरतम में जाने में मदद की और वह बहुत शांतिपूर्ण, स्वच्छ व तनाव-मुक्त था।" कहना है न्यू ऑर्लिएंस की एक विस्थापित निवासी केली नैकगुइरे का।

''जितना मैंने सोचा था, कोर्स ने उससे कहीं अधिक मुझे दिया। मैं शांति व चैन महसूस कर रहा था और जहाँ शांति नहीं थी, वहाँ उसे महसूस कर पा रहा था। मुझे बहुत अच्छा लग रहा था तथा भीतर एक सुकून का एहसास हो रहा था—ऐसा कुछ, जो मुझे नहीं लगता कि जिसे मैं फिर कभी महसूस कर रहा था।'' तूफान में बचे एक व्यक्ति ने बताया।

## सुनामी

26 दिसंबर, 2004 को आए भूकंप और सुनामी, जिसने विश्व के सबसे विशाल मुसलमानों की संख्या वाले राष्ट्र से विश्व की अधिकतम हिंदू जनसंख्या के भारत तक पहुँचते हुए एशिया में 1,50,000 लोगों की जान ली। उसने थाईलैंड की बौद्ध आबादी और मुसलिम आबादी को प्रभावित किया और श्रीलंका जैसे छोटे महाद्वीप देश को भी, जहाँ अधिकांश बौद्ध हैं; पर हिंदू, मुसलमान व ईसाई आबादी भी काफी मात्रा में है। राष्ट्रों और धर्मों से परे इस उत्तर की खोज हो रही थी कि आखिर सुनामी क्यों आई और इसने किस पर आघात पहुँचाया? धार्मिक प्रवृत्ति के लोगों ने इसे ईश्वर का कोप माना, लेकिन ऐसा कार्य, जिसे मनुष्य समझ नहीं पाया।

लहरें अपने तीव्र बहाव के साथ ऐसे प्राकृतिक विध्वंस को पीछे छोड़ गई थीं, जिससे बड़ी संख्या में जान-माल का नुकसान हुआ था। भूकंप और सुनामी में सिर्फ श्रीलंका में ही 30,974 लोगों की मृत्यु हुई, 9,698 लोग लापता हो गए और 5,53,287 लोग विस्थापित हो गए। माना जाता है कि उनमें काफी संख्या में बच्चे थे, जिनमें से कई अनाथ हो गए। सुनामी आने के तीन घंटों के अंदर ही आई.ए.एच.वी. और आर्ट ऑफ लिविंग के 500 से अधिक कार्यकर्ताओं ने भारत, इंडोनेशिया व श्रीलंका के बुरी तरह से प्रभावित क्षेत्रों में राहत कार्य शुरू कर दिया था। पूरी दुनिया से कई फाउंडेशनों के कार्यकर्ता इस राहत कार्य में सहयोग दे रहे थे। आई.ए.एच.वी. ने पीड़ितों के लिए लगभग 250 टन राहत सामग्री और 1,00,000 लीटर पीने का पानी भेजा। 'एस्पिक बेनेवोलेंट फाउंडेशन फॉर चिल्ड्रन' के सहयोग के साथ आई.ए.एच.वी. कार्यकर्ताओं ने बच्चों के लिए शिविर लगाने के साथ-साथ उनमें 5,000 से अधिक अनाथ बच्चों को रखा गया था। उनके लिए भोजन, पानी, कपड़े और कंबलों का भी इंतजाम किया। देश भर में खाने और कपड़े, दवाइयाँ व टेंट जैसी मूलभूत आवश्यकताओं से भरे ट्रक वहाँ भेजे गए। किरिंथ एवं गेले में पैंतालीस चिकित्सकों और पेरा-चिकित्सीय कर्ताओं ने चिकित्सीय शिविर लगाए। इस महाविनाश के कुछ हफ्तों बाद उन्होंने जलजनित बीमारियों, जैसे हैजा, निमोनिया व मलेरिया से

बचाव के टीके भी उपलब्ध कराए और जिन्हें चोटें लगी थीं, उनका भी इलाज किया। एक बार जब पीड़ितों की सबसे आवश्यक शारीरिक जरूरतें पूरी हो गईं तो कार्यकर्ता सुनामी द्वारा छोड़े गए संवेगात्मक व मानसिक सदमे से बाहर निकालने में उनकी मदद करने में जुट गए। सदमे व डर से उबरने के लिए उन्होंने जीवित बचे लोगों के लिए आघात से राहत देनेवाली श्वसन कार्यशालाएँ आयोजित कीं।

सेल्वा रानी की माँ एक तरफ श्रीश्री के प्रति और उस ज्ञान के लिए कृतज्ञ हैं, जिसे वे दुनिया के सामने ला रहे हैं। सेल्वा सुनामी के अपने अनुभव बाँटती हुई कहती हैं—

''मैंने अपनी आँखों से सुनामी में अपनी आठ वर्षीया बेटी को मरते देखा। उस मौत के बहाव में अपनी बेटी को बहते देखते हुए भी मैं असहाय खड़ी थी और उसे मरते हुए देखने को मजबूर थी, जो किसी भी मानसिक यातना से ज्यादा असहनीय था। अपने न होनेवाले नुकसान को अविश्वास से देखती और फिर दु:ख से अपनी छोटी बेटी की सुरक्षा को लेकर मैं चिंतित हो उठी थी कि कहीं उसके साथ भी ऐसा न हो जाए! एक और सुनामी की क्रूर अफवाहों ने आतंक की भीषणता को उत्पन्न किया तो मैं पानी का प्रवाह कम हो जाने के बाद अपनी छोटी बेटी को पेड़ पर लटके हुए, रोते और उसके शरीर से बहते खून की कल्पना से काँप उठी। संवेगात्मक हलचल और शारीरिक बदलाव, जो पहले से ही हो चुके थे, उनके साथ-साथ मैं इससे मानसिक रूप से भी टूट गई।

''अपनी माँ के कहने पर, जिन्हें उससे बहुत फायदा हो चुका था, मैंने आघात से राहत पाने की आई.ए.एच.वी. बी.डब्ल्यू.एस. कार्यशाला में भाग लिया। मुझे लगा कि मैं गंभीर अवसाद, अस्थिरता और भय, जिसमें मैं इस कठिन परीक्षा के बाद डूब रही थी, उसके चक्रवात से बाहर निकल आई हूँ। मेरे परिवार के सदस्य, जिसमें से सभी लगभग आई.ए.एच.वी. के कार्यकर्ता हैं, ने मेरे अंदर कुछ ही दिनों में आए परिवर्तनों को देख राहत महसूस की।

''मुझ पर सुदर्शन क्रिया का ऐसा असर हुआ कि मैंने लगातार रहनेवाली थकावट, बेचैनी और परेशानी से छुटकारा पा लिया, जो मुझ पर पहले हावी रहती थीं। मैं अपने घर के काम की जरूरतों को ज्यादा बेहतर ढंग से पूरा करने में सक्षम हो गई। यहाँ तक मेरी छोटी बेटी, जो उस दु:खद घटना के बाद से डरी रहती थी और सुनामी के बाद हफ्तों तक सो नहीं पाई थी, कार्यशाला शुरू होने के बाद शांत हो गई है। मेरा भाई, नेल्ला तांबी, एक अच्छा युवा कार्यकर्ता है। वह अपने मित्रों व

जीवित लोगों को इस कार्यशाला में लाने में सफल हुआ।''

प्रोग्राम के बारे में समुंदीश्वरी का कहना है—

''उस विनाशकारी दिन से पहले मैं एक स्थानीय अस्पताल में एक नर्स की सहायक के रूप में काम करती थी, जब पूरी जिंदगी एक ही झटके में मिट गई थी। मैं एक पेड़ की शाखा पर लटकने से सुनामी की प्रचंडता से बच गई थी। यह मानकर कि मैं मर जाऊँगी, उस डर के क्षणों में मैं केवल अपने बच्चों के बारे में ही सोच रही थी। जब प्रवाह शांत हुआ, मैंने अपने जीवन के 8 सबसे लंबे घंटे उन्हें ढूँढ़ने में बिताए। टूटे हुए घरों के अवशेषों से लड़खड़ाते निकलते हुए, समुद्री जीवों के साथ रेंगते हुए और लाशों के बीच उन्हें टटोलते हुए। उस डरावनी स्थिति ने मुझे नर्वस ब्रेकडाउन तक पहुँचा दिया।

''इस अति संवेदनशील संवेगात्मक स्थिति में मैं पहली बार 'आई.ए.एच.वी.' की 'आर्ट ऑफ लिविंग बी.डब्ल्यू. कार्यशाला' में आई। सुनामी में आई चोटों की वजह से मेरा स्वास्थ्य भी खराब हो गया था। प्रकृति से एक अत्यधिक संवेदनशील महिला होने के कारण मुझे बार-बार रोने की आदत थी। मंत्रोच्चारण के साथ सरल, किंतु प्रभावी श्वसन अभ्यासों ने मुझे अपने अनियंत्रित मानसिक संतुलन पर नियंत्रण करने में मदद की। योग के आसनों ने मेरे रक्तचाप को सामान्य बनाने और मुझे शारीरिक रूप से सुदृढ़ बनाने में मदद की। जब मैंने सुदर्शन क्रिया की तो मुझे लगा कि संवेगात्मक असुरक्षा आखिरकार मेरे अंदर से बाहर निकल गई है।''

समुंदीश्वरी अपनी एक और परिचित को कार्यशाला में भाग लेने के बारे में जब बताती हैं तो यह तो स्पष्ट दिखता है कि संभवत: आज तक के सबसे बड़े विध्वंस के बीच उनकी शक्ति का प्याला छलक उठा है।

अपने कार्यकर्ताओं के द्वारा किए कार्य का निरीक्षण करने और इस भयानक विनाश से पीड़ित लोगों को सांत्वना देने के लिए श्रीश्री सुनामी आने के तुरंत बाद श्रीलंका गए और श्रीलंका व भारत में राहत कार्यों के लिए अपने 'आर्ट ऑफ लिविंग फाउंडेशन' के माध्यम से 1.5 अरब (3.4 करोड़ अमेरिकी डॉलर) रुपए दान में दिए।

वह श्रीलंका के राष्ट्रपति महिंद्रा राजपक्षे से मिले और पीड़ितों को तुरंत राहत व दीर्घकालीन पुनर्वास के तरीकों पर विचार-विमर्श किया। फाउंडेशन श्रीलंका और भारत में प्रभावित क्षेत्रों में निराश्रित महिलाओं के लिए घर व अनाथालय स्थापित

करने की योजना बना रहा है। दक्षिण-पूर्वी श्रीलंका के आर्थिक रूप से पिछड़े क्षेत्रों में से एक वेलावाया में शैक्षिक भवन के साथ 200 बिस्तरों का आवासीय अनाथालय और बालगृह निर्माणाधीन है। यह सुविधा बेहतर प्राथमिक शिक्षा की जरूरत को पूरी करेगी और इसमें 200 अनाथ बच्चे रह सकेंगे। जाफना जिले के कारावेड्डी में सुनामी के कारण बेघर हुए बच्चों के लिए एक नर्सरी स्कूल पहले से ही बना हुआ है। मनोरंजन व विभिन्न रचनात्मक गतिविधियों के साथ नर्सरी स्कूल में केवल आम विषयों की पढ़ाई व भाषाओं को ही महत्त्व नहीं दिया जाता है, वरन् मानव मूल्यों के विकास, दुनिया के साथ अपनेपन की भावना निर्मित करने तथा प्रकृति का सम्मान करना भी सिखाया जाता है। बच्चों को दी जानेवाली शिक्षा उनमें आत्म-सम्मान व आत्म-विश्वास विकसित करेगी।

आर्ट ऑफ लिविंग ने पोर्ट ब्लेयर और अंडमान में प्रभावित क्षेत्रों के लोगों की आवश्यकताओं की पूर्ति करने के लिए भी एक बड़ा शरणार्थी शिविर लगाया। भारत में सबसे ज्यादा विनाश तमिलनाडु में नागापट्टिनम और कुड्डलोर में दिखाई दिया। राहत कार्य में फाउंडेशन के प्रयासों की जिला कलक्टर तेनकासी एस. जवाहर ने प्रशंसा की—"कई गैर-सरकारी संगठनों ने सुनामी-पीड़ितों को भोजन व अन्य सामग्रियाँ उपलब्ध कराईं, पर आर्ट ऑफ लिविंग जैसे संगठनों ने मानसिक आघात से उबरने में पीड़ितों की मदद की।"

उस समय को याद करते हुए जब उन्होंने यह कोर्स करना आरंभ किया था, जयंती कहती हैं—

> "जिले के आँकड़ों को देखते हुए मैं अपने आपको इस बात के लिए बहुत भाग्यशाली मानती हूँ कि मैंने अपने परिवार के सदस्यों को नहीं खोया। मेरे मानस-पटल पर आज भी मेरे गाँव तथा अन्य गाँवों में हुए विनाश व मृत्यु के दृश्य छाए हुए हैं। उस दुःखद घटना के पैमाने और आकस्मिकता से लगे सदमे और दुःख के कारण मैंने कई हफ्ते डर की स्थिति में बिताए और साथ ही शारीरिक व मानसिक अस्वस्थता को झेला। इसके साथ ही बचे हुए पीड़ितों की सहायता करने की अपूर्ण इच्छा ने मुझे अत्यधिक असहाय बना दिया था। शरीर में जमा तनाव के कारण मैं तीव्र मानसिक क्षोभ और शारीरिक कमजोरी से पीड़ित थी।
>
> "जब मैंने मानसिक आघात से राहत पाने के लिए आई.ए.एच.वी. की श्वास-जल-ध्वनि कार्यशाला के बारे में सुना तो मैं उसमें भाग लेने के लिए उत्सुक हो उठी। मुझे याद है, पहले ही दिन मेरे शरीर को लगा, मानो वह वर्षों में पहली बार

पूरी तरह से तनाव-रहित महसूस कर रहा है! मैंने जिस मानसिक शांति का अनुभव किया, उससे मैं आश्चर्यचकित व प्रसन्न हो उठी। सुदर्शन क्रिया करने के बाद मुझे लगा कि जैसे मेरा पुनर्जन्म हुआ है!''

मानव इतिहास में संभवत: सबसे भयानक प्राकृतिक विपदा को देखने के बाद उनके जीवन का अब एक अर्थ व विश्वास है, जो इस बात की पुष्टि करता है कि वह उस त्रासदी में जीवित रह पाईं। देवी हमारे साथ कुछ इसी तरह की बात बाँटना चाहती हैं—

''जब सुनामी की पहली लहर उठी, तब मैं एक लोकल बस के अंदर बैठी गरमी को बरदाश्त कर रही थी। मैं दूसरी लहर के चपेट में आ गई और प्रचंड प्रवाह में जा गिरी। डर और सदमे से स्तब्ध मैं अचेत हो गई। अस्पताल में जहाँ मुझे भरती कराया गया था, चेतना लौटने पर गंभीर शारीरिक चोटों की स्थिति में मुझे अपने परिवार के बारे में सोचकर घबराहट होने लगी। अपने गाँव पहुँचने पर मेरा सामना क्षत-विक्षत लाशों के भयानक दृश्य से हुआ। मैं ड‹ से काँपते हुए घंटों सड़कों पर खड़ी रही। मेरे सामने मेरे पड़ोसियों और मित्रों की लाशें बिछी थीं और मेरा अपना घर पूरी तरह से बरबाद हो चुका था। फिर भी मैं अपने परिवार से मिल पाई।

''सदमे से आहत गाँव में उनकी तलाश और इस डर तथा घबराहट से कि मैं उन्हें देखूँगी या उनकी लाशों को, ने मुझे मानसिक रूप से पूरी तरह से तोड़ दिया था। यहाँ तक कि हफ्तों बाद भी मुझे आतंक की उसी तीव्रता का आभास होता, साथ ही भविष्य की चिंता भी सताती; क्योंकि घर और सामान के नुकसान की विपत्ति धीरे-धीरे सामने आने लगी थी। मुझे याद है कि उस समय मैं हमेशा भगवान् को दोष देती रहती थी, प्रकृति को दोष देती रहती थी और स्थिति को समझने व स्वीकार नहीं कर पा रही थी। जीवित बचे लोगों के लिए कार्य कर रहे विभिन्न संस्थानों से राहत सामग्री लेना और भी अधिक दर्दनाक था; क्योंकि वह मुझे इस बात को याद करने के लिए बाध्य करता था कि मैं अब बाहरी 'सहायता' पर निर्भर हूँ। मैं अकसर यह सोचकर अवसादग्रस्त और शर्मिंदा महसूस करती थी कि मुझ जैसी होशियार व शिक्षित लड़की को अब सहायता के लिए भीख माँगने के लिए मजबूर होना पड़ रहा है!''

शरमाते व मुसकराते हुए देवी हमें उस कविता के बारे में बताती हैं, जिसे नागापट्टीनम जिले में प्रथम पुरस्कार मिला था। वह कहती हैं कि उस आपदा ने

उन्हें कवयित्री बना दिया। वह मानती हैं कि कार्यशाला के बाद उनकी कविताओं में उनकी मानसिक स्थिति में आए परिवर्तन परिलक्षित होने लगे और उनकी मन:स्थिति में एक निश्चित बदलाव भी दृष्टिगोचर हुआ। वह कहती हैं—

"अपने स्वयं की संवेगात्मक और मानसिक प्रक्रिया को अब सरलता से सँभालने के अतिरिक्त जो शक्ति मैंने अपने भीतर महसूस की है, वह मुझे अपने लोगों तथा अपने समाज की सेवा करने के लिए प्रेरित करती है। आघात से जूझ रहे अपने मित्रों, रिश्तेदारों व अन्य जीवित लोगों के स्वस्थ होने और जिस परिवर्तन को मैंने देखा है, उसने मुझे अपने आस-पास के अन्य लोगों को वही राहत व ज्ञान पहुँचाने का उत्तरदायित्व उठाने को प्रेरित करता है। इसके लिए मैं उन क्षेत्रों में कार्यशालाएँ आयोजित करने की दिशा में कार्य कर रही हूँ, जहाँ तक अभी पहुँचा नहीं गया है।"

देवी एक कॉलेज के तीसरे वर्ष में पढ़नेवाली युवा छात्रा है, जो सुनामी में बच गई थी और आर्ट ऑफ लिविंग की युवा सेवा-योद्धा बन गई। यह नई युवा होंठों पर मुसकराहट लिये जब चलती है तो शक्ति और सौम्यता से जलती पवित्र अग्नि की हवा में तैरती खुशबू को पीछे छोड़ते हुए हममें से प्रत्येक में निहित दैवी शक्ति तक पहुँचाती है।

"जो भी इस धरती पर पैदा हुआ है, उसे इस कोर्स को अवश्य करना चाहिए।" त्रासदी के बाद अपने गाँव में आयोजित राहत कोर्स की प्रशंसा में एक युवा मछुआरे अरूल ने कहा। अपनी बात को विस्तृत ढंग से समझाते हुए अरूल ने हमें बताया—

"सुनामी के शांत हो जाने के हफ्तों बाद भी मैं मछली पकड़ने के लिए समुद्र में जाने से डरता था। मुझे याद है कि मैं इतना परेशान रहता था कि आस-पास के किसी नगर में बसकर एक मजदूर की तरह काम करने की सोच रहा था। शारीरिक रूप से मुझे हमेशा थकान और अपने अंगों में एक भारीपन महसूस होता था। अत्यधिक मानसिक तनाव के कारण मेरा पाचन तंत्र बिगड़ गया था और मेरी पीठ व कंधों में तीक्ष्ण दर्द रहने लगा था। इससे मेरी जीविका कमाने की क्षमता में काफी कमी आ गई थी।

"आरंभ में, मेरे गहरे अविश्वास और असुरक्षा ने श्वास-जल-ध्वनि कार्यशाला

करने के प्रति मुझे शंकित बना दिया था। वस्तुतः मैं यह सोचकर कार्यशाला में गया था कि अगर मुझे पहले दिन सत्र पसंद नहीं आया तो मैं उसे छोड़ दूँगा। हालाँकि मेरे संशय पहले ही दिन गायब हो गए, जब मैंने एक लंबे समय के बाद आराम व शांति महसूस की, और फिर पूरी कार्यशाला करने का निश्चय किया। मेडीटेशन के बाद मैंने अपने दृष्टिकोण में एक ठोस बदलाव अनुभव किया—भाग्यवादी नकारात्मकता से उम्मीद और उत्तरदायित्व की भावना मेरे अंदर समाहित हो गई। विध्वंस के बाद मैंने पहली बार आशावादी ढंग से सोचना शुरू किया और मेरी बढ़ी हुई ऊर्जा व उत्साह ने मुझे पुनर्वास करने के उत्तरदायित्व को अपने कंधे पर उठाने के लिए प्रेरित किया। वस्तुतः, सुदर्शन क्रिया के बाद मैंने डर और संशय से इतना मुक्त महसूस किया कि मुझे अन्य सुनामी आने का डर नहीं रहा और मुझे विश्वास हो गया कि मैं न केवल उससे बच जाऊँगा, वरन् स्थिति का सामना भी अच्छी तरह से कर पाऊँगा।

''मेरी शारीरिक बीमारियाँ ठीक होने की वजह से मेरा दिमाग अभूतपूर्व स्पष्टता के साथ काम करने लगा। मैंने अपने कई साथियों को कार्यशाला में भाग लेने को कहा, और तब तक चैन से नहीं बैठा जब तक कि मेरे गाँव के सारे निवासियों ने कोर्स नहीं कर लिया।''

थामामेंथी एक पूर्णकालिक आई.ए.एच.वी. की युवा कार्यकर्ता है। वह हमें कमजोरी से ताकत पाने की अपनी कहानी बताती है, जो उस बात का जीता-जागता प्रमाण है, जिसे श्रीश्री रविशंकर अकसर कहते हैं, 'आप जितना अधिक दोगे, आपको उतनी ही अधिक ताकत मिलेगी।'

''मैं कॉलेज की एक छात्रा थी, मेरे साथ एक दुर्घटना हुई, जिसने मेरी जिंदगी ही बदल ही। मेरे फ्रैक्चर ठीक हो जाने के बाद भी मेरी पीठ में दर्द बना रहता था और हमेशा सिरदर्द व साँस लेने में दिक्कत आती थी। सुदर्शन क्रिया करने के बाद मुझे तुरंत आराम महसूस हुआ और मैंने फिर एडवांस कोर्स किया, जिसने मेरी शारीरिक स्थिति में बेहद सुधार किया।

''मैं अपने अनुभव से इतनी ज्यादा प्रभावित हुई कि मैंने अपने समुदाय व समाज में दूसरों तक इस ज्ञान को पहुँचाने का माध्यम बनने का निश्चय किया। इस दृढ़ निश्चय के साथ मैंने आर्ट ऑफ लिविंग का 'वाई.एल.टी.पी. कोर्स' पूरा किया और 'युवाचार्य' (स्वैच्छिक युवा नेता) बन गई। पिछले तीन वर्षों से मैं इस जागरूकता को शहरों और गाँवों के लोगों तक पहुँचाने के लक्ष्य की ओर पूरी तरह से समर्पित हूँ।

फिलहाल, समर्पित कार्यकर्ताओं के एक दल के साथ मैं नागापट्टीनम में सुनामी से बचे लोगों को सांत्वना देने और पुनर्वास करने के काम में जुटी हूँ। इस कठिन प्रयास में मेरा अनुभव मुश्किल रहा, लेकिन मुझे बहुत संतुष्टि मिलती है। मुझे अभी भी सशंकित और दर्द में डूबे गाँववालों का आई.ए.एच.वी. दल के आगमन पर उनके प्रति रूखा व्यवहार याद है, जो उनके कार्यशाला में भाग लेने के बाद कृतज्ञता के आँसुओं और राहत में परिवर्तित हो गया था। आज मैंने गाँववालों के साथ मधुर व स्नेहपूर्ण संबंध कायम कर लिये हैं और यह भी सुनिश्चित करने में सफल हो पाई हूँ कि वे आपस में भी अच्छे संबंध बनाए रखें।''

यह सरलता व ताकत, जो यह कमजोर सी दिखनेवाली युवा लड़की के अंदर से झलकती है, वह कई लोगों के लिए अपने आप में विश्वास और प्रेरणा का स्रोत है।

'टाइम्स फाउंडेशन' के सहयोग के साथ आर्ट ऑफ लिविंग ने तमिलनाडु के सुनामी से उजड़े पेरीयामेनिकापांगू गाँव में 94 घर बनाने का बीड़ा उठाया है। इस परियोजना की विशेषता यह है कि ये घर उसी स्थान पर बनाए जाएँगे, जहाँ पीड़ितों के अपने-अपने घर थे।

अपने जीवन को जोखिम में डालते हुए श्रीश्री के कार्यकर्ताओं ने पीड़ितों की मानसिक व संवेगात्मक जरूरतों को पूरा किया। भोजन सामग्री और अन्य जरूरत का सामान तुरंत पहुँचाने के अतिरिक्त जीवित बचे लोगों को आघात से बचाना कार्यकर्ताओं का मुख्य लक्ष्य था। बी.बी.सी. के रिपोर्टर डेनियल लैक, जो उस त्रासदी के समय नागपट्टीनम में मौजूद थे, का कहना है—''आर्ट ऑफ लिविंग के कार्यकर्ता गाने गा रहे थे, हिंदू मंत्रों का उच्चारण कर रहे थे और ईसाई भजन गा रहे थे। क्या वास्तव में कोई कोर्स सारे धर्मों को समाहित कर लोगों की उस भयानक हादसे के बारे में सोचना भूलने में मदद कर सकता है, जिसे उन्होंने भोगा था?…और मैंने अपने समक्ष खुशी से चमकते चेहरों को देखा।''

श्रीश्री के स्वैच्छिक कार्यकर्ता आज भी श्रीलंका और भारत के नागपट्टीनम में 2004 में आए सुनामी-पीड़ितों को सदमे से बाहर लाने और उनके पुनर्वास के कार्य में जुटे हुए हैं। श्रीश्री द्वारा विशेष रूप से तैयार की गई तनाव दूर करने की तकनीकों की वजह से लगभग 50,000 से अधिक पीड़ित उस महाविनाश के आघात से बाहर आ चुके हैं। हर रोज कार्यकर्ता रोशनी फैलाने के सच्चे योद्धाओं की तरह तैयार होकर निकलते हैं और इस कठिन समय में बिखरे टुकड़ों को उठाते हुए

एक नई शुरुआत करने के लिए दुःखी लोगों को दिलासा व मार्गदर्शन देते हैं। प्रतिदिन वे नए सिरे से पुनर्निर्माण और पुनर्वास के कार्य में स्वयं को समर्पित करते हैं। किसी अन्य चीज से पहले उनके दिमाग में सिर्फ पीड़ितों को मानसिक व संवेगात्मक राहत पहुँचाने की बात होती है।

प्रत्येक कार्यशाला के साथ आश्चर्यजनक व्यक्तित्व रूपांतरण की सूची के बढ़ने के बावजूद आई.ए.एच.वी. और 'आर्ट ऑफ लिविंग फाउंडेशन' उम्मीद वापस जगाने और उन लोगों के जीवन का अर्थ वापस लाने का अथक प्रयास निरंतर करता है, जो उस किस्से को सुनाने के लिए बचे रह गए, जो इस सदी की सबसे भयानक प्राकृतिक आपदाओं में एक थी।

## बिहार में बाढ़-पीड़ित

1 सितंबर, 2008 को, जब बिहार 50 वर्षों में आई सबसे भयानक बाढ़ से जूझ रहा था, तो पूरे देश में फैले अपने कार्यकर्ताओं के नेटवर्क के द्वारा 'आर्ट ऑफ लिविंग फाउंडेशन' ने 10 करोड़ रुपए की राहत सामग्री वहाँ पहुँचाई। बाढ़-पीड़ितों के पुनर्वास के लिए उन्होंने 40 करोड़ की राशि भी अलग से जुटाई।

पीड़ितों की मदद करने के लिए खुले हाथों से दान करने की अपील करते हुए श्रीश्री ने कहा, "ऐसी राष्ट्रीय आपदा के समय बिहार के लोगों की मदद करना और प्यार, करुणा एवं सेवा के अंतनिर्हित मूल्यों को दिखाना हमारा कर्तव्य है।"

एक घंटे के भीतर ही कार्यकर्ताओं का एक दल, जिसमें डॉक्टर भी शामिल थे, प्रभावित क्षेत्रों पर पहुँच गया था और पीड़ितों को राहत पहुँचाने लगा था। वहाँ काम कर रहे कार्यकर्ताओं से मिली जानकारी के अनुसार, राहत कार्य के लिए आवश्यक वस्तुओं को तुरंत वहाँ भेज दिया गया।

समाज के सारे वर्गों से सहयोग प्राप्त करने के लिए संगठन ने बड़े पैमाने पर संग्रह करने का अभियान भी चलाया। कपड़े, पानी शुद्ध करनेवाली मशीनें, जो बिना बिजली और बैटरी के भी चल सकें, भोजन व दवाइयाँ, प्लास्टिक की शीट, मोमबत्तियाँ, नावें, जीवन-सुरक्षा जैकेट, जीवन-सुरक्षा रस्सियाँ आदि अररिया, मधेपुरा और सुपौल के सबसे ज्यादा प्रभावित क्षेत्रों में भेजे गए। जरूरत की चीजों को भेजने के अलावा आर्ट ऑफ लिविंग ने 'यूनीसेफ' के साथ मिलकर सदमे से राहत प्रदान करनेवाली कार्यशालाएँ भी आयोजित कीं।

## विदर्भ में किसानों की आत्महत्या

"सेवा का अर्थ है, यह देखना कि किस चीज की जरूरत है और विपरीत परिस्थितियों के लिए तैयार रहना। यह उसमें कूदने की इच्छा और प्रत्येक स्थिति में उपस्थिति रहना है।"

**—श्रीश्री रविशंकर**

कुछ वर्षों से महाराष्ट्र का विदर्भ प्रांत कई कारणों से सुर्खियों में आता रहा है—पहला, किसानों की आत्महत्या की बढ़ती संख्या के कारण और फिर जीवन के लिए खतरनाक 'चिकनगुनिया' रोग के फैलने के लिए।

पश्चिमी भारत के इस हिस्से में बारिश के न होने से क्षेत्र की सबसे मुख्य फसल कपास के उत्पादन में गिरावट आई। उसमें अगर सरकार की कुछ इकतरफा नीतियों और लालफीताशाही शामिल हो जाए तो विपदाएँ सामने खड़ी नजर आती हैं।

हालाँकि अनिच्छा से ही, राज्य सरकार ने यह तो माना कि उस क्षेत्र में किसानों की स्थिति शोचनीय है। तब तक 1,800 से अधिक किसान आत्महत्या कर चुके थे। सबसे ज्यादा बुरी तरह से प्रभावित क्षेत्र यवतमाल, अमरावती, अकोला, वाशिम, बुलढाना और वर्धा थे।

हमारी कहानी एक प्रयोग के बारे में है, जिसे 'आर्ट ऑफ लिविंग' कहते हैं। एक वर्ष पहले, जब किसानों की आत्महत्या से सबसे ज्यादा प्रभावित अमरावती जिले की मोर्शी तहसील में आर्ट ऑफ लिविंग ने अपनी गतिविधियाँ शुरू की थीं, वह उपहास का पात्र बना था। अपनी राज्य सरकार की आलोचना की गई थी कि वह असफलताओं को छुपाने और क्षेत्र के कपास इलाके में किसानों की बढ़ती आत्महत्या की दर को कम करने के लिए परेशान किसानों को आध्यात्मिकता के कड़े अभ्यास करने के लिए बाध्य कर रही है।

आलोचना के बावजूद आर्ट ऑफ लिविंग ने वाई.एल.टी.पी. के साथ मिलकर 'प्रोजेक्ट विदर्भ स्वावलंबन कार्यक्रम' की शुरुआत की। किसानों में आशावादी दृष्टिकोण फैलाने के लिए वह अपने प्रयासों में जुटी रही। महाराष्ट्र के विभिन्न हिस्सों से आए 50 युवा नेताओं के मजबूत दल के साथ शुरुआत करते हुए 'आर्ट ऑफ लिविंग फाउंडेशन' ने गाँववालों के लिए बेसिक कोर्स आयोजित किए। उसी के साथ-साथ उसने उन्हें खेती की नई तकनीकों में भी प्रशिक्षित किया। इसके अलावा, उन्हें रसायन-मुक्त खेती, जीरो बजट खेती, पशु धन और बारिश के पानी

से सिंचाई करने जैसी उपयोगी बातें सिखाने के लिए कैंप भी लगाए गए।

आज तक चल रहा यह प्रोग्राम उन्हें बारिश के पानी को सोखाई गड्ढों के द्वारा संरक्षित रखने में सहायता कर रहा है। अत्यधिक महँगे कीटनाशक और खाद की बजाय उसने फसलों व पुराने वानस्पतिक खाद के इस्तेमाल के तरीके की भी शुरुआत की है। ऐसा फसलों की लागत को कम करने के लिए किया गया है।

किसानों की मदद करने के अलावा यह प्रोग्राम गाँववालों के जीवन-स्तर को सुधारने और व्यावसायिक पाठ्यक्रमों द्वारा महिलाओं के सशक्तीकरण के लिए भी कार्य करता है। संक्षेप में, वह किसानों के मनोवैज्ञानिक बिखराव को ठीक करने के साथ-साथ आर्थिक रूप से संभव खेती की तकनीकों को भी लागू करने की कोशिश करता है। उम्मीद की किरण दिखाई देने के कारण आज 507 से अधिक गाँववासी इस कार्यक्रम का लाभ उठा रहे हैं।

इन गाँवों में सुबह की शुरुआत युवाचार्यों के निरीक्षण में गाँववालों के श्वसन अभ्यासों व ध्यान करने के लिए इकट्ठा होने से होती है। कोर्स ने गाँववालों के बीच अपनेपन और मिल-जुलकर रहने की भावना सुदृढ़ की है। विदर्भ में अपनी यात्रा के दौरान श्रीश्री ने इस कठिन समय में लोगों से एक-दूसरे को सहयोग देने के लिए प्रेरित किया। ''आत्महत्या करना मूर्खता है। यह किसी भी समस्या का समाधान नहीं है। अगर एक परिवार के पास बिलकुल भी खाना नहीं है और उसके पड़ोसी के पास दो दिन का खाना है तो उसे बिना झिझके उस परिवार की मदद करनी चाहिए, जिसके पास खाना नहीं है। देश की प्रगति दल और जाति विभाजन के कारण बाधित हुई है। ऐसे सारे दोषों से दूर रहें और जरूरतमंद की सहायता करें।'' उन्होंने कहा।

वे किसान, जो अपने अवसाद व आत्महत्या करने की प्रवृत्तियों से कुशलता से बाहर आ गए, उन्होंने श्रीश्री से बात की और उस समय उन्हें उम्मीद की किरण दिखाने के लिए धन्यवाद किया, जब इलाके में बार-बार फसल खराब होने की वजह से सबकुछ छिनता हुआ प्रतीत हो रहा था।

उन्होंने कहा कि 'प्रोजेक्ट विदर्भ स्वावलंबन प्रोग्राम' और वाई.एल.टी.पी. ने न सिर्फ उनका मनोबल बढ़ाया है, वरन् आत्महत्या करने की व्याकुलता से छुटकारा पाने की तकनीकों के बारे में भी बताने में उनकी मदद की है। अमरावती जिले के निम्धी गाँव के आनंद अमरूते का कहना है, ''आर्ट ऑफ लिविंग से हमारे जीवन में एक ऐसा परिवर्तन आया है, जिसने हमें सही दिशा दिखाई है। मैंने अपनी सारी बुरी आदतें छोड़ दी हैं। मेरे स्वास्थ्य में सुधार हुआ है। मैं बहुत मोटा था। सुदर्शन

क्रिया की वजह से मेरा 10 किलो वजन कम हो गया।''

उसके 19 वर्षीय बेटे कल्पेश ने वाई.एल.टी.पी. में नाम दर्ज कराया है। अमरूते ने अपने 3 एकड़ खेत में रासायनिक खादों का इस्तेमाल करना बंद कर दिया है और उसके बजाय वह कृमि-वानस्पतिक खाद तकनीक का इस्तेमाल कर रहा है, जिसे उसने शिविर में सीखा था। निम्धी के 500 से अधिक लोगों ने जीवन जीने की कला को अपना लिया है। अधिकांश लोगों ने शराब पीने तथा अन्य बुरी आदतों को छोड़ दिया है। इससे उनके पारिवारिक जीवन में एक व्यापक परिवर्तन आया है। पारिवारिक मतभेद व तनाव घट गया है और लोगों को शांति मिली है। अमरूते ने हमें बताया—

> ''हमने अब तक जिन 151 गाँवों में काम किया है, उनमें एक भी आत्महत्या का मामला सामने नहीं आया है। वह उस समय की स्थितियों से एकदम परे है, जब हर आठ घंटे में एक किसान आत्महत्या कर रहा था।'' कहना है विजय देके का, जो इन उपक्रमणों की देख-रेख कर रहा है। निश्चित रूप से इस प्रोजेक्ट ने किसानों के जीवन को सामान्य बना दिया है और सदमे से राहत दिलाई है। आर्ट ऑफ लिविंग ने लोगों को एक नई जिंदगी दी है, विशेषकर युवाओं को, जो ऐसे व्यक्ति बन रहे हैं, जो मानसिक व शारीरिक दोनों रूपों से मजबूत हैं और जो कुल मिलाकर समाज की अच्छी सेवा कर सकें।''

## धरती के पद-दलित

जाति व्यवस्था भारतीय समाज का सबसे भ्रामक और सबसे निंदनीय पहलू है। यह मूलत: समाज में कार्य के बँटवारे की एक व्यवस्था थी, वैसा ही जैसा मध्य युग में यूरोप में श्रेणियाँ हुआ करती थीं। पर जैसाकि श्रीअरविंद का कहना था, ''इसमें कोई संशय नहीं है कि जातिप्रथा का अध:पतन हुआ है। उसे आध्यात्मिक योग्यताओं द्वारा निर्धारित किया जाता था, जो एक समय में अनिवार्य थीं और पेशे व जन्म के सिर्फ भौतिक परीक्षणों के द्वारा गढ़ी होती थीं।''

आज हम देख सकते हैं कि अनेक भारतीय राजनीतिज्ञ धर्म और जाति के आधार पर देश को विभाजित कर रहे हैं। जाति व्यवस्था वोट प्राप्त करने का एक माध्यम बन गई है, क्योंकि निम्न जातियाँ व मुसलमान निर्वाचक गण का लगभग 70 प्रतिशत हैं। फिर भी, यह भी सच है कि जाति व्यवस्था के नाम पर अक्षम्य मानव अधिकारों का दुरुपयोग किया जाता है। हालाँकि महात्मा गांधी जैसे कई

सुधारकों ने छुआछूत के विरोध में अपनी आवाज उठाई थी, जो आज भी भारत के कई ग्रामीण इलाकों में व्याप्त है।

श्रीश्री मानते हैं कि हालाँकि जाति आधारित अतिक्रमणों और भेदभावों की रक्षा करने के लिए कई कानून हैं, पर केवल हृदय व मन में होनेवाला परिवर्तन ही अपेक्षित बदलाव ला सकता है। वह कहते हैं कि इस सामाजिक कलंक के विरुद्ध एक साथ मिलकर आवाज उठाने के लिए हर वर्ग के जागरूक नागरिकों की जरूरत है।

वस्तुत: राजनीतिज्ञों के इस कार्य को करने से कहीं पहले श्रीश्री उच्च जाति के हिंदुओं को दलितों के साथ बातचीत करने के लिए संगठित करने के कार्य में जुटे हैं। इसलिए वर्ष 2007 में दिल्ली में 'ट्रुथ एंड रीकांसिलेशन' नामक एक विशेष कॉन्फ्रेंस का आयोजन किया गया। बदलाव लाने के लिए इस ऐतिहासिक सम्मेलन में कई सामाजिक समूहों व गैर-सरकारी संगठनों ने हिस्सा लिया। इस सम्मेलन में सात-सूत्रीय एक कार्य-योजना का समर्थन किया, जो पूरे भारत तक संदेश पहुँचाएगी।

उच्च जाति के हिंदुओं का सबसे असंवैधानिक कार्य है दलितों को मंदिरों में प्रवेश को अनुमति न देना। यह ऐसा भेदभाव है, जिसके दुनिया में कोई मायने नहीं हैं, जो रंग, जाति या वर्ग के आधार पर पृथक्करण से आगे निकल चुका है। इस कॉन्फ्रेंस में जो एक कार्य-योजना सामने आई, वह थी इस भेदभाव को दूर करने की दिशा में काम करना। उदाहरण के लिए, सामूहिक उत्सव, जिसमें सामुदायिक भोज भी शामिल है, वे उन लोगों के बीच एक-दूसरे को समझने का बेहतर भाव उत्पन्न करेंगे, जो युगों से एक-दूसरे के विरुद्ध हैं।

इसके अलावा दलितों के लिए अलग बरतनों के प्रयोग को हटाना और समाज की आर्थिक रूप से कमजोर महिलाओं का सशक्तीकरण, चाहे वे किसी भी जाति की हों, अन्य ऐसी चीजें थीं, जिस पर सबने सहमति जताई।

जैसाकि श्रीश्री कहते हैं, ''अगर आप एक जागरूक समाज बनाने का लक्ष्य रखते हैं तो शिक्षा एक अनिवार्य माध्यम है।'' शिक्षा सुविधाएँ प्रदान करना, विशेषकर समाज के कमजोर वर्गों को, अति आवश्यक है। वस्तुत: दलित बच्चों को आध्यात्मिक व धार्मिक कार्यों में भी शिक्षित करना चाहिए—अध्ययन के वे विषय, जिन्हें पढ़ने की उन्हें हजारों वर्षों से इजाजत नहीं है।

भारतीय संविधान बिना किसी भेदभाव के प्रत्येक व्यक्ति को समानता व न्याय का अधिकार देता है और बिना विलंब किए इसको लागू किया जाना चाहिए।

यद्यपि हमें किसी भी स्थिति में उन लोगों को दोष या उनकी निंदा नहीं

करनी चाहिए, जिनका जन्म उच्च जाति में हुआ है। हिंदुओं को जाति व्यवस्था का उपयोग निर्लज्जता से अपने विरुद्ध करने की अनुमति नहीं देनी चाहिए, जैसाकि पिछली दो सदियों से धर्म-प्रमुखों और भारतीय राजनीतिज्ञों द्वारा अपने स्वार्थ के लिए आजादी से पहले और बाद में भी किया जा रहा है।

और उन निंदनीय ब्राह्मणों का क्या? वैदिक समय में पुजारी, जो त्याग करनेवालों की तरह काम करते थे और ऐसे कवि, तांत्रिक व योगी थे, जो जीवन में अन्य कोई काम नहीं करते थे और उनकी स्थिति इस प्रकार आनुवंशिक नहीं थी, वरन् उनकी आंतरिक क्षमताओं पर निर्भर थी। और यही बात योद्धाओं, व्यापारियों और उन लोगों के साथ थी, जो अन्य दूसरे लाभों से जुड़े थे। अरविंद अपनी पुस्तक 'फाउंडेशंस ऑफ इंडियन कल्चर' में लिखते हैं—''यहाँ तक कि जब ये वर्ग आनुवंशिक बन गए, राजाओं से लेकर शूद्रों तक, ब्राह्मणों का आधिपत्य ईश-संयुक्ति में नहीं बदला, क्योंकि ब्राह्मण अपने लगातार बढ़ते और पूर्ण प्रभुत्व के बावजूद राजनीतिक ताकत को छीन नहीं पाए।'' ऋषि का एक विशिष्ट स्थान होता था—जो किसी भी जाति से पैदा हुआ मनीषी होता था, जो अकसर राजा का सलाहकार होता था, जिसका वह धार्मिक शिक्षक भी हुआ करता था। फ्रांस की बात लें, जैसे कि जहाँ चर्च इतना समृद्ध और शक्तिशाली बन गया था कि फ्रांसीसी क्रांति के दौरान नए गणतंत्र ने शासन व चर्च को पृथक् करने का निश्चय किया।

अन्य भ्रामक धारणा यह है कि ब्राह्मण अत्यंत अमीर होते हैं। इसका इस्तेमाल भारत में हिंदू मंदिरों में लूटपाट और उन्हें गिराने की बात को न्यायसंगत ठहराने के लिए पश्चिमी और मुसलमान इतिहासकारों ने किया था। क्या वास्तव में ब्राह्मण इतने अमीर हैं?

अपने आस-पास देखिए, वस्तुतः आपको ऐसे ब्राह्मण दिखाई देंगे, जो न सिर्फ गरीब हैं, बल्कि उनमें भेदभाव भी किया जाता है। कश्मीरी पंडितों को ही देखें, जो कश्मीर घाटी का मूल ब्राह्मण समुदाय है। लगभग 40,000 कश्मीरी पंडितों को डर के साये में अपने पैतृक घरों को छोड़कर भागना पड़ा और आज वे अपने ही देश में शरणार्थियों की तरह रह रहे हैं। क्या आप जानते हैं कि आपको दिल्ली में ब्राह्मण रिक्शाचालक और कुली मिल जाएँगे, जिनमें से अधिकांश झुग्गी-झोंपड़ियों में रह रहे हैं? क्या आप जानते हैं कि दिल्ली में अधिकांश सार्वजनिक शौचालयों की सफाई ब्राह्मण करते हैं? या यह कि कई छोटे मंदिरों में अनेक पुजारी अल्प वेतन में गुजारा कर रहे हैं? इसके बावजूद जैसाकि फ्रांसीसी इतिहासकार एलेन डेनियलो ने लिखा है—''दर्शन, कला और विज्ञान की शिक्षा, जो प्रतिष्ठित

भारतीय सांस्कृतिक परंपरा का हिस्सा हैं, उनकी बहुत ज्यादा अवहेलना की गई और वे केवल ब्राह्मणों की वजह से ही जीवित रह पाई, जिन्होंने बिना प्रशासन की मदद के उन परंपराओं को बचाए रखा।''

श्रीश्री रविशंकर ने अकसर आरक्षण के मुद्दे पर तेजी से फैलती सनक पर अपनी चिंता व्यक्त की है। यह मानते हुए कि जाति-आधारित आरक्षण समाज में भेदभाव को खत्म नहीं करेगा। वह कहते हैं, ''किसी ऐसी जाति में पैदा होना कोई पाप नहीं है, विपरीत भेदभाव न्याय का तरीका नहीं है।''

श्रीश्री के अनुसार, ''भारत को ऐसे उपायों की जरूरत है, जो देश को संगठित करे और हर स्तर से असमानता को मिटा दे। जाति के आधार पर आरक्षण न सिर्फ देश को विभाजित कर देगा, बल्कि हमारे लोगों के आत्मसम्मान को भी आहत करेगा।'' उन्होंने जाति व धर्म के नाम पर होनेवाले विभाजन तथा भेदभाव को रोकने के लिए राजनीतिज्ञों से अपील की।

□

# 8

# जेल में चिकित्सा

हममें से अधिकांश लोगों के लिए जेलों के बारे में जानकारी केवल फिल्मों द्वारा ही मिल पाती है, जो कैदियों के जीवन की हिंसा एवं क्रूरता को सनसनीखेज ढंग से दिखाती हैं। ये उन्हें दर्द के कंक्रीट घरों की तरह दिखाती हैं, जो काँटेदार तारों की झाड़ियों से घिरे होते हैं। फिर भी जेल और सुधार ग्रह हमेशा हिंसा के भयानक अड्डे नहीं होते हैं, जैसाकि हम सोचते हैं। यह सच है कि अपना जीवन जेल की बंद कोठरी में रहकर बिताने से बढ़कर और कोई दुर्भाग्य नहीं हो सकता है। कभी दुनिया को न देख पाने और अच्छी तरह से यह बात जानने कि हम वहीं मर जाएँगे, कोई अन्य चीज ध्यान भटकाने के लिए न होने के कारण अपने से आमने-सामने मिलने का अनुभव एक अनुकंपा भी हो सकता है और व्यक्ति को ईश्वर के करीब आने का मौका मिलता है। भारत की आजादी के संघर्ष के दौरान श्रीअरविंद ने एक वर्ष अलीपुर जेल में बिताया था। उन्होंने अपने उस अनुभव को इस तरह व्यक्त किया है—

> ''अज्ञेयवादी मेरे भीतर था, नास्तिक मेरे भीतर था, संशयी मेरे भीतर था और मैं पूरी तरह से आश्वस्त नहीं था कि वास्तव में ईश्वर है कि नहीं। पर अब सबकुछ बदल गया था···मैंने जेल में बिताए एक साल की कैद के बारे में बताया है।···मेरे लिए उसे आश्रम में बिताया एक वर्ष कहना ज्यादा उपयुक्त होगा। अंग्रेजी सरकार के रोष का केवल एक परिणाम हुआ कि मुझे ईश्वर मिल गया।''

इस सिद्धांत को मानते हुए कि प्रत्येक दोषी केवल अपनी परिस्थितियों का शिकार होता है, जेलों और बाल कारावास केंद्रों के अत्यधिक तनावपूर्ण वातावरण के लिए

श्रीश्री द्वारा प्रिजन 'स्मार्ट' (SMART) प्रोग्राम तैयार किया गया था। जैसाकि श्रीश्री कहते हैं, ''अगर हम अपने स्वयं के जीवन का आकलन करते हैं तो हम जानेंगे कि ऐसा कुछ नहीं है, जो हमने स्वयं नहीं किया, अपने कई जन्मों के दौरान कोई पाप हमने नहीं किया। ऐसा करने से हम जेल में बंद पुरुषों और महिलाओं को, जो हमारे भाई और बहन ही हैं, सही-गलत कहना या उनकी आलोचना करना बंद कर देंगे।''

भारत और विदेशों, दोनों जगह आर्ट ऑफ लिविंग के शिक्षकों द्वारा जेलों में किया गया कार्य किसी आश्चर्य से कम नहीं है। यहाँ सारे नाम लेना संभव नहीं है, पर ऐसी कई जेल हैं, जिनमें सुदर्शन क्रिया की वजह से प्यार और बदलाव की वास्तविक क्रांति हुई है।

कोर्स करने के बाद हरियाणा के एक सज्जन की कहानी स्वयं को जानने व व्यापक बदलाव की है। उसके स्वयं के शब्दों में—

''जहाँ तक मुझे याद है, मैं हमेशा से अस्थिर, स्वच्छंद और मनमौजी था। यद्यपि मेरी बुद्धि बहुत तीक्ष्ण थी और मैं हर चीज को जानने को उत्सुक रहता था, मुझे स्कूल जाना पसंद नहीं था और मैंने आठवीं कक्षा के बाद पढ़ने से मना कर दिया था। मेरे पिता पुलिस में थे, पर मैं उनके कदमों पर नहीं चलना चाहता था, इसलिए उन्होंने मुझे एक ऑटोमोबाइल की वर्कशॉप में काम सीखने के लिए भेज दिया। मैं उस काम को सीखने के लिए वहाँ तीन वर्ष रहा; पर ग्रीस और गंदगी से उकताकर मैंने वह काम छोड़ दिया। मैं बहुत जल्दी बहुत सारा पैसा कमाना चाहता था।

''मैंने एक डेयरी फार्म खोला और व्यापार को बढ़ाने के लिए हर संभव तरीके को अपनाया। कुछ समय सफलतापूर्वक चलने के बाद उसने घाटा दिखाना शुरू कर दिया; पर मैं बहुत शीघ्रता से उससे बाहर निकल ट्रांसपोर्ट के कारोबार से जुड़ गया। उसने भी कुछ समय तक अच्छा मुनाफा दिया, पर जैसे ही कारोबार में गिरावट आने की वजह से समस्या आने लगी, मैं उसे भी छोड़ने को तैयार हो गया।

''मैं चार वर्षों के लिए मध्य-पूर्व गया और हर तरह के छोटे-मोटे काम किए। मेरे वापस आने के बाद मेरे पिता, जो अब तक सेवानिवृत्त हो चुके थे, ने मुझसे वित्त प्रबंधन और पासपोर्ट बनाने के पारिवारिक कारोबार से जुड़ने के लिए कहा। कारोबार बढ़ने लगा और हमेशा की तरह मेरा दिमाग भी दौड़ने लगा। अच्छा काम मिलता रहे, इसके लिए मैं ग्राहकों का मन जीतने, उन्हें खिलाने और उनका मनोरंजन करने के लिए कुछ भी करने को तत्पर रहता।

''तेजी से होनेवाली मेरी तरक्की ने मुझे घमंडी बना दिया। मैं उस समय अपने

जीवन के उस बिंदु पर था, जहाँ मुझे लगा था कि मैं कुछ भी कर सकता हूँ और कुछ भी और कोई भी मेरे रास्ते में नहीं आ सकता है। तभी वह भाग्य-निर्णायक घटना घटी।

''एक बार मैं देर रात तक अपने मित्रों के साथ बैठा शराब पी रहा था। मेरे साथियों में पुलिस का असिस्टेंट कमिश्नर भी था, जो मेरे द्वारा प्राप्त कमीशन के कारण अकसर मेरी ओर से आँखें बंद किए रहता था। उस रात उसने मुझसे एक लाख रुपए माँगे। जब मैंने देने से इनकार कर दिया, तो उसने मुझे धमकी दी कि मैं इसका परिणाम भुगतने के लिए तैयार रहूँ। दोनों का क्रोध भड़का और एक भयानक झगड़ा छिड़ गया, जिसमें हम एक-दूसरे को मारने लगे। उसी पागलपन में मुझे कुछ पता चलता, उससे पहले ही मेरे हाथों उसकी मृत्यु हो गई। मैं पल भर को स्तब्ध रह गया; पर मेरा दिमाग अभी भी काम कर रहा था और मैं अपने अपराध को मिटाने में जुट गया। कुछ दिनों के बाद मुझे पुलिस पकड़कर ले गई और मैं तिहाड़ जेल में बंद कर दिया गया।

''यहाँ मैं हमेशा की तरह बिना किसी पछतावे के रह रहा था। पिंजरे में बंद शेर की तरह मैंने अपना एक अधिकार-क्षेत्र बना लिया और उसके अनुसार काम करने लगा। मुझे अपने बैरक में अन्य कैदियों पर नजर रखने के लिए चुना गया। जेल के कैंपस में क्या काम करने हैं, मैं उन्हें बताता था। वे सब जानते थे कि अगर वे मुझसे कोई गलत व्यवहार करेंगे तो उनके लिए यह अच्छा नहीं होगा। पानी, दूध और शौचालय आदि के लिए लाइन तोड़ना मेरे अधिकार-क्षेत्र में था। जब तक मेरी तरफ से अति नहीं हो गई। काफी समय तक तो वे चुप रहे और फिर उच्च अधिकारियों तक मेरी शिकायतें पहुँचीं। तब मुझे एकांत कारावास दे दिया गया।

''सात अन्य कैदियों के साथ अगले आठ महीनों तक मुझे 10 फीट चौड़ी और 10 फीट लंबी कोठरी में 'एकांतवास' दे दिया गया। उसमें सिर्फ एक ही शौचालय था, जिसमें हम नहाते थे और अन्य दूसरे काम करते थे। गरमियों का ताप और बदबू असहनीय थी। कोठरी के अंदर हमें हमारा भोजन दिया जाता था और हमें सुबह व शाम को केवल 15 मिनट के लिए अपने पैर फैलाने की इजाजत थी। अपनी कैद से पहले मैंने आर्ट ऑफ लिविंग के बेसिक कोर्स में नामांकन कराया था। घर के बने खाने की लालसा, जो अन्य कैदियों के रिश्तेदार लाते थे, ने मुझे आकर्षित किया। जहाँ कोर्स आयोजित कराया गया था, वह स्थान उसके बगल में ही था। मैं हमेशा अपनी गुस्ताखियों से बच निकलता था। यही वजह थी कि मैंने कोर्स के लिए नाम लिखवाया था। मुझे नहीं पता था कि मैंने क्या किया था!

''बोरियत और एक्सरसाइज की कमी के कारण मैं उसके पूरे सत्र को करने लगा। जैसाकि कोर्स के दौरान बताया गया था, मैं कुछ भी ठीक से नहीं करता था, क्योंकि

मेरा ध्यान तो खाने पर लगा रहता था। यह कुछ अजीब था, पर मुझे कुछ हो रहा था¨ऐसा, जो आज तक मेरे जीवन में नहीं हुआ था। मेरा अस्थिर और बेचैन रहनेवाला दिमाग लगता था, शांत हो गया था।

''अपने अन्य साथियों से बात करने की जरूरत महसूस किए मैं घंटों अपने में डूबा क्रिया करता रहता। वस्तुतः मुझे इसमें इतना आनंद आ रहा था कि एकांत कारावास में बिताए जानेवाला मेरा समय ज्यादा सहनीय बन गया था। मेरे भीतर एक बदलाव आ रहा था।

''एकांत कारावास से बाहर निकलने के बाद मैंने आर्ट ऑफ लिविंग एडवांस कोर्स के लिए नाम लिखवाया। मेडीटेशन ने मुझे अभिभूत कर दिया था और मैं अपना विकास निरंतर करता गया। सुबह 3 बजे उठकर मैं अपने भीतर की निश्चलता में शांत बने रहने की आंतरिक यात्रा शुरू करता। अपने को पूरी तरह से एक चादर से ढककर मैं अपनी कोठरी में घंटों बैठकर मेडीटेशन करता। मुझे लगता है, इसने न सिर्फ बाकी लोगों को हैरानी में डाला, वरन् मुझे भी; मैं एक दहशत व दूसरों को तंग करनेवाले व्यक्ति से शांत व आत्म-संतुष्ट व्यक्ति बन गया था। अब मेरे दिमाग की ऊर्जा जेल को दूसरों के रहने के लिए बेहतर स्थान बनाने की ओर सकारात्मक दिशा में लगी है।

''कोर्स के द्वारा एक बिंदु, जो सचमुच मुझे सही लगता है, वह है कि विरोधी मूल्य जीवन में पूरक होते हैं। अगर उतार होगा तो चढ़ाव भी होगा। हममें उनसे गुजरने और सँभलने की ताकत होनी चाहिए। स्थितियों से भागना और नुकसान उठाना ठीक नहीं है, जो किसी भी क्षेत्र में सफलता पाने के लिए अनिवार्य है। मैं बहुत तेजी से हर चीज अच्छी चाहता था। बुरे समय में प्रवाह के साथ धैर्यपूर्वक नहीं चला।

''हालाँकि मैंने 'सृजन' (SRIJAN—सोशल रीहेबिलिटेशन ऑफ इंमेंट्स इन जेल एंड एडिंग द नीडी) वर्कशॉप में हिस्सा नहीं लिया, पर मैं कई अन्य तरीकों से सक्रिय था। मैंने समारोहों का आयोजन, उनका निरीक्षण करना और आर्ट ऑफ लिविंग द्वारा किए जानेवाले नाटक 'उदिशा' का आयोजन, यहाँ तक कि उसमें अभिनय भी करने लगा। 'सृजन' टीम का एक हिस्सा होना और अभिनय ने मुझे इतना आत्मविश्वास दिया कि मैं अपने जीवन के बारे में चिंतन और दूसरों के साथ अपने पुराने कामों को ईमानदारी से बाँटने लगा। मेरे पूरे दृष्टिकोण में इतना बदलाव आया कि मैंने संपादकजी के सुझाव पर साथियों के लिए योग कक्षाएँ भी लेनी शुरू कर दीं। संपादकजी मेरे ऐसे अन्य साथी थे, जिन्होंने अपनी विनम्रता और सरलता के द्वारा मुझे प्रभावित किया था।

"इसी समय मेरी आंतरिक यात्रा डाँवाँडोल होने लगी, क्योंकि मैंने अपने भीतर सजा का डर भी पाल लिया था। मैंने अभी तक अपने अपराध को स्वीकारा नहीं था। मेडीटेशन करते रहने से सच बताने की इच्छा मेरे अंदर बलवती होने लगी और मैंने ईश्वर से क्षमा माँगी। मेरा पूर्ण समर्पण का यह सच जैसे ही मेरे भीतर खुला, मुझे इस आश्वासन के साथ एक चमक का आभास हुआ कि चाहे कुछ हो जाए, मेरा खयाल रखा जाएगा। मैं न्यायाधीश को सच बताने और सजा के लिए तैयार था। अब ईश्वर की इच्छा द्वारा मेरे जीवन को चलना था। मेरा जीवन अब उसका था।

"आज अपनी सजा पूरी करने के बाद हालाँकि मैं मुक्त इनसान हूँ, मैं अपने कार्यों के प्रति पूर्ण जिम्मेदारी लेता हूँ और इसलिए पूरी दुनिया के साथ अपनी कहानी बाँट रहा हूँ। यह जरूरी था कि मैं जेल जाऊँ और वहाँ अपने अनुभवों के द्वारा अनुशासन सीखूँ, अन्यथा यह पूर्णतया अध:पतन होता। अगर आर्ट ऑफ लिविंग के द्वारा मेरा परिचय इन शिक्षाओं से नहीं करवाया जाता तो मैंने अपने तरीकों पर इतने गहनतम ढंग से विचार नहीं किया होता और न यह समझा होता कि मैं कहाँ-कहाँ गलत था। मैंने बाहर इस शिक्षा को आत्मसात् नहीं किया होता, इसलिए यहाँ आना अप्रत्यक्ष वरदान ही था। मैं बिलकुल ही एक अलग व परिवर्तित इनसान बन गया। अब मेरा कारोबार अच्छा चल रहा है और मैं गुरुजी द्वारा दिखाए मार्ग का अनुसरण कर रहा हूँ। सुदर्शन क्रिया के द्वारा जो कृपा और आशीर्वाद मुझे उनके द्वारा मिला है, उसके लिए मैं उनका आभारी हूँ। मैं प्रार्थना करता हूँ कि किसी दिन मैं उनकी सेवा बहुत अच्छे से कर पाऊँ।"

'सृजन' की शुरुआत दिल्ली की तिहाड़ जेल में हुई थी और वह भारत के कई जेलों में कार्य कर रहा है। यह कैदियों को व्यावसायिक कौशल सिखाता है और उन्हें उन निपुणताओं में पारंगत करता है, जो रिहाई के बाद उन्हें आत्मनिर्भर बनाने में मदद करें। 12,000 कैदियों (कुछ उच्च जोखिम वर्ग में हैं) वाला तिहाड़ जेल एशिया की विशालतम जेलों में से एक है और इस जेल में चलने वाले प्रोग्राम भी सबसे ज्यादा सफल हुए हैं। वनिका, जो दिल्ली में प्रोग्राम के साथ सक्रिय रूप से सम्मिलित है, के अनुसार—आज तक 25,000 कैदियों को इस कोर्स से फायदा पहुँच चुका है। भारत जेलों व कैदियों का सबसे विशालतम केंद्र है, जहाँ 'प्रिजन स्मार्ट' प्रोग्राम आयोजित किया गया। इसे 100 जेलों में चलाया गया और पूरे देश में 52,000 कैदियों के जीवन में इससे बदलाव आया। पश्चिम बंगाल, जम्मू व कश्मीर, बिहार और गुजरात जैसे कई राज्यों ने अपनी सारी जेलों व सुधार-गृहों में प्रोग्राम आयोजित करने के लिए आर्ट

ऑफ लिविंग के साथ गठजोड़ किया। आर्ट ऑफ लिविंग के आँकड़ों के अनुसार लगभग 3,550 कैदी नियमित रूप से इस प्रोग्राम में हिस्सा लेते हैं।

सन् 1992 से पूरी दुनिया में यह प्रोग्राम 1,20,000 कैदियों तक पहुँचा, उन्हें प्रभावित किया और उनके जीवन को बदल चुका है। यह क्रोधी, अवसादग्रस्त, परेशान और तनावग्रस्त, यहाँ तक कि नशे के आदी लोगों को अपने जीवन की कमान अपने हाथ में लेने और अपना आत्म-सम्मान वापस पाने में मदद करता है, जैसे कि ये कुछ प्रमाण इसका साक्ष्य देते हैं। (व्यक्तियों की पहचान छिपाने के लिए कुछ नाम हटा दिए गए हैं।)

दुनिया भर के पुलिसवालों को अपने काम की वजह से तनाव के परिणामों को झेलना पड़ता है। जो पुलिस अफसर तनाव में हैं, उनके पास काम का अत्यधिक बोझ है, जिसकी वजह से वे अपने काम पर ध्यान नहीं दे पाते हैं। पुलिस अफसरों को जो गोली चलाने का अधिकार दिया जाता है, उसका इस्तेमाल उन्हें बहुत ध्यान से करना चाहिए। यह तभी संभव है जब पुलिसवाले तनाव-मुक्त हों। जो अफसर तनाव में होते हैं, वे उनकी अपेक्षा जो अपना खयाल रखते हैं, अपनी ताकत का दुरुपयोग कर सकते हैं और करते भी हैं, जैसाकि अल्रिक ने किया, जो जर्मनी के जेल में अपने समय में दहशत में रह रहा था—

> ''मुझ पर चोरी का आरोप लगा था, इसलिए मुझे सजा मिली थी। एक पल में ही मेरी जिंदगी बदल गई। मैं एक एहसास का गुलाम बन गया, जो था डर। मैं डरा हुआ था और यह सोचकर डर लगता था कि ये लोग मेरे साथ जाने क्या करें! मैं उससे बाहर निकलने का रास्ता ढूँढ़ रहा था। जब मुझे बेसिक कोर्स करने का अवसर मिला, मैंने उसे उतनी ही अत्यावश्यकता के साथ अपना लिया, जितनी अत्यावश्यकता के साथ कोई समुद्र के बीच भँवर में फँसने पर लाइफ जैकेट को पहनता है। कोर्स का प्रभाव इतना गहरा था कि मैंने तुरंत एडवांस कोर्स में भी प्रवेश ले लिया। अब मैं डर को जानता तक नहीं हूँ। मुझे चाहे जैसी भी परिस्थितियों से क्यों न गुजरना पड़े, मैंने जीने का आत्मविश्वास पा लिया है। मेरे साथ क्या हुआ है, उसकी उपयुक्तता को जाँचनेवाला मैं हूँ कौन? मैंने स्थिति की अनिवार्यता को स्वीकार कर लिया था, और ऐसा करने से मैंने लोहे की उन कड़ियों को तोड़ दिया था, जो मेरी आत्मा को जकड़े हुए थीं। मैंने अपने जीवन में एक नई दिशा प्राप्त कर ली थी। कोर्स से मैंने जो भी पाया था, चाहे वह संवेगात्मक रूप से हो या आध्यात्मिक, मेरी सबसे बड़ी इच्छा थी कि उस संगठन का एक हिस्सा बन जाऊँ और मानवता की सेवा करूँ।''

किरण बेदी एक बहुत ही सक्रिय और स्पष्टतावादी पुलिस अफसर हैं। उनके प्रयासों से उनकी कार्यावधि के दौरान तिहाड़ जेल 'तिहाड़ आश्रम' में परिवर्तित हो पाया था। उनकी पहल पर ही मेडीटेशन, प्राणायाम और योग जैसी होलिस्टिक तकनीकें कैदियों को संसार के बेहतर नागरिकों में बदलने के लिए बदलाव के साधनों के रूप में शुरू की गई थीं।

जब वह दिल्ली में 'पुलिस ट्रेनिंग कॉलेज' की संयुक्त आयुक्त थीं, उन्होंने इस विश्वास के साथ वहाँ इस प्रोग्राम की शुरुआत की थी कि कैदियों को सुधारने में मदद करने में पुलिस को उनके प्रति दयालु बनाने में प्रशिक्षण देना महत्त्वपूर्ण है। वह कहती हैं—

> ''पुलिस को यह सिखाने के लिए कि तनाव से कैसे निबटा जाए और किस तरह सहृदयता के साथ अपराधियों के साथ व्यवहार किया जाए, 'दिल्ली पुलिस ट्रेनिंग कॉलेज' के लिए 'जेल प्रशिक्षण' (प्रिजन ट्रेनिंग) संचालित किया गया था। इसके चमत्कारिक प्रभाव देखने को मिले। डरानेवाले होने के बजाय अपराधियों व पुलिस के बीच संबंध मैत्रीपूर्ण व प्रेरक बन गए।''

यह उदाहरण न केवल भारत की, वरन् पूरे विश्व की जेलों, जैसे रूस, जर्मनी, दक्षिण अफ्रीका, ब्रिटेन व अमेरिका में सफलतापूर्वक दोहराया गया। जैसाकि अनुसंधान दरशाते हैं, इसके लाभ दूरगामी थे। अमेरिका में जेलों में हुए अनुसंधान आँख खोलने वाले थे—

- 80 प्रतिशत कैदियों ने बताया कि वे कोर्स करने के बाद पूरी रात चैन से सो पाए।
- 60 प्रतिशत कैदियों ने बताया कि उन्हें स्टाफ व साथी कैदियों के प्रति कम क्रोध आया।
- जिन लोगों ने कोर्स में हिस्सा लिया, उनमें हिंसा, क्रोध, विद्रोह, अवसाद, डर जैसी भावनाओं तथा अकेलापन महसूस करने की भावना में काफी कमी आई।
- अपराध–व्यसन यानी कैदियों के बार–बार जेल में आने की प्रवृत्ति में काफी कमी आई।
- पुलिस ने देखा कि नियमित अभ्यास के बाद पुलिस व कैदियों के संबंधों में एक अभूतपूर्व सुधार आया, न केवल अधिकारियों के साथ, वरन् आपस

में भी एक-दूसरे को समझने व सहयोग की भावना का विकास हुआ।

ये कथन ऊपरी अनुसंधान को प्रमाणित करते हैं। जॉन एच. ने जब 'प्रिजन स्मार्ट' प्रोग्राम किया तो वह अपने जीवन से पूर्णतया निराश हो चुके थे। हमें उन्होंने बताया—

"मुझे जेल में घुटन महसूस हो रही थी। अपराध-बोध, उत्पीड़न और अवसाद की भावनाएँ बहुत अधिक तीव्र होती जा रही थीं। मैं अपने आपको लटकाकर मार देना चाहता था, पर उसके लिए जगह व साधन नहीं मिल रहे थे। मैंने अपने पाजामे से भी यह करने की कोशिश की। मैं हर तरह से स्वयं को पूर्ण असफल महसूस कर रहा था और आनेवाले समय का सिर्फ निराशा से ही इंतजार कर सकता था, जिसमें भी मेरे लिए ऐसा ही दु:ख पाना तय था। मैं 10 नंबर वार्ड में रहता था। मुझे याद है कि मैं उस दिन बहुत तनावग्रस्त व परेशान था, जब यह घोषणा की गई थी कि आर्ट ऑफ लिविंग कोर्स शुरू होनेवाला है। मैंने उसमें हिस्सा लेने का निर्णय लिया। कोर्स खत्म करने के बाद हर चीज बदल गई। अब मैं रात को चैन से सो पाता हूँ। मुझमें एक ऊर्जा आ गई है और लोगों से अच्छे से बात करने को उत्सुक रहता हूँ। अब जीने की नई इच्छा जाग्रत् हो गई है। मैं नहीं जानता कि जीवन में आगे क्या होनेवाला है, पर मैं उसके लिए तैयार हूँ। अब वह मेरे लिए उदासी का माध्यम नहीं है।"

हैरी एच. कहते हैं—

"मैं जेल से बाहर आने का मौका तलाश रहा था, ताकि मेरे साथ जो घटा है, उसका मैं जवाब दे सकूँ। मुझे यातना दी जा रही थी, मैं उसका बदला लेना चाहता था। अगर मैंने यह कोर्स न किया होता तो शायद मैंने कम-से-कम 50 हत्याएँ और कर दी होतीं। रक्त-मांस का मैं एक पिंड बन जाता और पुलिस द्वारा मुठभेड़ में मारा जाता। पर कोर्स ने मुझे एहसास दिलाया कि मैं भी इनसान हूँ। पहले मैं स्वयं को एक सर्वनाश करनेवाला राक्षस मानता था; एक ऐसा पापी, जिसकी नियति में पाप करना ही लिखा था। वही मेरी एकमात्र पहचान थी; पर कोर्स के दौरान मैं स्वयं से एक मनुष्य की तरह मिला—केवल और केवल मनुष्य की तरह। बदला लेने की विषादजनक भूख की जगह प्यार फैलाने की आनंददायक इच्छा ने ले ली।"

सुदर्शन क्रिया का सबसे वर्णनीय प्रभाव है माफ करने की अधीरता, जैसा कि मारी एन. ने अनुभव किया—

''मैं बहुत ही प्रतिरोधी व्यक्ति की तरह बन रहा था। मैं अपनी जिंदगी से नाखुश था और उन लोगों के अहित की कामना करता था, जिनकी वजह से मैं जेल में आया था। पर आर्ट ऑफ लिविंग कोर्स करने के बाद मेरे सोचने के ढंग में एक बदलाव आया। अब मैं उस अवस्था में पहुँच चुका हूँ, जिसमें मैं अपने दुश्मनों को माफ कर सकता हूँ; बल्कि मैं तो उनका आभारी हूँ कि वे मुझे मेरे जीवन के इस मोड़ पर ले आए, जहाँ मुझे अपनी सोच की धारा को बदलने का अवसर मिला। किसी व्यक्ति की प्रमुख कमजोरियों को प्रदर्शित करने का एक घटना प्रेरित बिंदु हो सकती है। मेरी सजा ने मेरी गलतियों को नहीं उत्पन्न किया था। मैं अपनी भावनाओं को उचित सिद्ध नहीं कर पा रहा था और अपनी सजा को उनकी वजह मानता था। वस्तुत: मैं भी बहुत कृतज्ञ हूँ कि मुझे ऐसी स्थितियों में धकेला गया, जिन्होंने मेरी सारी छुपी हुई कमजोरियों को बाहर लाने में मदद की। उन्हें शक्ति के द्वारा गतिशील और जाग्रत् किया गया, ताकि उन्हें सुधारा जा सके। तब से मेरे दृष्टिकोण में एक अभूतपूर्व परिवर्तन आया है। उनमें से सबसे महत्त्वपूर्ण है, मेरी माफ कर देने की इच्छा।''

जेल में सजा काटने के बाद बाहर आना और दुबारा समाज के साथ रहना कभी आसान नहीं होता, चाहे आपने अपनी पूरी सजा ही क्यों न काट ली हो। एक अपराध-बोध हमेशा बने रहने के साथ-साथ लोगों की प्रतिक्रिया आपको लेकर क्या होगी, यह अस्थिरता भी बनी रहती है। जेल से छूटने के बाद कई कैदियों को समझ में नहीं आता कि वे क्या करें और वे अपनी पुरानी आदतों में पुन: लिप्त हो जाते हैं। यद्यपि यह देखा गया है कि अधिकांश कैदियों, जिन्होंने 'प्रिजन स्मार्ट' कोर्स किया, में ज्यादा आत्मविश्वास आ गया था और वे सम्मान के साथ सकारात्मक ढंग से जिंदगी पुन: शुरू करने को तैयार थे। अपने आपको जानने के ज्ञान से युक्त वे जानते थे कि अपना सिर ऊपर उठाते हुए एक बेहतर मनुष्य की तरह जेल से बाहर आना संभव है।

अमेरिका में एक अज्ञात कैदी ने बताया—

''मैं अजनबियों के बीच एक कैदी था—संभवत: उन्हें अजनबी नहीं कहा जा सकता, क्योंकि हम सबका भाग्य एक जैसा ही था। फिर भी मैं अकेलेपन का शिकार था। मेरे जीवन का कोई उद्‌देश्य नहीं था और मैं उन्मुक्तता से साँस तक नहीं ले पाता था। मैं अच्छा महसूस करने के लिए कुछ भी आजमाने को तैयार था। जब मैंने सुदर्शन क्रिया और प्राणायाम की ताकत का अनुभव किया, मैंने अपने अंदर एक ताजगी और

ऊर्जा को अनुभव किया। ऐसा लग रहा था, मानो बादल छँट गए हैं और मैं सौम्य, स्वच्छ बारिश के द्वारा शुद्ध हो गया हूँ! मैं अपनी क्रिया नियमित रूप से करता हूँ। अगर मुझे आलस या थकावट महसूस होती है तो सुदर्शन क्रिया करते ही तुरंत मैं अच्छा अनुभव करने लगता हूँ।''

पाकिस्तान की जेल के एक कैदी का विचार था—

''अस्सलामवालेकुम! मेरा नाम नूर सरवर है। मैं और मेरी पत्नी यहाँ अभियोगाधीन हैं। जीवन ठहर सा गया है, क्योंकि हम फैसला होने का इंतजार कर रहे हैं। उम्मीद कम होती जा रही है, घबराहट ने हमें घेर लिया है और हमारे जीवन पर हावी हो गई है। जब मैंने आर्ट ऑफ लिविंग कोर्स के बारे में सुना, मैं उसके बारे में और जानने को उत्सुक हो उठा। इसलिए मैंने कोर्स करने का निश्चय किया। पहले दिन मुझे उसने प्रभावित नहीं किया, पर दूसरे दिन के खत्म होने तक मैं पूर्णतया उसके अधीन हो गया था। निरर्थकता से शांति की ओर परिवर्तन लगभग जादुई था। मैंने जीवन के चमत्कार को पुनः प्राप्त कर लिया था। तब से मेरा दिमाग तरोताजा व जाग्रत् है। मुझे अब ऐसा महसूस नहीं होता कि समस्याएँ मुझे जकड़े हुए हैं। मैं अब खुश हूँ और लोगों में आसानी से घुल-मिल जाता हूँ।''

कनाडा की जेल की एक महिला कैदी ने बताया—

''मैं घृणा से भरी रहती थी। उन लोगों के प्रति मेरे मन में घृणा थी, जो मेरी सजा के लिए उत्तरदायी थे। मेरे मन में अपने परिवार के प्रति घृणा थी, जिन्होंने मेरी उपेक्षा की थी; हर उस व्यक्ति के लिए घृणा थी, जो स्वतंत्रता का आनंद ले रहा था, जबकि मैं सलाखों के पीछे थी। अब मैं खुश हूँ और अपनी दैनिक प्रार्थनाओं पर ध्यान लगा सकती हूँ। मेरे अंदर का काफी क्रोध दूर हो गया है। पहले मैं सोचा करती थी कि जब मैं जेल से बाहर निकलूँगी, तो दूसरों को कष्ट पहुँचाकर अपने दुःखों का प्रतिशोध लूँगी। मैं हमेशा प्रश्न किया करती थी कि मेरे साथ ऐसा क्यों हुआ? पर अब ऐसा कुछ नहीं है। वस्तुतः अब मैं सोचती हूँ कि जेल आना एक भाग्यशाली दुर्भाग्य ही था।''

□

# निष्कर्ष : ईश्वर का चमत्कार

श्री अरविंद ने लिखा है—''उसकी कार्य-प्रणाली के कारण हम ईश्वर को नहीं देख सकते हैं। खासकर इसलिए, क्योंकि वह हमारे भीतर प्रकृति के द्वारा कार्य करता है, न कि इच्छाधीन चमत्कारों के द्वारा। मनुष्य चमत्कार की चाह रखता है, ताकि उसके अंदर विश्वास जाग्रत् हो सके, वह उस चमत्कार से चकाचौंध होना चाहता है, जिसे शायद वह देख सके।''

अनेक लोगों के लिए श्रीश्री रविशंकर की उपस्थिति चमत्कार की तरह काम करती है। उनके द्वारा जो एक आश्चर्यजनक कृपा बहती है, वह शरीर व दिमाग दोनों में एक पूर्ण परिवर्तन ले आती है। क्या श्वसन अपने आप में सबसे बड़ा चमत्कार नहीं है? वस्तुतः प्रसन्नतापूर्वक श्वास लेना स्वतंत्रता से श्वास लेना है, जीवन को पूरी तरह से समर्पित करना है। आर्ट ऑफ लिविंग के स्वैच्छिक कार्यकर्ता मार्क लिखते हैं—

''मैंने तीन एडवांस कोर्सों में भाग लिया। पहले तो कई बार मुझे सन्नाटा, योग और श्वसन बहुत आनंददायक लगा, पर मुझे यह नहीं समझ आया कि लोग गुरुजी में इतनी श्रद्धा क्यों रखते हैं? तीसरे कोर्स के दौरान चीजें बदल गईं। मेरे शिक्षक के समर्पण पर दिए गए व्याख्यान ने मुझे सोचने पर मजबूर किया, और यह भी सत्य है कि अब कुछ वर्षों से विश्वास को लेकर एक प्रश्नचिह्न लगा हुआ है। शनिवार को 3 घंटे के मेडीटेशन के दौरान मेरे पाँव बुरी तरह से सूज गए और उस बात को याद करते हुए, जो मेरे शिक्षक ने समर्पण के बारे में कही थी, मैंने गुरुजी से मदद करने को कहा, क्योंकि मैं ध्यान केंद्रित नहीं कर पा रहा था। मेरी पुकार के उत्तर में मैंने बहुत ही सुंदर, खाली और रिक्त मेडीटेशन की। मेडीटेशन खत्म करने के बाद मुझे प्रकृति के बीच जाकर रहने के लिए कहा गया।

''बाहर गरमी और धूप निकली हुई थी और मैं सँकरी खाड़ी के पास पीठ के

बल घास पर जाकर लेट गया। जब मैं वहाँ लेटा हुआ था तो मेरी बाँहों में कंपन होने लगा। मुझे एक संगति महसूस हुई और मैं जोर-जोर से हँसने लगा—वह एक आश्चर्यजनक एहसास था। बाद में, रात के खाने से पहले अगले विराम में जब मैं लेटा हुआ आकाश को निहार रहा था, मैं वह देख पा रहा था, जिसकी मैं सिर्फ कल्पना ही कर सकता हूँ कि ऊर्जा मेरे आस-पास घूम रही थी। ऐसा लग रहा था, मानो नन्हे चमकदार सितारे आकाश में नाच रहे हैं!

"पूरे दिन मैंने दो या तीन बार पूर्ण समर्पण किया और प्यार में डूबने का एहसास हुआ। जब आप किसी से मिलते हैं और आप जानते हैं कि वे आपके लिए हैं···वैसा ही मैंने गुरुजी के लिए महसूस किया।"

समर्पण वस्तुतः सबसे कठिन चीज है, विशेषकर मेरे जैसे व्यक्ति के लिए, जिसकी सारी शिक्षा अपने जीवन व दिमाग पर नियंत्रण करने पर आधारित थी। लेकिन आखिर नियंत्रण क्या है? अपने विचारों, संवेगों और कार्यों पर नियंत्रण एक भ्रम मात्र है। दक्षिण भारतीय वैष्णव मंदिरों में दैनिक नियम है कि जब आप ईश्वर के आगे सिर झुकाते हैं और समर्पण करते हैं तो वास्तव में आपको मुकुट पहनाया जाता है—पुजारी आपके सिर पर शुद्ध चाँदी का बना मुकुट, जिसे 'शादारी' कहा जाता है, पहनाते हैं। अगर आपको इस तरह मुकुट पहनाया जाता है तो इसका अर्थ होता है कि आपने समर्पण कर दिया है। श्रीश्री कहते हैं, "जब हम समर्पण करना सीख लेते हैं तो प्यार हो जाता है।"

प्यार और कृतज्ञता की भावनाएँ अकसर उन लोगों द्वारा व्यक्त की जाती हैं, जिनका जीवन श्रीश्री रविशंकर द्वारा प्रभावित हो चुका है। वह ऐसे व्यक्ति हैं, जिन्होंने घृणा, युद्ध और संघर्षों से भरी दुनिया में शांति व प्यार लाने के लिए अपना पूरा जीवन समर्पित कर दिया है। सारे धर्म एक ही बात कहते हैं—हमें सच्चाई, करुणा और मानवता के मार्ग पर चलना चाहिए। फिर मतभेदों और विरोधों की आवश्यकता कहाँ रह जाती है? शांति लाने का अर्थ है—अपने दिलों को खोलना और एक-दूसरे को स्वीकारना। जब हमारा संदेश सही और हमारे इरादे स्पष्ट होते हैं तो लोगों में सामंजस्य स्थापित करना केवल समय की ही बात होती है।

जैसाकि श्रीश्री अकसर कहते हैं, "बुद्धिमान व विवेकी लोगों को नहीं लड़ना चाहिए, अज्ञानी ही युद्ध छेड़ते हैं। प्रत्येक हृदय में प्यार व्याप्त है और हमें इस सच को पहचानना व सम्मान करना चाहिए कि यह वह प्यार है, जो भिन्न-भिन्न धर्मों की तरह भिन्न-भिन्न दिलों में व्यक्त होता है। आध्यात्मिकता एक समुद्र की तरह है और धर्म एक नदी की तरह, जिसका एकमात्र उद्देश्य है, उस अभिन्न समुद्र में बहना।"

हम तभी अपनी मंडली में एकता पा सकते हैं, जब हम तनाव–मुक्त होते हैं। वस्तुत: इस एकता को पाने की जरूरत भी नहीं है, क्योंकि वास्तविकता यह है कि हम एक ही हैं। हमें सिर्फ अपने ऊपर जम गई तनाव नामक धूल को पोंछना है। हम तभी जीवन में मुसकरा सकते हैं, जब हम यह समझेंगे कि हम सब एक हैं। धर्म को आपके चेहरे पर मुसकान और जीवन में प्रसन्नता लानी चाहिए। प्यार फैलाना समय की माँग है और यह वह जिम्मेदारी है, जिसे हम सबको उठाना है।

दैवी तक जाने के मार्ग की स्वाभाविकता को पहचानने की प्रक्रिया से दिमाग को जोड़े रखना से आरंभ होता है। जैसाकि आर्ट ऑफ लिविंग के प्रशिक्षक डेनियल कहते हैं—

> ''ठीक होने के लिए विश्वास और कृपा का बहना अनिवार्य है तो हम किसी तरह न टूटनेवाले विश्वास को विकसित कर सकते हैं। उन सापेक्षिक सत्ता या घटनाओं के बजाय, जिनका आधार होता है कि चाहे जो हो जाए, कोई फर्क नहीं पड़ता! इसका रहस्य उस विश्वास को सींचने में है, जो पूर्ण समझ, समर्पण और निस्स्वार्थ भावना में निहित है।''

एकमात्र यही विचार ही अपने पर और असीमित सत्ता पर विश्वास रखने के लिए पर्याप्त होता है।

संस्कृत में शिष्य को 'अंतेवासी' या 'वह, जो गुरु के अंदर निवास करता है' भी कहा जाता है। इसका आशय है कि न केवल गुरु अपने शिष्य के भीतर निवास करता है, बल्कि शिष्य भी अपने गुरु के हृदय में निवास करता है। वे एक हैं। गुरु का प्यार आपको हमेशा घेरे रहता है। जब आपको इस बात का ज्ञान हो जाता है, आप भक्त बन जाते हैं। जब आप इस चारों ओर घेरे हुए, निस्स्वार्थ प्रेम का अनुभव कर लेते हैं, तब और किसी चीज की जरूरत नहीं रहती है। आपके अंदर कोई कमी बाकी नहीं रहती। गुरु और शिष्य के बीच संबंध अनोखा है। जिन लोगों को इस संबंध को पाने का सौभाग्य मिला है, उन्होंने उस अनंत संगति को महसूस किया है, जो व्यक्ति के अलगाव, दु:ख और दिमाग के बौनेपन को खत्म कर देता है। गुरु मात्र शरीर नहीं है, वह शरीर से परे है, वह आत्मा है, अंतरिक्ष है और जीवन की व्यापकता है। शिष्य और गुरु के बीच का अनोखा संबंध हमें अपने से परे ले जाता है, ताकि हम गुरु की कृपा से ईश्वर को अनुभव व महसूस कर सकें।

□□□